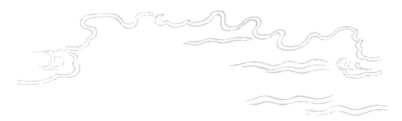

『十三五』国家重点图书出版规划项目　　中医流派传承丛书

孟河医派

MENGHE YIPAI

ZHONGYI LIUPAI
CHUANCHENG CONGSHU

名誉总主编————颜正华　周仲瑛

总　主　编————陈仁寿　王　琦　　　分册主编——陈仁寿

Menghe Yipai
Zhongyi Liupai Chuancheng Congshu

湖南科学技术出版社

中医流派传承丛书

孟河医派

编 委 会 名 单

分册主编：陈仁寿

分册副主编：薛　昊

分册编委：王家豪　王露凝　刘昊辉　李　煜　陆　跃
　　　　　陈志强　赵君谊　莫夏敏　钱佳晖　常　城
　　　　　薛文轩　王一竹　陈　韵

总　序

　　《说文》释"流"曰:"水行也。从林充。充,突忽也。"段玉裁谓充之本义乃"不顺忽出也"。派者,"别水也",故左太冲有"百川派别"之谓。则流派者,即百业之突忽别流可知。历史上的中医流派众多,灿若繁星,以其划分方式不同,而有学说、世家、地域之分。

　　中国地大物博,地情、民情、病情复杂,故中医讲究"因地制宜"。各地先贤常因各地风物人文不同,而各有所长,诊疗手法各具特色。经过长期的进取开拓、发展传承,孕育出了一大批地域流派,吴门、孟河、新安、海派、浙派、燕京、川蜀、湖湘、岭南……不胜枚举,如同星宿分野九州。这些地域流派将中医原有的理论实践基础结合当地的具体情况,若水之别流,突忽分出,有所发展,有所延伸,又如支流汇聚,百川入海,从而丰富了原有的内容,扩展了原有的实践,维护着各地人民群众的健康,同时推动着中医不断向前发展。因此对于流派的研究挖掘,既是传承的一环,又是发展的一环。

　　中医流派的形成,与人、地、传、文化等因素密切相关,每个人对经典理论与医疗技术的认识不同,不同的地域能造就不同的人-病-药-效之间的关系,不同的历史、地理环境与人脉形成不同的流派,文化程度与文化特色能造就不同的中医流派,所以研究中医流派是一件十分有意思、有价值的事情。通过流派的研究,可以挖掘中医学中的不同学术思想、临床经验、用药特色、传承模式等，特别对于当今发展中医，做到"传承精华，守正创新"具有深远的现实意义。

今湖南科学技术出版社策划的国家"十三五"图书出版项目，邀请南京中医药大学陈仁寿教授担任总主编，上海中医药大学、浙江中医药大学、山东中医药大学、湖南中医药大学、首都医科大学、苏州市中医医院等单位在中医流派研究方面有建树的专家学者共同编纂这套"中医流派传承丛书"，可以全面展示不同地域中医流派的历史脉络、医人医著、学术思想、临证经验、发展现状，对于多视野、多维度地了解我国各地中医药的发展历史具有文献价值和实用价值。

这套丛书目前包括了 10 个有代表性的地域流派，各册主编都是在全国中医文献与流派学科领域具有相当影响力的著名专家。每个分册的内容安排，既有历史回望，又有当代现状与未来展望；既有浅显易懂的历史文化科普，又有专业学术的医论医理探讨，我认为可称得上是古今贯通、深浅得宜。通过这套丛书，不论是中医爱好者，还是从事临床研究工作的同志，相信都能有所收获。

近年来，党和政府越来越重视中医药事业的发展，中医文献与流派研究得到了广泛的支持和重视，并取得了可喜的成就。这套丛书的问世，可以说是承天时、地利、人和于一身，本身既是对近年来中医流派研究成果的一个汇总和展示，又将会对中医流派的继续研究有所帮助，对中医事业的传承有所贡献。

中医流派的内涵十分丰富，本丛书第一辑仅出版十个中医地域流派，希望后续有更多的地域流派分册著作不断问世，更希望还能有中医学术流派等方面的系列著作涌现，从而掀起学习和研究中医流派的高潮，将中医各个具有特色的流派展示给世人。以供人们学习、借鉴和研究。

故乐为之序！

颜正华

2020 年 12 月

总前言

唐代诗人张文琮《咏水》有曰:"标名资上善,流派表灵长。"

所谓流派,是指在学术与学问的传承过程中,形成的不同派别,如水之流动必有支出,如山川溪水各有风格,中医也不例外。

中医流派是中医学术思想和临床经验代代传承的主要载体之一,在绵延数千年的祖国医学历史长河中,中医流派络绎纷呈,许多流派对中医的传承和发展做出了巨大贡献。我们把中医流派主要概括为3种类型:地域流派、学术流派、世医流派。其内涵与外延各有不同,但有交叉。地域流派是指一个地区众多医家长期行医而形成的极有影响的中医流派,以地方命名为主,如吴门医派、孟河医派、海派中医、新安医派等;学术流派是由于学说观点不同而形成的中医流派,以中医学说理论或医家命名为主,如伤寒学派、河间学派、易水学派、温病学派等;世医流派是指某种学术观点和诊疗方法代代相传而形成的中医流派,以中医世家及其医疗技术命名为主,如苏州石氏伤科、南京丁氏痔科、无锡黄氏喉科等。通过对中医流派的研究,可以挖掘中医药学术思想精华、梳理中医药传承脉络、提炼中医药创新思路、指导中医药临床应用,为此有必要进行系统总结,以供中医药临床、教学、科研及中医药文化传播参考。

中医流派研究是一个系统工程,所涉及内容广泛而丰富。本丛书主要选择部分地域流派进行研究和编纂,以揭示地域流派中的历史与人文、人物与著作、学术与临证、传承与创新等内容。

地域流派的形成，与当地的历史、地理、文化及习俗等地域因素密切相关，包含着人文与科学的双层内涵。地域流派强调其医家同处于某一地区，虽医家之间可能学术观念不完全一致，也不一定均有相同的传承关系，但由于同受当地文化熏陶培育，必然可以在文化上找出共性特征，从而基本符合地域流派的条件。在以地域冠名其医学流派之时，其必然强调自身对地方文化的认同，有利于加强当地中医界的凝聚力，并且可以促进更全面深入地挖掘和传承地方名医经验；同时，有利于获得地方政府和社会各界对当地中医更多的关注与更大的支持。

目前，中医学界对地域流派研究主要涉及吴门医派、孟河医派、新安医派、海派中医、岭南医派、龙江医派、钱塘医派、八桂医派、山阳医派、川派中医、燕京医派、湖湘医派、永嘉医派、盱江医派、齐鲁医派、长安医派等。

本丛书第一辑选取了具有代表性的 10 个地域流派进行编写，分别是吴门医派（苏州）、孟河医派（常州）、新安医派（安徽）、海派中医（上海）、燕京医派（北京）、浙派中医（浙江）、川派中医（四川）、岭南医派（广东）、齐鲁医派（山东）、湖湘医派（湖南），每一个流派作为一册，共计 10 册。每册内容分别从地域历史、人文基础、代表医家及著作、历史遗存、学术思想及其影响、传承和研究情况等方面将每个地域流派的内涵与风貌进行介绍。各册分别由苏州市中医医院欧阳八四主任医生、南京中医药大学陈仁寿研究员、安徽中医药大学陆翔教授、上海中医药大学梁尚华教授、首都医科大学张净秋教授、浙江中医药大学郑洪教授、四川省中医药学会杨殿兴会长、山东中医药大学李玉清教授、湖南中医药大学周德生教授等担任主编。

在编写过程中，主编们带领各自的团队，在丛书总体策划与编写原则要求下，积极与地方中医药教育、科研、医疗以及民间机构、学者取得联系，就其当地的地域流派研究现状、传承情况等方面进行咨询；与目前地域流派中的代表医家进行交流，就其学术思想、传承建议等方面展开探讨；通过实地走访采风，对流派现存的历史遗迹、医药文献等进行拍摄、录像。力求使本丛书集目前地域流派研究之大成，具有里程碑的意义，对今后地域流派的研究具有重要的参考价值。特别是其中的名家学术思想与临证经验，对临床医生具有指导意义。

为了使体例基本一致，但又要保持各自特色，编写过程中多次召开编写讨论与交流会，大家各抒己见，相互学习，相互借鉴。因而各册既符合丛书的总体要求，但又各有千秋，符合中医流派本身所蕴含的异同、特性与交融。

希望通过本丛书的出版，引起中医学界对中医流派的重视，同时提高广大中医同行对中医流派的认知，并从中吸取精华，服务于当代中医教学与临床，推动当今中医的传承与创新。

希望读者们对本丛书的编撰提出宝贵意见，指出其中存在的错误，并对我们今后的中医流派研究工作提出建设性建议。

陈仁寿

2020 年 12 月于南京

前

言

　　常郡之地，素号中吴要辅。联袂苏锡，襟江带湖。自古人文荟萃，物庶民丰。之于杏林，则晋有葛陶仙迹，唐出散骑许郎，宋元开蒋氏医门，明季留胡氏五书。至清以降，八邑名士济济，不可胜计。郡之西北，有黄、嘉二山，中夹一城，人称河庄。自唐代孟简疏拓河道，继有孟河，明时倭乱，遂筑城于此。明季费、法两氏避秦孟城，乃为良医。经年累世，后辈克绳祖武，至晚清与本地马、丁、沙、巢诸家，成蔚然医名。一时药堂棋布，舟楫相连，帆桁蔽天，病者盈门。费伯雄、马培之更先后应征入宫，获"是活国手""著手成春""务存精要"之赞，时天下名医，首推孟河。诚如丁甘仁于余氏《诊余集·序》中所言："吾吴医学之盛甲天下，而吾孟河名医之众，又冠于吴中。"孟河医派自明天启六年（1626）费尚有定居孟河行医以来，凭借着高深的医学造诣和丰富的临床经验绵延至今，同时著书立说，家族传承，师徒相授，薪火相传，桃李天下，遍布江南及全国各地，甚至海外亦有传人。同时孟河医派作为一种文化现象，与常州学派、阳湖文派、常州词派、常州画派合称常州五大学派。

　　孟河医派世医相传久长，各家名医辈出，相互取长补短，诊疗采各家学说之长，多数名医内、外、妇兼治，擅长著书立说，开创近代中医教育，为后人留下了宝贵的医学经验，也产生了极大的影响。在近代中医的发展历史上具有承前启后作用的孟河医派，人数之多，影响之大，对近代中医教育的贡献之巨，无愧于"近代中医第一流派"称号，也是推动清末之后中国中医药事业新发展的核心群体。

孟河医派最杰出的成就在于在近代中医遭遇困境的时期，以"昌明医学，保存国粹"为办学思想创办上海中医专门学校及神州医药总会等。推动中医教育的改革，广泛培养中医人才，为新中国成立后中医临床、中医教育的复兴播下种子。作为近代中国中医药事业薪火相传的群体，孟河学人中大部分人都为新中国成立后江苏、上海乃至全国中医界的中坚力量，上海中医专门学校最后也演变成现在的上海中医药大学，同时现代中医教育模式也基本遵循当年所倡导的西方教育与中国传统教育相结合的教育模式，可以说孟河医派开创了中医教育的新模式。当年孟河学人创办的学术团体、中医杂志，也在不同程度上促进了近代中医学术的传播和交流。同时，孟河医家在不同时期培养的门人，返乡之后为当地的中医药事业做出了贡献，并形成诸多中医世家，如镇江"大港沙派"、常州屠氏世医、常熟余氏世医、丹阳贺氏以及当代国医大师朱良春一脉等。可以说近代江苏地区、上海地区的医家大多与之有着不同程度的联系。

从学术上看，孟河医家大多遵循费伯雄提出之"醇正和缓"的临证思路，较为推崇李东垣温补脾胃、朱丹溪壮水养阴之法，主张"和治""缓治"，具体表现为"立论以和缓平正为宗，治法以清润平稳为主"。同时更进一步继承了吴门医派的学术思想，熔伤寒、温病于一炉，突破伤寒与温病分立的格局，创立了寒温融合的辨证体系。孟河诸家著述颇丰，这些著作对内、外、喉等科的发展都做出了一定的贡献，特别是孟河医家广泛编纂医案医话类著作，倡导医案教学的培养方法，对现在中医教育方法有着很好的启迪作用。

孟河医派从形成到今天，三百多年间之传承从未间断，今天孟河四大家的许多后人依旧从事中医药行业，为中医药发展贡献力量。孟河医派是一个庞大的医家群体，但却又不同于吴门、新安等中医流派，孟河医派在地域关系上保持着一致，其学术传承上亦脉络清晰，有源可循。除了孟河之外，没有哪一个地区，出现过几大医学世家同时出现，且相互交叉并存的现象。历史上的医学世家很多，但随着时间的流逝和空间的更迭，大多数医学世家被历史的尘埃所掩埋，而唯有孟河医派各个分支代有传人而至今不衰。因此，孟河医派的发展历史及其传承经验，对于现代中医药的继承发扬及传承模式有着重要的借鉴意义，值得深入研究和挖掘。

近三十年来，孟河医派持续受到各领域学者的关注，对于其历史、人物著述、学说等各方面的研究成果丰硕。有李夏亭《孟河医派三百年》《孟河医派三十八家》、蒋熙德（德国）《孟河医学源流论》等佳作珠玉在前，为后继者提供了丰富详实的文献基础。

本书作为中医流派传承丛书的一个分册，从五个方面全景展示孟河医派的发展脉络与突出成就。第一章"历史回声"，主要介绍孟河地区的历史文化背景、孟河医派的起源、发展脉络以及孟河医派的形成原因与文化根基；第二章"千秋前贤"，则主要从孟河医派诸家族名家这一微观视角，介绍他们的生平、成就、影响，见微知著，也期望与第一章形成良好的呼应和互补；第三章"文以载医"，分别介绍孟河医派的主要医籍、孟河医家逸事佳话以及孟河医派在孟河当地留下的部分历史遗迹，从"器物"的层面感受真实世界里孟河医派诸家的影响；第四章"学思流芳"，将视角转到学术层面，分别讲述孟河医家各自的临证特色与孟河医派的学术共性；第五章"百年医道"，主要讲述孟河医派百年来"输出""外扩"的故事与后续影响，介绍孟河诸家是如何外迁及各地后学的情况、孟河当代医界具有影响力的孟河传人、孟河医派对中医学发展的贡献以及孟河医派的研究现状。

在本书的编撰过程中，得到了各地孟河医派研究机构、学者以及地方政府的帮助与支持，使我们的内容获得了极大的充实。书中参阅了许多相关作者的著作和学术论文，并将主要者列举于书后，在此向作者们深表衷心感谢！

由于水平所限，书中难免存在不足之处，敬请读者不吝赐教，以期再版时修订，并不断完善！

目 录

历史回声

在两千多年的历史长河中，孟河地区在经济、政治、文化等方面呈现出独具特色的地域特征。探究孟河地区的历史背景，梳理孟河地区的历史脉络，将有助于我们更好地了解孟河医派形成和发展的原因与根基。

孟河，是一个因水而生，因河而盛的地方；是一个具有悠久历史，充满人文气息的江南小镇。

一、孟河的历史变迁

（一）孟河镇原名南兰陵

《南史·齐本纪上》有云：南朝齐高帝萧道成"其先本居东海兰陵县中都乡中都里，晋元康元年，惠帝分东海郡为兰陵，故复为兰陵郡人。中朝丧乱，皇高祖淮阴令整，字公齐，过江居晋陵（今常州市）武进县之东城里，寓居江左者，皆侨置本土，加以'南'名，更为南兰陵人也"。

以上所说的东海郡，即指现在山东省的郯城。公元291年，兰陵郡从东海郡中析置。东汉、西晋末年，为避战乱，北方士族大举南迁。山东兰陵萧氏也渡江徙居江南。淮阴令萧整带着兰陵县的族人，避难至武进县的东城里一带，后在此及附近世代定居。

公元 317 年，东晋元帝宣布可在江南地区建立侨郡、县，保持北方原郡、原县名。公元 318 年，侨置兰陵郡、兰陵县于今江苏常州市武进区境，兰陵郡领兰陵县（郡、县皆无实土）。

在此生活了 100 多年后，萧家成为武进的旺族，并诞生了齐朝和梁朝的开国皇帝齐高帝萧道成与梁武帝萧衍。梁武帝登基的公元 502 年，将武进县改名兰陵县，以示不忘祖籍地。后为区分，改名南兰陵郡、南兰陵县。

这里的南兰陵，即是今天孟河的前身。

（二）孟河的开凿

孟河镇位于今江苏省常州市新北区西北，北临长江，西与丹阳市的高桥镇接壤，距常州市区约三十千米，是历史悠久、人文荟萃之地。

"孟河"原为江苏常州武进县（现为新北区）的一条运河，全长 20 余千米，是京口（镇江）至江阴间连接南运河与长江的水上要道。孟河地区因水而生、因水而兴，当地兴旺得益于运河的开通。《常州运河史话》载其由来："周敬王二十五年，运河在府南，自望亭入无锡县界，流经郡治西北，抵达奔牛镇，达于孟河，行百七十里。吴夫差凿。"夫差开凿此运河，是受其父阖闾的影响。史载公元前 496 年，吴王阖闾举兵伐越，不仅大败而归，而且其本人也伤重而亡。阖闾死前曾让身为太子的夫差发誓灭越为其报仇。夫差继位后，不敢忘记对父亲许下的誓言，加之夫差年少气盛，为图王霸之业而欲伐齐，故颁诏下令开凿了一条从望亭至常州奔牛，并经过此地出长江的运河。此河开通后为吴国北上称霸提供了便利。

这条运河的开凿，不仅对于孟河当地具有重要的意义，即使放眼中国运河史也意义非凡。它不仅是江南古运河，更是京杭大运河中最早的开凿段。吴王夫差开凿"春秋运河"的目的是图霸中原，在当时苏南地区陆路交通极为不便的情况下，水路交通相对更为便利，在物流运输中地位尤重。（图 1）

夫差通过开凿的运河运兵、运粮，先败越国，后败楚国，几乎使其王霸中原的愿望初见曙光。这段不同寻常的历史使得运河被披上了一层神秘的历史色彩。另一方面，孟河又对吴地及孟河地区的发展做出了不同寻常的贡献。

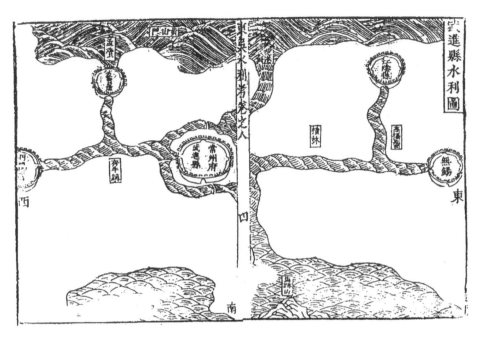

图1 武进县水利图

运河成了孟河镇的"母亲河",在这条运河的哺育之下,孟河镇逐渐发展、兴盛,并诞生一个个声名远播的历史人物,逐渐成为一个文化名镇。

由于孟河医派的影响,今天的孟河镇又被赋予了一个新的名称:全国中医养生小镇。

(三)孟河之名缘于孟简

南兰陵,更名为孟河,与唐朝的一位大臣孟简有着密切的关系。

孟简,字几道,郡望平昌(今山东安丘)人。生年不详,卒于唐穆宗长庆三年(公元823年)。祖籍汝州梁县(今河南临汝),为唐代《食疗本草》作者孟诜之孙,长期寓居吴中。(图2、图3)

孟简自幼聪明,贞元七年(公元791年)前后,考中进士,再参加博学宏词科

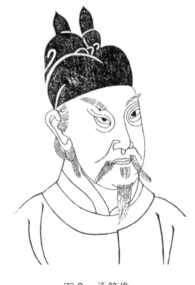

图2 孟简像

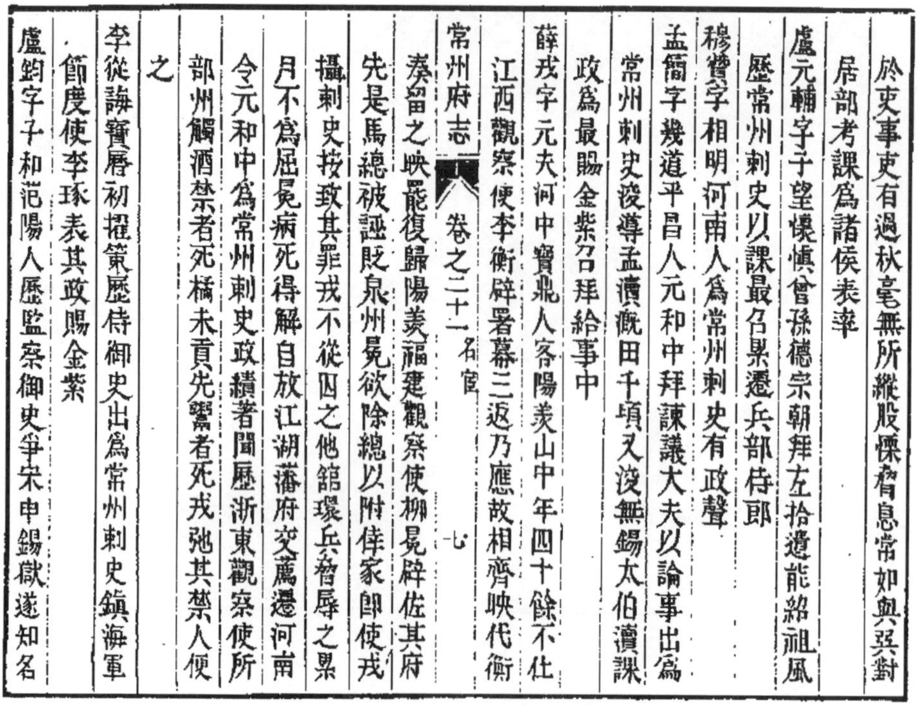

於吏事吏有過毫無所縱股慄脅息常如奧對

居部考課爲諸侯表率

盧元輔字子望壞慎曾孫德宗朝拜左拾遺能紹祖風

歷常州刺史以課最召累遷兵部侍郎

穆贊字幾道平昌人元和中拜諫議大夫以論事出爲

孟簡字幾道河南人爲常州刺史有政聲

常州刺史沒尊孟瀆漑田千頃又沒無錫太伯瀆課

政爲最賜金紫召拜給事中

薛戎字元夫河中寶鼎人客陽羨山中年四十餘不仕

江西觀察使李衡辟署幕三返乃應故相齊映代衡

常州府志【卷之二十一名官】 〔七〕

奏留之映能復歸陽羨福建觀察使柳晃辟佐其府

先是馬總被誣貶泉州晃欲除總以附佐家卽使戎

攝刺史按致其罪戎不從四之他館璨兵脅辱之衆

月不爲屈晃病死得解自放江湖藩府交薦遷河南

令元和中爲常州刺史政績著聞歷浙東觀察使所

部州觸酒禁者死橘未貢先驛者死戎弛其禁人便

之

李從誨寶曆初擢策歷侍御史出爲常州刺史鎮海軍

節度使李琮表其政賜金紫

盧鈞字子和范陽人歷監察御史爭宋申錫獄遂知名

图3　清康熙《常州府志·孟简》

（此科始设于唐玄宗时期，地位崇高）考试而榜上有名，不久任司封郎中。后因"语讦""悻切"罪被贬出京，出任常州（今江苏常州）刺史。

　　唐朝时期，长江自镇江以下江宽水深，风大浪高，粮船航行承受极大风险，以致粮船大多由南运河至润州（今镇江）过江至对岸六圩入北运河北上。但由于奔牛（今江苏省常州市武进西）以上河段地势高，一旦遇干旱水枯，航船堵塞，交通极为不便。

　　孟简到任后，了解到这一情况，作了实地考察，同时了解到由于武进西北无通江大河，加上地势高，灌溉困难，农业作物收获无保障，农民苦不堪言。

　　元和八年（公元 813 年），孟简遂征招常州郡内及附近的民工 15 万人，对北自河庄（今孟河）附近长江岸起，南至奔牛附近万缘桥京杭大运河岸一线中间的旧河道进行贯通拓浚。

　　河道治理期间，孟简多次亲赴河岸监察。修成长 20 余千米的孟河，使滚滚长江水由此南注入大运河。河水能灌溉 2000 余公顷土地，提高了作物产量，农民温饱问题有了保障。同时，漕粮船只亦可经由此入江，沿扬中大沙洲内侧夹江西航至润州附近过江入北运河，分流了漕运。

后人为纪念孟简的功绩，因而把新开通的河道称为"孟河"，千百年来一直沿用。孟简因治常（州）有功，唐宪宗李纯赏赐金紫衣服以表彰他，并调回中央任给事中。

（四）孟河地区建置变迁

历史上孟河地区的行政区域变化很大且较为复杂。

据历代地志，孟河地区自有建置后一直隶属于武进县管辖。据考，早在汉代，孟河镇还只是长江边上的一个小渔村。《武进阳湖县志》记载，东汉建武元年（公元25年），朝廷诏命开浚河渎，从长江口掘到小黄山下，该地遂成为一个通江口岸。因水路通航，人口逐渐增多，货物交易繁荣，"廛集成市"，故取名"河庄口"，人称"河庄"，渐成江口要隘。（图4）

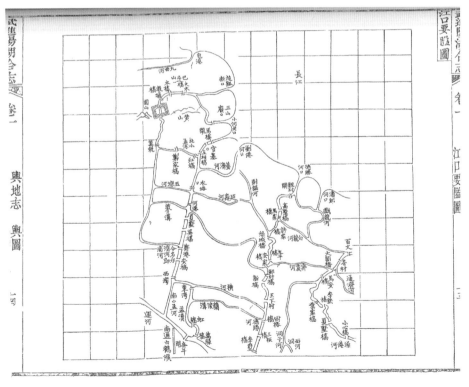

图4　江口要隘图——清道光《武进阳湖合志》

公元 318—321 年，晋大兴年间，永嘉南渡，在武进县侨置兰陵郡及兰陵县。

公元 502 年，梁天监元年，武进县改名为南兰陵县，武进东城里被称为千秋乡万岁镇。

唐时因孟简疏拓之功，河庄改称孟渎。南宋嘉熙元年（公元 1237 年）朝廷于此建孟渎寨，驻兵设防，以防御金兵南侵。

公元 1369 年，改千秋乡万岁镇为通江乡阜通镇，设都图制。据《孟城乡志》载："明代改千秋乡为通江乡，统筹三个都，十八个图，一百七十八个村。"所谓"都图制"，就是乡村的行政结构为县—乡—都—图—村。当时的治政思路是"国权不下县，县下惟宗族，宗族靠自治，自治靠伦理，伦理出乡绅"。这种治理模式的形成显示了中国农村在那个时代探讨乡村自治和试图走向民主之路的努力。（图 5、图 6）

1927 年，改名为通江市。

1929 年，设街、村、闾、邻。通江市下属小河、万绥、孟河、石桥四街，101 个村。

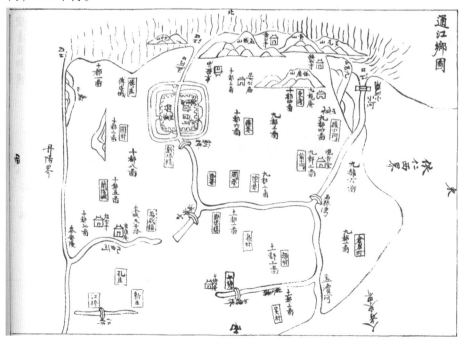

图 5　通江乡图——明万历三十三年（1605）《武进县志》

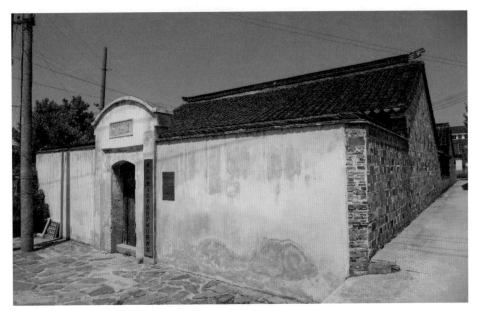

图 6　孟河万绥图公所

　　1934 年，乡镇以下废除闾邻制，设保甲制，通江市拆分为孟河镇、小河镇、石桥镇、万绥镇、山北乡、龙庭乡、仁里乡、郑里乡等四镇四乡，下设保甲。

　　20 世纪 40 年代后，孟河地区的乡镇又经过几次拆分、合并，直到 1956 年才基本定型为孟河、小河、万绥三个地区，后孟河与万绥地区又经过了一次合、分的过程。

　　2002 年，常州市进行了行政区域的调整，孟河镇由武进区划分至新北区。

　　2003 年，常州市又进行了一次行政区域的调整，使得孟河镇与小河镇合并，形成了现在的孟河镇。

　　现在的孟河镇内的行政村经多次调整，至 2013 年定型为 4 个社区，13 个行政村，321 个自然村，占地 88.26 平方千米，人口 13 万。

二、孟河的自然环境

　　孟河位于江南地区，处于亚热带气候地带，温暖湿润，其地属于丘陵地貌。故在孟河地区拥有较多优美的自然景观，其较为出名的便是孟河镇"二龙戏珠"的特殊地貌。孟河地区的山脉是宁镇山脉余脉贯穿而过，延伸到孟河镇东北部边界而终止。这条山脉进入孟河约两千米后突然隐入地下，在地底穿行了两千米后又突兀地冒了出来，最后到其东北部而止。就这样在两山之间留下了一片平地，这两座山其中一个叫黄山，一个叫龙山，龙山后改为嘉山。关于这座山的名字的由来有一定的历史渊源。据记载，公元前262年，楚国春申君黄歇为治水患，改变当时孟河片区的荒滩地貌，提出"围滩造田"，于是孟河片的雏形初显。黄歇（公元前314年—公元前238年）是楚国著名政治家，"战国四公子"之一，曾任楚相，在江东任职时曾在孟河的东山读书，东山故称"黄山"（后为与安徽黄山区别，今多称"小黄山"）。"江苏常州武进西北隅，有黄山者，史记战国时，楚春申君黄歇公子读书处，后人因名黄山。"（《黄山旃檀禅寺碑记》）龙山名称的来历已不可考，但据传东晋时期桓温的军师孟嘉隐居于龙山，故以人名名之，龙山因而又称嘉山。

在这两座山中间的平地上，吴王夫差开凿了春秋运河，刘秀疏通了境内的所有运河，并重新开凿了出江的通道，建立了"河庄口"，并逐渐形成了街市，人口逐渐密集了起来。至明朝嘉靖年间，在这里建立了一座城池，史称"孟河城"或"孟城"。（图7）

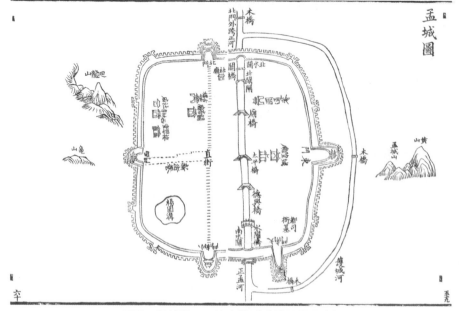

图7　孟城图——清光绪《武进阳湖县志》

城两侧有黄山与龙山（嘉山）遥遥相对，这两座山并非并列的两座山脉，而同属一条山脉。两山夹一城，形似"二龙戏珠"之势，故孟城又称"珠城"。（图8）

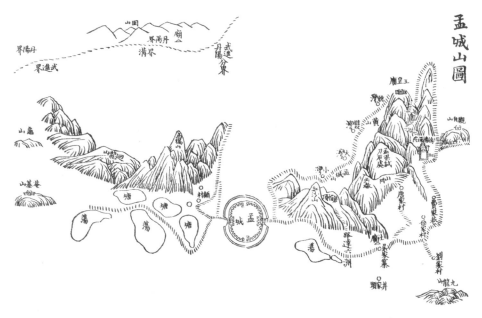

图8　孟城山图

坊间曾有传闻，某位明代皇帝与谋士路过此处，谋士指出这块龙脉之地会孕育出新的帝王，于帝位构成威胁，应斩断龙脉以绝后患。这个在风水学家眼中的灵地后来并未诞生新的政权，而是以另一种方式展现了它的能量——出现了一代又一代著名的医家。

三、孟河的经济发展

孟河地区地处江南，其经济发展的变迁与历史发展同步。孟河地区的经济类型可分为农业经济和商业经济。农业经济反映了封建社会小农经济发展态势，商业经济的兴起则反映了商品经济以及资本主义萌芽的出现。

（一）农业经济

孟河地处江南，水网密布。然而此地在春秋时期却是一片荒滩，人烟稀少。据史记载，公元前 262 年，楚国春申君黄歇受封江东郡时，发现此地水患常发，遍地荒滩，因而命人围滩造田，进而逐渐改变了这里的农业发展情况。后经过多年的开发，加之其得天独厚的地理位置，渐成"鱼米之乡"。尤其在唐宋时期，一方面由于以孟简为代表的开凿、疏浚河道等政府工程，极大地改善了此地的交通状况；另一方面，由于北方战乱频发，促使经济、政治中心南移，进一步促进了江南地区农业经济的发展。唐朝诗人杜牧曾说："今天下以江淮为国命。"（《上宰相求杭州启》）至明清时期，对江南的开发更是转入了兴盛时期。据记载，明洪武中期，天下夏税秋粮以石计共2943万，而浙江布政司275万，苏州府280万、松江府120万、常州府55万……其农业发展之盛况，由此可见。

（二）商业经济

孟河地区地理位置优越，农业发达，水路交通便利，因而为商业的发展提供了得天独厚的条件。然而在经济中心转移至南方之前，统治者多推行"重农抑商"的政策，致使该地商业经济发展较为缓慢。至唐宋以后，尤其是明朝中后期，该地商品经济快速发展。这不仅促进了当地人民生活水平的提高，而且开阔了当地人们的眼界，开放了当地人们的思想。如兴起于明末清初的孟河医派，受商品经济的影响，在处理好"义""利"关系的同时以商业经营的方式推动着医学的发展，甚至在后期发展过程中，孟河医家走出孟河，进驻苏州、上海等地发展并弘扬医术，这其中不得不说也受到了商业经济的影响。

四、孟河的文化积淀

孟河地区以文化名镇闻名于世，在两千多年的历史长河中，在这片地区中，既有儒家文化，又有道家文化，最具特色的是三教融合后的和谐文化。而且在不同的领域诞生了许多的历史名人，从而为这片沃土增添了璀璨的星辉。

在2500多年的历史发展进程中，不同时期的精英们在不断接受外来文化的基础上结合当地文化，创造出了新的文化，使得孟河地区的文化变得丰富多彩而呈现出多元化的特征。孟河地区的特色文化主要包括齐梁文化、三教圆融文化、孟河医派文化。

（一）齐梁文化

孟河是齐梁故里，齐梁文化是齐梁时期以萧氏精英为首的从南兰陵走出去的一批文学家们所创造的具有时代意义的进步文化。齐梁文化是一种普适性的文化，由于其创造者大多是从孟河、南京地区走出去的一批精英，故孟河地区可视为齐梁文化的摇篮。

齐梁文化是在因"乱"促"变"的特异环境中产生的，在齐梁时代以萧氏为首的文人们通过搜集、整理自文字诞生以来至齐梁时代的文化作品，并加以遴选，编纂为《昭明文选》《诗品》等作品，使得齐梁以前的优秀文化作品得以传承；他们不仅对诗歌进行了创新，而且打开了"文学批判"和"选学"之门，为文章的体裁分类和文学批判做出了贡献。另外，他们还通过三教圆融创造了和谐文化。这一切内涵融为一体，共同构成了独具特色的齐梁文化，不仅使其成为汉文化向唐文化过渡的桥梁，而且成为中华传统文化的特异性分支。

（二）三教圆融文化

对儒、释、道三教融合的探讨始于晋朝，但以往几代人并没有提出较为系统的理论。至梁武帝萧衍及陶弘景时期，他二人将其理论化、规范化。萧衍提出了"三教同源"的理论，陶弘景在茅山倡导"释、道双修"，实现了三教同源后的实践。萧、陶二人在孟河东岳庙建立了"三老殿"，供奉孔子、老子、释迦牟尼三人的神像，后萧衍借助皇权，以"三老殿"为基础，大力向皇族、士族、平民阶层推行，因此三教圆融在全国范围内得到了广泛的认同。今天的孟河东岳庙仍能见到故往遗风，例如在王灵官神像背后同时供奉着佛教的韦陀，主殿原有楹联一副："似圣似仙，三教同归一堂；亦道亦教，东岳无异西天"，颇具特色。（图9）

儒、释、道圆融后，三教和谐共存，分别传承，共同对人们的价值取向产生了影响，并对人们的生活习惯产生了决定性的影响。三教的圆融共处，不仅对当代的人们具有重要的意义，而且对中华文化的发展方向产生了重要的影响。

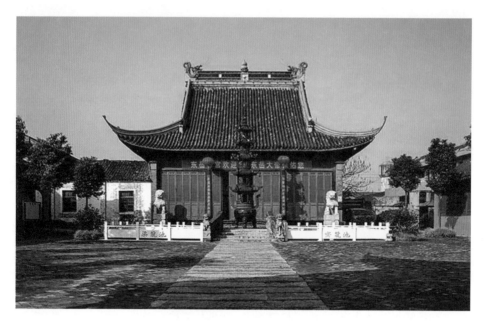

图9　孟河东岳庙

（三）孟河医派文化

孟河医派文化是孟河地区最具代表性的文化之一，其形成于孟河地区浓厚的文化基础之上。它是在孟河医派形成后，以其独特的医疗思想、行医规范以及崇高的医德，共同构成的一种中医文化，对海内外中医的发展产生了很大的影响。因为这种文化为孟河医派所特有，故称孟河医派文化。

孟河医派文化中的医德思想则来源于儒家文化中"仁"的思想，其具体的体现即为"医为仁术"的行医思想。孟河医派文化中的医疗指导思想以"和缓为大法"，这一思想是在道家学术的影响下，经过长期的实践探索而形成的一种医疗特色。孟河医派文化中还包含了现代商业文化思想，并在处理好"利"与"义"的关系前提下，规范行业、相互包容、取长补短，以促进当地医学的繁荣与发展。

五、孟河的历史名人

在孟河镇的历史长河中，涌现了一大批文化名人，他们或为帝王将相，或为文化名流，或为医学名家，或儒或道，共同构成了这座文化小镇亮丽的风景。

（一）帝王将相

孟河地区在历史上群星璀璨，其中具有代表性的帝王将相有萧道成、萧衍、萧颖士、萧瑀、萧崇、萧华等。

萧道成（427—482），字绍伯，南兰陵人，为南齐高帝。萧氏在位时，倡导清平政治，整顿吏治、严肃贪腐，在经济上大力扶持农业经济的发展，而且减少徭役、降低赋税；在政治上抑制门阀制度，提倡寒士参政。在个人生活方面，他厉行节俭，一改历代皇室的奢侈之风，甚至提出了"十年使黄金与土同价"的口号。萧道成在位期间的所作所为促进了南齐的发展，具有较高的历史地位。

萧衍（464—549），字叔达，南兰陵人，是齐高帝萧道成的堂侄，南朝梁国的开国皇帝。在南齐的权力斗争中，萧衍最终取得了胜利，其登基后改国号为梁，史称梁武帝。萧衍不仅是一位思想家，还是一位军事家、诗人以及虔诚的佛教徒。其在位期间颇有功绩，在文化方面，他精通儒、释、道学说，他思考了三教的异同点，并对它们进行了改革，促进了三教的融合，为宗教间的和谐发展做出了贡献。在军事方面，他从无数次的战争中领悟出要利用人的心理因素。在战争中，他采用分割包抄、宣扬天理人道、采用内部分化等方法，巧妙地利用了对方的弱点，极大地减少了伤亡，从而取得胜利。在诗文方面，萧衍为后人留下了各式各样的作品，流传至今的有105首，其中《莫愁歌》流传较广。纵观萧衍的一生，其贡献主要有四：一是他维护了南方的统一与社会的稳定，促进了南方经济的发展及人民生活水平的提高；二是倡导和参与创造了齐梁文化；三是促进完善了三教的融合发展；四是创新了治国理念，并努力创建人心向善的清平社会。

萧颖士（717—768），字茂挺，南兰陵人，为梁武帝萧衍的第八世孙。萧颖士是文学家、史学家。《新唐书·艺文志》中将萧颖士所著的《游梁新集》二十三卷、《文集》十卷、《萧梁史谱》二十卷收录其中。萧颖士幼年聪慧，少年成名，然其恃才傲物，放浪不羁，最终因触犯法度而被辞官。

在唐朝时期，位于南兰陵的萧氏一族人才辈出。据统计，萧氏家族于唐朝期间，共有十人在十一位皇帝手下为相，五位萧氏家族的女儿被册封为皇后。这不得不让人感叹南兰陵这个地方人杰地灵。欧阳修、宋祁曾赞叹南兰陵萧氏道："名德相望，与唐盛衰。世家之盛，古未有之。"

（二）文人名流

孟河地区在历史上涌现了较多的文人墨客，其中较为著名的有萧统、萧子显、萧子良、恽南田、恽冰、马万里、恽敬等。

萧统（501—531），字德施，为梁武帝萧衍的长子，曾被封为太子。萧统是齐梁文化的领导者和力行者，他最大的功绩是领导东宫学士将有文字以来至齐梁时期能够搜集到的文字作品加以挑选整理，编纂了一本《文选》，为后人保存了大量的中华早期优秀作品。在编纂《文选》时，他们通过研究文章的分类，从而在文学上打开了"体裁学""选学"之门。

萧子显（487—537），字景阳，南兰陵人，为齐高帝萧道成之孙，南朝的文学家、史学家。萧子显博学能文，著有《南齐书》《后汉书》《晋史草》《贵俭传》等著作。然而除《南齐书》进入"二十四史"系列外，其他著作均已失传。

恽南田（1633—1690），字寿平，名格，又字正叔，号南田。恽氏不仅是明末清初著名画家，还是著名的诗人、书法家。其与王时敏、王鉴、王翚、王原祁、吴历合称为"清六家"。恽南田是"常州画派"的创始人，创造了清如水碧、洁如霜露的"后骨花一派"。其诗擅五言古诗，书法取褚遂良、米芾而自成一体。其诗、书、画精彩绝伦，人誉之曰"南田三绝"，著有《瓯香馆集》传世。

马万里（1904—1979），字允囷，原名瑞图，为孟河名医马培之的堂孙。然而马万里不从岐黄而从丹青，成为杰出的画家、美术教育家、篆刻艺术家。他在绘画、诗词、书法、篆刻等方面都取得了非常突出的成就。徐悲鸿称其为"卓而不娟秀"，张大千称之为"不犹人"。马万里犹擅花鸟，其国画作品《水墨葡萄》曾作为国礼赠送与美国总统罗斯福。其丹青造诣，可见一斑。

恽敬（1757—1817），字子居。恽氏幼时即聪慧好学，八岁能独立作诗，后博览群书，终成一代文豪。恽敬与张惠言是阳湖文派的创始人，其代表著作有《大云山房文集》《十二章图说》《大云山房杂记》等，足可见其在清代文学史上影响之巨。

（三）医学名家

产生于孟河地区的孟河医派不仅在医学界享有盛誉，更是中华优秀传统文化中的一朵奇葩。诞生于此地的医学大家众多，其代表人物有费伯雄、马培之、巢崇山、巢渭芳、丁甘仁、恽铁樵等。本书将在后续章节对医学名家重点介绍，故在此不表。

孟河医派是以费、马、巢、丁四大家族为代表的地域中医流派，它的起源与发展一定程度上反映了文化形成和发展的偶然性和必然性之间的交汇碰撞。孟河医派的形成具有一定的偶然性，而孟河医派的发展壮大又存在一定的必然性。让我们穿越历史的长河，探索孟河医派成长的足迹。

孟河医派的发展依据其发展的规模和声望，大致可以分为起始期、巩固期、繁荣期、动荡期和新生期。

一、起始期

尽管历史上孟河周边名医辈出，如葛洪、陶弘景、王肯堂、许叔微等，但真正狭义上可作为地域流派的孟河医派产生，仍当以费氏医学在孟河地区的勃兴及随之而来以四大世家为代表的孟河医家繁荣为标志。如此说来，则其起源是颇具偶然性的，可能谁也无法预料一场与费氏家族有关的政治风波，会造就日后蜚声中外的这一医学流派。

费氏家族是人口众多、人才辈出的一门望族。据其族谱记载，费氏家族在元代产生过一位进士，此后读书进阶的思想一直激励着费氏一族的人。明代，费氏一族产生了五位进士，其中最突出的是费訚（1436—1493），官至副宰相，亦有费寀这样的名臣。明朝后期，党派林立，党争激烈，其中以魏忠贤为首的宦官集团和以文官集团为核心的东林党争斗尤为突出。费氏一族在党政中倾向于东林党的政治主张，然而两党交锋东林失利，为此费氏一族也遭受牵连。原居于镇江的费氏一族分支费尚有（1572—1662）一脉因担忧遭到政治清算，举家由丹徒迁至孟河，建立了一个新的族系。然而令人始料未及的是，这一次政治风波扇起的翅膀，却导致了后世医学界的风暴。

孟河地区在费氏迁入之前有法氏、沙氏、贾氏等医学家族，具有一定的医学基础，但这种"基础"在整个苏南地区并不特别，也未形成像费、马、巢、丁这样影响深远的医学流派。费尚有因躲避魏忠贤的迫害而迁至孟河地区后，费氏一族迫于生计，不得不另谋生路。据学者考证，费尚有可能师从法氏家族的某位不著名的医生或者药师，由此对药物知识有了一定的了解。在此基础之上，费氏开始尝试经营药材生意，由此，费氏开始与医学结下了不解之缘。

费氏背井离乡迁至孟河，虽饱读诗书，却无一技之长，随着家族积蓄代代减少，生活愈发艰难。在费氏复兴的过程中，有一个关键人物叫费宗岳（1660—1713）。费宗岳是费尚有之孙，据其传记记载，费宗岳18岁丧父，其家境贫困不堪。社会动荡、王朝更替的社会环境诚然给他带去众多苦难，但"福祸相倚"，新的转机就此出现。费宗岳通过行医、做药材生意，成为当地一个富人，而费氏的医学之路也由此迈出最初的一步。费宗岳长子费德文（1691—1777）克绳祖武，继承了父亲的衣钵，并在对其子女的教育中提到对医学的"世袭"。至此，费氏一族在孟河地区以医学的名义站住了脚跟。孟河医派在苦难与动荡中起始，并随着家族的传承逐渐巩固。与此同时，一批来自安徽乡村的回民也来到了孟河，他们利用掌握的草药和矿物类药知识，借助联姻所带来的资源，很快在孟河地区的医学领域占有一席之地。

二、巩固期

费氏一族在孟河地区的地位逐渐提高，财富也随之积累。他们不仅靠医学这一社会事件扩大社会关系网络，联姻和师承亦是谱系巩固和扩大社会影响力的重要渠道。这也是中国古代家族间保持技术与影响力的传统方法之一，例如历史上明代苏州盛氏（盛寅）、韩氏（韩奕）、沈氏（沈绎）、袁氏（袁宝）等皆为苏州名门望族，这些家族之间常有联姻关系，从而使他们的家业不断壮大。同样，常州孟河的费、马、巢、丁四大医学世家，也常常有家族之间的联姻关系。费氏家族族谱的传记资料显示，如果合适，费氏会将女儿许配给其他家族的青年学者，或是娶同为出身医家的女子为妻。比如费伯雄之子费应兰配马培之之妹，丁甘仁（1865—1926）配马培之之女，诸如此类不胜枚举。通过这样的联姻，费、马、巢、丁四家族建立起他们的儒医网络，在孟河的社会关系得到进一步加强，各家的医学经验互通有无，学术思想交流频繁，共同发展。他们不持门户之见，互敬互学，还常相互推荐患者去治疗手段更具特色的医生处，由此建立了患者了解医生的途径。

师徒相授是中医传承的最常见方式之一，费、马、巢、丁四大家族在师徒关系上也是千丝万缕、密不可分。巢氏家族中，作为马培之弟子的巢渭芳（1869—1929），自他开端的"孟河巢氏"学说乃源自马氏；丁氏家族中，丁甘仁早年是费伯雄的再传弟子，后又学医于马绍成，成为马培之的女婿之后更是深得马氏真传。

出于当时的政治原因，清代的上层活动转变为以地方为主而不是在国家范围，费氏家族的男性成员开始在当地的政治和道德领域担任重要角色，"不为良相，则为良医"是中国儒家学者普遍的思想，他们参与对公共事务的资助和管理，不仅对家族成员，而且对陌生人也有着同样的关心和帮助，这些举动完全摆脱了任何物质目的。他们通过遵循已有的教育实践和道德准则积累社会名望，劝诫族人"好学以养德""敬业以勿懒散""勿堕邪教以坏家"，禁止违法、赌博及不检点行为。在他们看来，医学与德行密切相关，德行是儒家推崇的四大品格之一，"行医"被赋予了极为崇高的地位，也正因如此，他们不但为了巩固其作为学者的地位而努力创造行业形象，而且以正面形象向更高层次人际关系迈进，对德行深切的渴求是他们的先辈接触国家政治的途径。谱系组织、传道授业和训诫规范对孟河医派的发展具有深远的影响，犹如一张张网将孟河地区的医学世家紧密联系在一起，并不断扩大社会影响。

三、繁荣期

清代乾隆（1736—1795）至嘉庆（1796—1820）年间，孟河医者数量与日俱增。至道光（1821—1850）、咸丰（1851—1861）和同治（1862—1874）年间，孟河医学发展到顶峰。孟河作为地方运输中心，具有得天独厚的地理条件，加上孟河医者日渐响亮的业内声誉，患者纷纷不远千里慕名而来，孟河迅速发展成为地区医疗中心。后世学者评说："孟河故多良医，有声振环曲、为名公巨卿所倒屣者，有一时喧恭、舳舻衔接数十里者。"充分展现彼时孟河车水马龙的盛况。费氏医者不但是普通民众心目中的神医，而且也在一些极富权势地位的王公贵族中颇有声望，其中包括江苏省督学李联绣（1820—1878），名将向荣（1788—1856），光绪帝太傅翁同龢（1830—1904）之侄翁曾源（1834—1887），吏部侍郎孙诒经（1826—1890）等。除这些达官贵人之外，费伯雄更是成功医治过当时最顶层的统治者道光帝太后的肺脓肿，数年后，又治好了道光帝的失音症，因而费伯雄获得过皇家题字，道光帝太后赠言"是活国手"，道光帝赠言"著手成春，万家生佛，婆心济世，一路佛心"。

当费伯雄为躲避战乱逐渐从孟河医疗领域退出时，孟河医学的光辉继续由马氏医家的马培之继承。马培之乃马省三之孙，其父蒋汉儒是费伯雄的挚友同窗。马培之将费氏医学的内科经验丰富到马氏的外科诊疗当中，内外兼通，功底深厚，学术上推崇王氏外科全生派，同时亦能吸收外科正宗、心得两派之精华而发明之，这使得他成为孟河最为博学的医者之一。马培之事业中最值得一提的，无外乎为慈禧太后诊病的经历。1880年3月慈禧太后患病，京城御医束手无策，直至7月，皇族中要求各地举荐优秀的医生到京城为太后诊病。江苏总督吴元炳推举了马培之，马培之8月末抵京后加入医疗团队，经其诊治后慈禧的健康状况大为好转，大悦道："马文植能述病源，脉理精细。"并赐"务存精要"匾一块，从而朝野轰动，名传九州，世人又称其马征君。

巢氏家族代表人物巢渭芳是费伯雄的义子，同时也拜马培之为师，兼顾两家之所长，精通外科，且四代人从未离开孟河行医，他是清末光绪至民国初期当地最为有名的医者。巢渭芳之子巢少芳、孙巢念祖、曾孙巢重庆，都秉承祖业，悬壶孟河、万绥为医，皆为武进和孟河当地名医，为当地老百姓服务，家有病家赠予的"愿为良医，不作良相"等匾额。

孟河医家医名在外，使得"小小孟河镇江船如织，求医者络绎不绝"，"摇橹之声连绵数十里"，坊间药铺更是林立，小镇仅200余户，但有益生堂、灵济堂、仁济堂、天生堂、费德堂、同德堂、聚德堂、儒德堂、泰山堂等10多家药铺，其中费德堂、益生堂为费氏家族所有，聚德堂为马氏所有。孟河成为江南医学重镇，吸引了各地年轻人前来拜师学艺，光大中医。

四、动荡期

清咸丰年间，太平天国运动兴起。镇江作为沿江重镇，受战火波及尤甚。离镇江较近的孟河一带的民众和医家为躲避战乱，举家外逃。由此孟河地区的医学呈现一种衰落的状态。1860年，60岁的费伯雄为避战乱，举家迁至泰兴。在这一过程中，费伯雄已出版的著作被毁，其妻子、爱女也相继死于疾病。直到4年后费伯雄再次返回孟河后，每每回忆起这个阶段的生活，仍是满眼以艰难困苦为特征的生活画面。

费伯雄之孙费绳甫作为费伯雄的指定接班人，最初行医于孟河，后因投资失败，为偿还债务，不得已迁至上海定居行医。费绳甫有四子，除第二子费保初及其后代费守廉因看守祖宅而一直行医于孟河外，其他三子皆行医于上海、无锡等地。另一位孟河大家马培之为躲避战乱，先是渡江北上，返回孟河后，于1883年前往苏州行医，后又迁往无锡、上海等地行医，后安老于无锡。马氏家族的其他人如十世的马书常、马良伯、马均之、马洛川等，早在马培之以前便先行迁至无锡。马培之弟子如邓星伯、贺季衡等人在战乱后返回孟河，并坚持行医乡里。

巢氏一族作为孟河四大医学家族之一，"上海巢氏"是孟河地区最早外迁的家族。据记载，巢崇山最晚于1859年便于上海开设门诊。巢氏其他医家如巢松亭等人皆业医于上海。丁氏一脉业医兴于丁甘仁。丁甘仁早年受业于其堂兄丁松溪，19岁时娶马培之之女而成为其女婿，故受业于马培之。丁甘仁早期行医于孟河，后外迁至苏州行医，1890年受邀行医于上海，并在上海创办上海中医专门学校，孟河医派借助学校教育，影响力得以再度飞跃。

孟河地区因社会动荡，受战乱波及，导致了一大批医家外迁，一定程度上造成了孟河地区医家的减少。但另一方面，由于孟河医家的外迁，又促进了孟河医派学术思想的传播，扩大了孟河医派的影响。

五、新生期

民国时期，西学引进，近代中医遭遇困境。1912 年，丁甘仁等以"昌明医学，保存国粹"为办学思想，成立上海神州医药总会，推动中医教育的改革，广泛培养中医人才，为新中国成立后中医教育的复兴播下希望的种子。同年神州医药总会余伯陶、叶晋叔、丁甘仁等发起全国 19 省市中医救亡进京请愿团，向北洋政府教育部请愿，要求政府保存国粹，允许中医加入学系，但遭到教育总长的拒绝。

丁氏等人所为表明孟河医派为挽救中医进行了艰苦卓绝的奋斗。为驳斥余云岫之中医不科学观点，著名医家恽铁樵用时两年编写《群经见智录》《医学平议》《灵素商兑》等著作，从学术上有条不紊地为当时中医争得一席之地。

孟河医者是新中国成立后江苏、上海乃至全国中医界的中坚力量。1956年 7 月 16 日，上海市中医文献馆成立。同年，陈耀堂参与筹建上海中医学院，后演变为现如今的上海中医药大学，教育理念也是孟河医派丁甘仁等人首创的中医传统教育与西方现代医学相结合的模式。不仅如此，孟河医派学者创办的《中医杂志》、学术团体也推进了近代中医的传播与交流。例如，程门雪负责编撰《辞海》的中医学科部分，并在《上海中医药杂志》1959年第 4 期发表《关于祖国医学的研究方法和经络学说作用的看法》的论文，在《大众医学》1959 年第 10 期发表《欢呼祖国医学新生 10 年》的文章；1962 年，庄育民编纂《针灸经穴之运用》；1963 年，上海科学技术出版社重版余景和《诊余集》（后改名为《余听鸿医案》）。

孟河医家培养的无数门人弟子学成后走向全国各地，并在当地形成了众多世家、师承体系，如镇江大港沙派、常州屠氏世医、常熟余氏世家、丹阳贺氏医家及当代诸多名医大家，例如国医大师朱良春一脉。可以说近代江苏地区、上海地区的医家大多与这些中医世家有着不同程度的联系。

孟河医派从形成到今天，300多年间传承从未间断，并且在地域上保持着一致，在学术传承上脉络清晰，有源可循。除孟河外，没有哪一个地区出现过几大医学世家同时出现交叉并存的现象。历史上的医学世家很多，但很多都淹没在历史的长河里，只有孟河医派这个群体有代代传人，至今不衰。

孟河医派形成的因素与根基

　　孟河医派在300多年的发展历程中，以常州孟河镇为起点，以费、马、巢、丁四大医学家族为代表，在流派传承、学术成就、医案医话等方面为中国传统医学做出了突出的贡献。了解孟河医派形成的原因与根基，对于研究孟河医派的形成及传承脉络，以及学习传承孟河医派学术思想具有重要的作用。本节将回顾历史，从政治缘由、文化影响、地理环境、学术风格、个人声望等五个方面探讨孟河医派形成的原因与根基。

一、政治缘由

　　地方性医学流派的形成和发展，以及著名医学人物的出现，往往与政治事件、政治环境以及政治人物具有密切的关系，孟河医派即为一个重要的例证，它的兴起、发展、壮大各阶段与政治即有着千丝万缕的关系。

1. 兴起阶段

　　明朝后期，政治派系林立，彼此争斗不休，其中以东林党为首的文官集团和以魏忠贤为首的宦官集团争斗最为激烈。明朝天启年间，以魏忠贤为首的宦官集团控制了王朝的政权统治，开始对东林党人进行残酷的迫害。作为士阶层的费氏一族，曾与东林党人来往密切，因此，不得不考虑家族的安危。明朝天启六年（1626年），原籍江西的费尚有（1572—1662）为躲避宦官魏忠贤的戕害，举家由镇江迁徙至孟河，弃官从医而开孟河医派之源。

2. 发展阶段

孟河诸医学世家的崛起，不仅是纯粹医学学术领域的崛起，与其广泛而深入地参与、融合进入孟河当地的地方治理亦不无关系。以费氏家族为例，费氏一族在孟河扎根之后，不断地从这个地理条件得天独厚的地方汲取营养，逐渐发展为当地望族。随着家族的不断壮大，费氏家族面向更高的人际关系迈进，他们仿效先辈，以对德行的深切渴求作为接触国家政治的途径。出于政治原因，清朝时期的上层阶级活动转变为在地方而不是在国家的范围内进行。费氏家族的不断壮大，使他们逐渐参与到地方上的政治活动中去，家族男性成员开始在群体中担任政治和道德领袖的角色，他们参加公共事务的管理，对家族及陌生人的关心表现出模范的道德行为。在社会中，当费氏一族积累了足够的人力、物力、财力时，他们迅速组建了一个正规的谱系。谱系组织的传道授业，不仅保证了费氏一族甚至孟河医派在该地方的正统与核心地位，而且还具备创建、组织、管理地方社会的网络作用。随着对地方政治的参与，费氏家族逐渐创建了谱系，推动了孟河医派的发展壮大。

3. 壮大阶段

孟河医派于清道光、咸丰、同治年间（1821—1874）达到鼎盛时期。孟河医者与日俱增的医疗声望与水网密布、交通便利的孟河小镇相互促进，使得孟河成为地区医疗中心。据一位评论者记录："孟河故多良医，有声振环曲、有名公巨卿所倒屣者，有一时喧恭、舳舻衔接数十里者。"然而孟河医派的繁荣与政治密不可分，其主要表现就是国家统治者或其他著名的政治人物对孟河医派代表医家，如费伯雄、马培之等人的褒奖。

费伯雄（1800—1879）以治疗虚劳见长，曾为林则徐的家人诊治疾病，所以与林则徐交情甚笃。后费伯雄经举荐，又先后治愈了道光帝的失音及皇太后的肺脓肿，而获赐匾额和联幅，被称为"是活国手"，自此名声大振。当时求医的著名政治人物还包括翁同龢、李联啸、向荣、左宗棠等。《清史稿》称赞其曰："清末江南诸医，以伯雄为最著。"

马培之（1820—1903）是孟河医派中与费伯雄齐名的医家，以外科见长。马培之在治愈翰林院余鉴、著名经学家俞樾的顽疾后医名大振，成为江南妇孺皆知的名医。其后经江苏总督吴元炳的举荐，为慈禧太后诊治疾病，疗效卓著，并获赐"务存精要"等匾额以示褒奖。

费、马二人的成功，不仅代表着个人获得了显赫的社会地位以及声望，更使得孟河医派迅速发展壮大，逐渐成为医林中影响深远的医派之一。据常州、武进等府县志上记载当时有"小小孟河镇江船如织，求医者络绎不绝""摇橹之声连绵数十里"的盛况。

二、文化影响

孟河地处江南要冲，这里经济繁荣、交通便利、风景优美，因此孕育和吸引了许多人才聚集于此，促进了孟河地区文化的繁荣。孟河正处于"吴文化"的核心地带。"吴文化"作为中华文化重要组成部分，有着渊远的历史。它以一万年前的太湖三山岛旧石器文化为源头，历经新石器时代马家浜文化、崧泽文化、良渚文化的发展序列，从太伯奔吴建立句吴传至夫差为止，历时700年的吴国，融合中原文化与荆蛮土著文化，建构起了吴文化，在中华区域文化格局的形成中占有一定的地位。后经从东晋到南朝、从南宋到明清以及近代的三大繁荣期，形成经济领先、交通便利、教育发达、工艺精湛、人文荟萃、开放创新的文化特征，在中华文化中心南移的过程中担当了重要的角色。

文化的繁荣促进了医学的发展，在众多中国传统文化之中，儒家文化和道家文化对孟河医派的影响尤为深刻。

1. 儒家文化

自孔子创立儒家思想之始，儒家文化便贯穿了中华文明的历史长河。历朝历代，上至王侯将相，下至黎民百姓，无不接受儒家文化的熏陶。儒家倡导"不为良相，便为良医"的思想对无数的从医者产生了重大影响。另外，儒家孝悌观念中提出"为人子者，不可不知医"的观点，医圣张仲景在其著作《伤寒杂病论·序》中提出"上以疗君亲之疾，下以救贫贱之厄，中以保身长全"思想，皆是受到了儒家文化的影响。所以，我们有足够的理由相信，当费尚有举家迁至孟河后，没有选择其他的职业，而是选择了医学并在家族中代代传承，这与传统儒家思想的影响是密不可分的。

孟河医派的发展处处透露着儒家文化的影子。孟河医派的医生大多是由儒改医，甚至有一些是弃官从医的，这就决定了他们的行医思想与行为指针不同于一般的医生。这种不同，表现在医德上，即丁甘仁所说的"医为仁术"，是孟河医派的道德指向。这种道德指向不仅仅体现在思想上，更体现于其行为实践中。在诊疗过程中，他们不分对象，无论是进皇宫、官府为达官显贵治病，还是下山村、进茅屋为贫苦百姓诊疗，他们都从不推诿，坚持随叫随到。对于穷苦的患者，他们不仅不收诊费，还赠送药物。这些都是"仁"的体现。而正是由于对这个"仁"的思想的坚持，他们才获得了社会各界的尊敬和爱戴，为孟河医派的发展奠定了坚实的社会基础。

"家国思想"是儒家思想中对孟河医派的形成影响较大的思想之一。家国一体观的形成，使得孟河医家冲破了固守乡土这个思想的束缚，他们积极地走出家乡，将孟河医派的医术传播于四方。较为典型的代表就是马培之和丁甘仁。马培之在成名之后由孟河迁出，先到苏州、无锡一带行医，最后迁至上海，他精湛的医术不仅使他获得了较高的个人声望，同时也扩大了孟河医派的学术影响。另一位孟河名医丁甘仁先学医于费氏，后学医于马氏，并得两家真传而声名大振，后于苏州地区行医，最后受友人之邀迁于上海，并在上海先后创办了上海中医专门学校、上海女子中医专门学校。不但创新了中医教育体制，而且培养了如程门雪、秦伯未、张伯臾、章次公、严苍山等一大批中医名家，他们学成后分布于全国各地，极大地扩大了孟河学术在全国的影响。由此可见，"家国思想"在孟河医派的形成发展中具有重要的影响。

儒家的"义利观"是对孟河医派形成和发展产生重大影响的又一重要思想。在儒家思想中，"义"和"仁"具有同等的地位，是文人士子不懈追求且严格恪守的信条之一。孟子有云："生，我所欲也，义，亦我所欲也，二者不可得兼，舍生而取义者也。"这种舍生取义的精神信条早已根植于中华民族的基因中。而当"义"与其他因素产生冲突之时，传统的儒家文化要求要以"义"字为先。这在以儒从医、亦医亦儒的孟河派医者身上体现得尤其明显。费伯雄说"欲救人学医则可，欲得利而学医术不可"，丁甘仁说"医为仁术"，这些都体现了他们始终把"利"放在"义"之后。他们谋的是"公平的利""合法的利"。当"利"与"义"产生矛盾冲突时，他们会主动放弃"利"。但他们知道从医又必定是一种经营范围，他们会在"利""义"之中，作出合理而正确的抉择。例如他们会采用向外扩展的方法，合理调整商业布局，以不断扩大经营范围，提高服务质量，来获得更多的求医人员，使他们获得不断地发展。这种"义"在"利"先的商业运行模式，使得孟河医派获得了发展的原动力。

2. 道家文化

道教是由老子所创的本土教派，其奉行的思想与儒家有明显的不同。道家主张顺其自然，清静无为。如果说儒家的思想是给人的思想行为提供指导，那么道家的思想则是于医药疗法上提供准则。事实上，中医的思维与治法与道家的思想具有密切的联系。如《黄帝内经》中提出的"故因其轻而扬之，因其重而减之……其高者，因而越之；其下者，引而竭之；中满者，泻之于内；其有邪者，渍形以为汗；其在皮者，汗而发之；其慓悍者，按而收之；其实者，散而泻之……"等治法治则皆体现了道家"顺应自然""因势利导"的思想。老子在《道德经》中提出的"天之道，其犹张弓欤！高者抑之，下者举之，有余者损之，不足者补之，天之道，损有余而补不足""万物负阴而抱阳，冲气以为和"等思想，均对中医的发展产生了重大的影响。而在深受道家文化影响的孟河地区，孟河医派的医学理论更是深深打上了道家思想的烙印。

"道常无为，而无不为"是道家的基本准则，"以天下之至柔驰骋天下之至坚""知其白，守其黑；知其雄，守其雌"是道家所倡导的处世准则。根植、成长于孟河这片土壤中的孟河医派自然而然受到了这些思想的影响，从而形成了其"和缓为大法"的诊疗思想。在这一思想的指导下，孟河医派以用药"轻灵纯正，变通求切，治法灵活"为特色而闻名于世。孟河医家不仅在用药思想上受到道家的影响，他们在对医学的学习与积累中也主动向与道家有关的方向靠近。据相关资料记载，孟河医家们大都对陶弘景等人的医学著作进行了深入的学习研究，孟河医家们还经常到民间去收集秘方、验方，走访"土郎中"等，而这些留存于民间的土方、验方以及"土郎中"看病的经验，其实质就是道教医学在民间的遗存。孟河医派的多数医家都从道教医药的书籍和留在民间的医术中学习经验、汲取营养。他们吸收道教医药知识，并试验、提炼、完善和发展，从而丰富了治病经验并结合自己所悟，形成了自己的医疗特色。由此可知，道家思想对孟河医派的形成与发展产生了重要影响，从一定意义上说孟河医派的医疗理论也可以看作是道教医药思想的延续与发展。

三、地理环境

地理环境是学派形成的最基础的条件。所谓一方水土，一方文化。孟河医派之所以长盛不衰，其重要的原因就是其地理环境的优越。孟河地理环境对孟河医派形成的影响，主要体现在地理位置、自然资源、地区文化等方面。

1. 地理位置

孟河镇全长 5.5 千米的运河（孟河），是京口（镇江）至江阴间连接南运河与长江之间的水上大动脉。纵观人类文明史，河流是哺育人类的母亲，自古以来人类总是选择依河而居。在世界四大文明古国中，无不是大河文明而传世。例如古埃及于尼罗河，古印度于恒河，古巴比伦于幼发拉底河，中国于黄河。因此，在古代陆路交通极不便利的情况下，处于长江主干道、南接京杭大运河的孟河地区，其发达的水路交通使其具有了得天独厚的地域优势。这种地域优势又在其经济、政治、文化的发展上发挥了不可估量的作用。

据史料记载可知，唐宋之前中国古代经济中心在北方黄河地区，唐"安史之乱"后，北方政权林立，社会动荡不安，而南方则相对稳定，经济得到快速发展。如韩愈说"赋出天下而江南居十九"（《送陆歙诗序》），杜牧说"今天下以江淮为国命"（《上宰相求杭州启》）。至北宋时期，商品经济快速发展，出现了纸币"交子"。北宋末年"靖康之耻"后，北方为少数民族所占据，宋朝统治者被迫南迁，政治中心的南移进一步巩固了南方经济中心的地位。至明清时期，江南地区的开发更是转入兴盛期。明代丘濬曾说："韩愈谓赋出天下，而江南居十九。以今观之，浙东西又居江南十九。而苏松常嘉湖五府又居两浙之十九也……"（《大学衍义补》卷二十四）

优越的地理位置能够促进地方区域的发展，繁荣的经济、便利的交通、信息的灵通都是孕育人才的有利条件。孟河地区北邻长江南接运河，这里便利的水上交通优势，富庶自足的经济，无疑对孟河医派的形成发展起到了促进作用。

2. 自然资源

孟河地区在位置上位于北亚热带地区，属低山丘陵地貌。这里气候温暖湿润，土地肥沃，物产丰富，素有"鱼米之乡"之称。由于其优越的气候条件，这里植物资源丰富。境内河湖密布交错，渔业资源丰富。矿产资源主要有石膏、白泥、紫砂、陶土等。良好的自然气候和复杂多变的地貌，非常适合各类中草药的栽种与生长，中草药的品种因此丰富多样。丰富的植物、矿物以及优质的中草药资源为中医的发展提供了优质的药品，保证了良好的疗效，为孟河地区医学的发展提供了资源保障。

四、学术风格

一个地方的医学群体，之所以能被称为医学流派，应有其独特的学术风格与思想和技术。孟河医派在长期的实践过程中逐渐形成了自己特有的学术风格，成为孟河医派繁荣发展的重要保证。它在实践过程中形成的学术风格主要包括：师古不泥，用药和缓；不分门户，博采众长；学而不偏，寒温兼容；中西结合，择善而从；治法灵活，博通精专。这些学术风格与思想，既是孟河医派的根基，亦是其在众多中医地域流派中较为突出的重要因素。

1. 师古不泥，用药和缓

中医的学习需要重视经典，继承前贤经验，然而过分强调学习古人而不知变通，则无益于中医的学习。在面对古代中医典籍以及对医学前贤的学习与继承上，孟河医派明确提出了"师古不泥"的学习思想。其代表医家费伯雄说："学医不读《灵》《素》，则不明经络，无以知治病之由；不读《伤寒》《金匮》，无以知立方之法，而无从施治；不读金元四大家，则无以通补泻温凉之用，而不知变化。"由此可知费氏非常注重对医学典籍的学习，然而却反对师古而泥，主张批判吸收、创新融合。面对经典理论的学习，他曾提出："师古人之意，而不泥于古人之方，乃善学古人也。"认为医学发展至今而芜杂已极，而今学者须执简驭繁，救弊纠偏，不可师古而泥，正所谓"巧不离乎规矩而实不泥于规矩"。

"用药和缓、轻灵醇正"是孟河医派主要学术特色之一。"和缓"是指用药平和，反对滥用峻下攻邪之药；"轻灵"则是指药性平淡、药力缓和且药量较轻，所选药物既能发挥治疗效果，而又无留邪伤正之弊；"醇正"是指用药不在于炫奇、峻猛求功，而在于义理得当。正如孟河医派代表医家费伯雄所说："天下无神奇之法，只有平淡之法，平淡之极，乃为神奇。"他自创近200首方剂，皆以用药平和醇正为经纬。这种治法用药看似平淡无奇，但绝非"不求有功，但求无过"之意，而是在平淡中取神奇，故费氏用药多有奇效。马氏继承和发展了费氏的思想，其用药亦多平和，反对滥用峻药攻下。丁甘仁则强调临证用药要结合三因制宜之说，要求根据患者体质强弱之别，审查病情的缓急轻重而用药，并且提出"和则无猛峻之剂，缓则无急增之功"。费伯雄之孙费绳甫所谓"轻病用轻药而轻不离题，重病用重药而重不偾事"之主张，则认为用药轻重，一定要根据病情的轻重缓急而定，用药贵在"胆欲大而心欲细"。

2. 不分门户，博采众长

孟河医派医家众多，其诊疗亦各具特色。以费、马、巢、丁为代表的四大医学家族并没有以邻为壑而固步自封，而是积极相互交流发展，最终形成了你中有我、我中有你的局面。同时他们也可贵地做到了以弘扬医术为宗旨，不分门户，收徒授业，并且通过联姻的方式加强彼此之间的联系。如马培之父亲蒋汉儒是费伯雄的密友，这使得费、马两家的关系较为密切，加上费马联姻，从而马培之有机会学习到费伯雄的诊疗思想与技术。并将费氏在内科的专长补充到马氏外科的知识体系之中。丁马联姻，使丁甘仁有机会得到马氏真传，从而丁氏集费、马两家之长并结合自己所悟，终成为一代大家。除此之外，费氏门人余景和后人与丁甘仁后人结亲等都体现了四大家族以联姻的形式加强彼此之间的联系与医学的交融。

丁甘仁更是将"医乃仁术，不拘门户"的思想推广发扬。丁氏不仅广收门徒，毫无保留地教授自己的医术，更是创新医学教授模式，先后创建了中医专门学校和中医女子专门学校，打破门户之见的壁垒，传播医术。在其影响下，出现了如程门雪、秦伯未、章次公等近代医学大家，将孟河医学思想传播得更加深远。由此可见，不分门户、博采众长的学术风格对孟河医派的形成发展及推广传播起到了尤为重要的作用。

3. 学而不偏，寒温兼容

寒温之争自温病学派创立之时就一直是医学界的焦点，直至今日仍有寒温两派争辩之声。温病学派认为古方不能治今病，伤寒是为寒而设，热病则不宜用之，企图与伤寒学派成并驾齐驱之势。伤寒学派则认为温病学派应包含于伤寒体系之中，温病为伤寒六经中阳明病的对比发挥，故主张仍以伤寒为要。

明末清初，吴又可著《温疫论》创温病学派，后经吴鞠通、叶天士、薛雪、王孟英等人的发展而成熟，由此温病学派与伤寒学派势如水火不能相容，甚至在很长一段时间内呈现出学温病者不闻伤寒，学伤寒者不闻温病的局面。针对这种执着于学派之分，而疏于医术提升的局面，以孟河丁甘仁、绍兴何廉臣为代表的寒温融合学派兴起。他们不拘学派之见，择善而从，伤寒、温病兼顾而熔于一炉。对外感热病的认识，宗《伤寒论》之六经辨证，但又不拘泥伤寒方；师温病卫气营血的理论，而又不墨守于四时之温病。丁氏将六经与卫气营血相结合、经方与时方并用的治学方法，充分体现了寒温融合学派的辨证论治特色，突破伤寒与温病分立的格局，创立了寒温融合的辨治体系，标志着孟河医派学术的不断发展。

4. 中西结合，择善而从

后期以丁甘仁为代表的孟河医派主张中西医结合，择善而从。这应是与其他学派最大的不同之处，同时也体现了孟河医派的开放、创新与包容。

丁甘仁说"医为仁术，择善而从，不分领域""中医以气化擅胜，西医以迹象见长。论其理则中医至精，论其效则西医亦著"。在其创办的中医专门学校中开设了解剖学、生理学、传染病学等西医课程。但丁氏仍主张以中医为主，要求吸收西医的长处继而优化中医，而非摒弃中医，改换门庭。他对某些只是粗浅地学习了西医皮毛就舍弃中医的行为提出严厉的批评。他说："土苴圣言，肤附西学，致令新知未启，旧学已荒。"中西医汇通派代表人物恽铁樵是丁甘仁的好友，他认为中西医"是两种根本不同方法之学说"，并

第一章 历史回声

主张吸收西医的实证方法，创新中医的治病方法，并创造出"较古人为精，视西人尤密"的新中医。恽氏的思想主张无疑对丁甘仁有所启示，在对弟子的教学中，他也较为注重中西医结合的思想。如其弟子章次公提出"发皇古义，融会新知"的学术思想，并提出学习中医学，必须参考西医诊断学、生理学、病理学、药理学等知识。正是这种开放、创新与包容的思想，才使得孟河医派不断地发展壮大。

5. 治法灵活，博通精专

孟河医家非常重视"全科"意识和技能的培养，并将其作为识症和治病的基础，历来强调治病救人以疗效为先。孟河医家治疗疾病方法多样且灵活，如汤药、丸散、针砭等。在治疗上，注重随病取法，突出疗效，不刻意侧重于内服或者外用，完全取决于病情需要和变化，均以获效切病为要。如费伯雄长于内科，以擅治虚劳而闻名，但观其医案则可以发现其对外科、喉科、妇科、儿科、皮肤科无不涉猎且造诣颇深；马培之以擅长外科而闻名于世，然世人皆称其"以外科见长而以内科成名"，并提出"凡业疡科者必先究内科"的思想；巢氏以擅用针刀治疗肠痈而闻名，并合外敷内服，取得迅捷的疗效；丁甘仁不仅擅长内科，而且精于喉科，且治疗喉科的方法多样，除此之外其用火针治疗脓疡亦为世人所知；章次公不仅擅长诊治内科疾病，而且对妇、儿、外科也是精益求精，充分体现了孟河医派对于"全科"意识及技能的培养和正视。

孟河医派灵活的治法，专精而博通，为孟河医派提供了疗效上的保证。

五、个人声望

孟河医派的形成与发展得益于出色的人才梯队。以费、马、巢、丁四大家族为代表的孟河名医们在取得出众的社会成就之时，也大大提升了孟河医派的地位，使之进入朝廷及广大民众的视野，从而吸引着更多的人才聚集而来。

费家最具代表性的大家是费伯雄，为费家世医第七代，在咸丰、同治年间以归醇纠偏，平淡中出神奇而盛名，他是孟河医派的奠基人。先儒后医，悬壶不久，即以擅长治疗虚劳驰誉江南。道光年间曾两度应召入宫廷治病，先后治疗皇太后肺痈和道光皇帝失音症，道光皇帝赐其"是活国手"。至咸丰时，远近求医者慕名而至，人称其以名士为名医，在医界享有盛望。其孙费承祖，号绳甫，克绍箕裘，有乃祖遗德余风，中年后移居上海，以善治危重急奇病见称。马家原以疡科名者数世，至马培之呼声最高，影响最大。时值慈禧太后病，征各省名医医治，马氏受荐入宫，愈其病，遂得赐"务存精要"匾额，医名大振。巢家是在两地先后成名，即巢崇山、巢渭芳二人。巢崇山在上海行医50余年，家学渊博，学验宏丰，擅长内外两科，刀圭之术犹为独到。巢渭芳系马培之学生，精内科，尤长于时病。一生留居孟河，业务兴旺，名重乡里。丁家医学造诣最深的是丁甘仁，先从学费氏，后从学马培之，能融费、马二氏之学，蓄内外喉三科之长，因创中医专门学校，有"医誉满海上，桃李遍天下"之称颂。孙中山先生曾以大总统的名义赠以"博施济众"金字匾额，以示表扬。费氏、马氏及丁氏曾先后被清代朝廷和民国政府嘉奖，显示了孟河医派的显赫声望，也吸引了孟河的其他家族从医，孟河医家队伍不断壮大。

综上可知，孟河医派形成发展的原因与根基具有多样性，其中既具有客观原因，如优越的地理位置、丰富的自然资源、繁荣的经济文化等，又包括非客观因素，如开放包容的学术风格、出类拔萃的人才梯队等。总而言之，孟河医派能成为中医学界的一支奇葩，是特定时期历史文化发展的必然，由于其地域与文化的特殊性，又被打上了地域与文化的烙印，而这正是孟河医派与其他医派不同的显著特征。古语云："木之长者，必固其根本，欲流之远者，必浚其泉源。"探究孟河医派形成发展的原因，知晓其起始之源泉，其实质上则是为了探求中医药在某一地域及特定历史条件下的发展规律，目的是更好地把握中医药发展规律，继承学习先贤的学术经验，使中医药得以更好地发展，以服务于人类健康事业。

第二章

千秋前贤

孟河医派医家众多，医术与名望各有千秋，大家比较熟知的是费、马、巢、丁四大家，其实除此而外，还有法氏、沙氏等数家，他们在中医方面也多有建树，在江南一带拥有大量的病人，也颇有声誉。

第一节 孟河医派四大家

一、孟河医派之费氏

费氏本为官宦世家，宋代时，费氏一门就有人官拜大将军之职。元代顺帝时，举家迁至江西铅山县。明洪武（1368—1398）年间，费氏先祖费冲，以军功佐太祖平定天下，封平凉侯，后因触犯统治者，被放逐云南。直至后代费宏考取状元，家族再次振兴。铅山费氏逐渐成为中国历史上有名的"科第世家"，自明代景泰四年（1453）至万历三十四年（1606），费氏出进士 6 人，举人 14 人，做官者达七八十人之众。

费宏，字子充，号健斋、鹅湖。明成化二十三年（1487）科状元，正德二年（1507），官拜礼部右侍郎、左侍郎。正德五年（1510）晋升为礼部尚书，次年冬授文渊阁大学士。正德七年（1512）晋升为武英殿大学士。正德九年（1514）调户部尚书，他职如故。正德十六年（1521）加柱国少保。嘉靖二年（1523）擢为首辅。嘉靖三年（1524）任吏部尚书，进谨身殿大学士、光禄大夫。嘉靖四年（1525）进柱国少师兼太子太师。嘉靖五年（1526）进华盖殿大学士。其性格刚烈，正义凛然，看不惯官场的腐败，常因此遭受他人的陷害。其一生历事五朝，三度入阁。故后赐太保，谥文宪。著有《费文宪公集》，且在《续修四库全书》中收录有《太保费文宪公摘稿》二十卷。费宏曾与其伯父费瑄、堂弟费寀同朝为官，受到世人的普遍赞扬。正如正德年间的吏部尚书、华盖殿大学士、茶陵诗派领袖人物李东阳所称颂的那样:"铅山不让燕山秀,费氏曾同窦氏芳。"与费宏同朝为官,官至吏部尚书、武英殿大学士,后为首辅的夏言,撰联描写了费氏族人科场的风光:"叔状元侄探花连登甲第,兄宰相弟尚书并作名臣。"

孟河费氏的从医历史可上溯至明朝末年。明末费氏一支寄居京口(今江苏省镇江市),因避战乱,家族散寄常州、无锡、苏州等地。其中有一位名叫费尚有(1527—1662),字文明,举家迁至孟河,因平素兼通岐黄,遂弃儒从医,时年五十余。由此开创了孟河费氏的医人生涯,至今已近 400 年。其间代有传人,五世医费国祚德才兼备,首次被载入地方志,且被称为"精医";其子费文纪亦为当地名医;至第七世传人费伯雄,其以高超的医术、高尚的医德而最负盛名。以下为孟河费氏一门的代表人物:

(一) 费伯雄

1. 生平

费伯雄(1800—1879),字晋卿,号砚云子,是费氏第二十二世孙,孟河费氏第七代医业的传人,为孟河医派的主要开创者和重要奠基人之一。

伯雄幼时聪颖过人,4 岁能诵古唐诗,6 岁入塾,7 岁即能属对,以"帘卷玉钩钩"巧对"门关金锁锁",惊其师友,堪称神童。自幼秉承家学,随祖、父习医,24 岁时受教于其父挚友、镇江名医王九峰(1753—1823)。

清道光十二年(1832),费伯雄前往苏州参加科考,与时任江苏巡抚林则徐交情甚笃,考试结束后被林则徐留下为其治病。他虽中秀才,但却无意功名仕途,决心专志岐黄,"究心于《灵》《素》诸书,自张长沙下迄时彦,所有著述,并皆参观"。孟河医家众多,他谦虚好学,博采众长,医术不断精进,每日求诊者甚众,所居之处渐成繁盛之区。后经林则徐推荐,道光年间曾两度应召入宫治病。先为道光皇帝太后治疗肺痈,并取得了明显疗效,获道光皇帝钦赐匾额"是活国手";后又治愈了道光皇帝的失音症,道光皇帝赐联幅"著手成春,万家生佛,婆心济世,一路福星"。此后,各路达官贵人纷至沓来。咸丰六年(1856),江南提督张国梁亲赴孟河,延请费伯雄前往丹阳,为清军江南督帅向荣治咯血,费伯雄手到病除,向荣赠费伯雄

"功同良相"匾额一块；光绪帝的太傅翁同龢（1830—1904），1872 年携侄子专程赶到孟河向费伯雄求诊；副丞相孙诒经，亦专程从京城赶来求医。自此，费伯雄名声大噪，求医、问学者络绎不绝，庭前车水马龙，蔚为大观。故《清史稿》称："清末江南诸医，以伯雄为最著。"

费伯雄博学多才，除医技精湛外，兼通诗词歌赋、琴棋书画、六壬、技击等各艺，同时代文学家俞曲园称其"诗原本性情，文得欧阳神"，督学临川李小湖先生称其为"名士为名医"。

费伯雄医术之精湛堪为一代宗师，医德高尚更为世之楷模。他曾云："为救人而学医则可，为谋利而学医则不可。我之父母有疾欲求医相救者何如？我之妻子儿女有疾欲求医相救者何如？易地以观，则利心自淡矣。"费伯雄少年时即事父母至孝，成名后积极组织、参与家乡公益事业，广结善缘。曾与孟河名医马省三等共同出资重建孟河接婴堂，又曾独力恢复文纪公育婴堂旧制。道光年间海潮泛溢，费伯雄劝州乡筑堤防涝，并亲历各州，赈恤数载，给予工食。凭一己之力平息乡民刘明松聚众截粮拒捕一事，使地方得以安宁，晚年任通江乡总董。时人恽世临所作之《费晋卿先生传》亦记载费伯雄晚年于家乡"独造桥梁，独新祠宇，独修谱牒，当务之急，靡不尽力"。费伯雄曾自撰联曰："古今多少世家，无非积德；天下第一人品，还是读书。"道出了他一生做人的行为与轨迹。俞曲园在费伯雄的文集序言中这样写道："余自乙丑之秋，识毗陵费晋卿先生于吴下，须眉皓然，望而知为君子人也。吴中士大夫下逮儿童走卒，无不望车尘而迎拜。"由此可见费伯雄的品行、修为之高。

据《中国历代医史》记载，费伯雄八十寿辰之日，"亲友满堂，先生连进数觞，乃举杯谓亲友曰：'盛会难逢，秋风易逝，行将与诸君长别'。座客皆惊愕。先生曰：'存，吾顺也；殁，吾宁也，得正而毙，亦洪范五福之一也。'果于是岁七月十六日，自沐浴整冠，含笑而逝"。

2. 学术成就及影响

费伯雄主张医道以醇正、和缓为正途，故将其代表著作命名为《医醇》，并对此"醇"字的重要意义做出了进一步的解释和说明。费伯雄曾独具慧眼地指出，战国时秦之良医以"和""缓"为名，其中实寓有深意。

首先，费伯雄自释云，所谓"醇"字，不是"不求有功，但求无过之谓，若仅如是，浅陋而已矣，庸劣而已矣，何足以言'醇'乎！"不可把费氏学术之看似平淡无奇当作平庸无才，即不是"假兼备以幸中，借和平以藏拙"之漫无定见，不是无鲜明的学术特色。

其次，费伯雄认为，医学发展至清代，已经衰落，大不如前。当时医界医家各执一隅之偏，抱残守缺，标新立异，崇尚所谓秘方独法，并自以为是，导致各种学说芜杂已极，学派林立，且多互相攻讦。费伯雄告诫世人"疾病常有，怪病罕逢，惟能知常，方能知变"。医家没有全面了解医学基本的理论和方法，只是纠缠于某些细枝末节，则必定陷于僵化教条。费氏主张，对于医学要做到知常达变、执简驭繁，以不变应万变，才是归于醇正之正途。

第三，费伯雄又言，"所谓'醇'者，在义理之得当，而不在药味之新奇。如仲景三承气汤颇为峻猛，而能救人于存亡危急之时，其峻也正其醇也，此吾之所谓'醇'也。"所以，"醇"代表辨证准确，用药对证，药到即效。无论平和之剂，还是峻猛之剂，只要用之合理，都属于"醇"之含义范围，故"醇"之精义在理而不在药。所以费氏云："夫疾病虽多，不越内伤外感，不足者补之以复其正，有余者去之以归于平，是即和法也，缓治也。"

最后，费伯雄之"医醇"，代表医学的一种成熟和升华，即"大法圆融"之意，这是"醇"字的最为深刻的本质意义。费氏振聋发聩地指出："天下无神奇之法，只有平淡之法，平淡之极，乃为神奇。"此语禅机颇深，清代医界尚能出此宏论，实在难能可贵。医学本无正法、奇法之分，治病亦本无所谓秘方绝招。凡疾病之机，治疗之法，皆无外乎医理，只要医理精纯圆融，并运用得当，则一病自有一正对之法。若于医道未窥全貌，仅执一隅之偏者，才会有所谓秘、新、奇、巧之云云。能够做到"醇正和缓"者，一定是熟研经典，又能总揽后世各家之偏，由博返约，融会贯通，达到治病没有特长而又无不擅长的高超境界。费氏认为，医学界能够做到"不失和缓之意者，千余年来不过数人"。所以，费氏所谓"平淡之极，乃为神奇"，正是《老子》中所谓"大道至简，大方无隅，大象无形，大音希声"之意也。举手投足，从容和缓，看似平淡无奇，而实又无处不奇，医道至此，实已臻至化境。

费伯雄擅长治疗慢性疾病，尤其善治虚劳、杂病而享誉医坛。《费氏食养三种》沙彦楷序曰:"孟河费伯雄既以医治虚劳名同光。然不肯使病家多服药,多延医。故除病情变幻者外,其调补之剂,可以一方服数十百剂,或服之终身。"治疗虚劳,强调守方,非似急证,朝夕可效,若非辨证准确,胸有定见者,必难坚持一法。昔明代内伤大家薛己治病"无近期,无急效,纡徐从容,不劳而病自愈",叶天士亦云"王道无近功,多用自有益",皆同此类。故守方之法,即和缓之意,值得后人深思。

费伯雄辨证准确,还要归功于他在脉学上的成就。《清史稿》中记载,伯雄"持脉知病,不待问"。孟河医派另一中坚人物丁甘仁在《脉学辑要》序言中评价费伯雄"诊脉之神,出类拔萃,决断生死,历历不爽"。费伯雄自言《医醇賸义》一书"首察脉,次辨证,次施治,此三者为大纲"。第一卷即详论脉法,阐述自己在脉学上的独到见解,又称"晋卿脉法"。若独立成帙,实为一部脉学专著。

(二)费伯雄之弟子、传人

费伯雄之子费应兰(1823—1896)亦通医。费应兰有三子,承祖(绳甫)、容祖(哲甫)、绍祖(惠甫),均承医业,其中以承祖医名最盛。

费承祖:字绳甫(1851—1914),费伯雄之孙,也是孟河名医马培之的外甥,幼承家世医业。费绳甫少时随祖父费伯雄录方,及长同室诊病,因诊脉精细,辨证明确,用药不杂,颇得祖父赞赏。青年即名重乡里,中年迁居上海,求诊者日以百计,名振一时。费绳甫恪遵祖训,治病"不失晋卿公医醇家学之意",堪为费伯雄的衣钵传人,后亦成为孟河医派的中流砥柱之一。

费绳甫以善治虚劳内伤危、大、奇、急诸证而闻名上海。其治疗虚证,以善于养胃阴著称,治虚劳主清润平稳,养胃阴则重气味甘淡。他说:"余治虚证,人视为万无生理者,胃阴虚即养胃阴,胃阴虚胃气亦虚,即养胃阴兼益胃气,无不应手取效,转危为安。生平治虚证,别有心得者在此。"费绳甫学术上能兼取东垣、丹溪二家之长,尝谓东垣补阳,丹溪补阴,实是治病两大法则,不可偏废。另外,在诊断上,他提出了"明辨见证""深究病源""省察气候"和"考核体质"等"四要";在治则上,强调明辨补泻寒温;对用药之道,则主张"轻病用轻药而轻不离题,重病用重药而重不偾事",

为后人留下了宝贵的经验。

费绳甫生平见义勇为，有乃祖之风，曾独力恢复孟河育婴堂。1912年出版刊印《费氏全集》于孟河耕心堂，著有《临证便览》和《费绳甫医话医案》等。

费绳甫有四子，保雍、保初、保纯、保铨，均承家学。其婿徐相任（1881—1959）早年随岳父习医，亦为绳甫传人。行医于上海，以善治霍乱及温热病而著称，著有《徐氏霍乱论》《急性险疫证治》《在医言医》《中华医圣论》等，整理出版了《费绳甫医案》，编辑并再次发行了费伯雄注解的《医学心悟》。

费伯雄曾孙、绍祖之子费子彬（1891—1981），得世家传授，行医于上海，以治疗高血压和肠炎而闻名，新中国成立前去往香港，亦为当地名医。

费伯雄的弟子，如陈虬、丁松溪、谭良、姜崧生、屠厚之等，亦为一代名医。

陈虬（1851—1904），清末举人，温州名医，医术高明，所撰《医院议》是近代建立中医院与中医学校的方案范本，其在浙江瑞安创办的利济医学堂是我国最早的中医专门学校。

（三）费氏旁支

孟河医家中另有费氏一支，经考与江西费氏并无宗亲关系。同为医人且同为费姓，又同居于孟河，堪称一奇。

此费氏最著名者为费士源（1762—1835），清乾隆至道光年间人，以内科名世，与王九峰、马省三（马培之之祖）皆为当时名医。曾与孟河外科名医沙达周合治一巨富发背，士源据其食欲尚旺，又值长夏湿热之时，遂立定主见，虽溃而投和胃利湿清暑平淡之方百余剂而愈，非泛泛生肌托补，深为沙氏佩服。

费士源之孙费兰泉（1818—1880），亦为孟河名医。精于辨证，善用吐法治顽痰痼疾，颇负盛名。尝谓："痰久则坚而难出，虽消痰化热徒然，当用吐法以倾其痰案。"曾治一狂症，以鲜桃叶捣汁和水灌之，用鸡羽探吐，吐出黏痰甚多，复进以甘凉清热、化痰潜阳甘余剂而愈。

费兰泉弟子中最著名者当属余听鸿。

余听鸿（1847—1907），名景和，宜兴人。幼时随兄入孟河天宝堂药店当学徒，暇时研读中医古籍，师从曹秋霞，后被费兰泉收为门徒，深得费氏心传，且留意当时孟河诸家名医之用药处方，兼容并蓄，尝言："余居孟河廿余载，集马培之征君、费晋卿观察、益三马君、佩堂丁君、沛三巢君、日初马君、费兰泉先生、麓泉堂伯，诸前辈旧方至数万页，未得梓行。"擅长内科，又精外科、喉科。中年寓居常熟，因治瘟疫效甚，远近闻名，求医者络绎不绝，老百姓称之为"余仙人"，昭文知县黄思永赠其"以仁存心"匾额一块，以表彰其医德之高尚。著作有《诊余集》《余注伤寒论翼》《外证医案汇编》等。余氏善用伤寒方治杂病。他认为《伤寒论》中汗、吐、下、和、消、温、清、补八法俱在其中，一百一十三方，方方有法……即杂病亦岂外？""人云仲景之法能治伤寒，不能治调理者，门外汉也。"余氏得费氏治病之心法，临证善于识病、守法，《诊余集》中的许多治验都记载了他在疑难重症面前立定主见，力排众议，而挽病人于危亡之际的经过。其子余幼鸿、余继鸿，其孙余鸿孙、余鸿仁均精于医。

二、孟河医派之马氏

孟河马氏行医之始可上溯至明代末年。马氏先世本姓蒋，明朝末年，家族中有一位名叫蒋荣成的人，入赘到马院判家为婿，并改姓马。从此马荣成继承马氏医业，且马、蒋两家通姓，其子孙参加科举考试仍姓蒋，行医则姓马。以下为孟河马氏的代表性人物：

（一）马省三

马省三（1780—1850），为马荣成七世孙，孟河名医，擅长外科。与王九峰、费士源来往密切。时王九峰去往孟河出诊，临行时一面色黧黑之人求诊，王九峰阅前医用六味地黄汤，遂加肉桂3克，嘱服百剂，黑色可退，此乃肾水上泛之证也。又问得前方乃马省三所书，乃点头称道："省三颇有心得，后日医道不在吾下。"马省三治外证重视诊脉辨证，尝谓："大症腐脱新生时最易变动，如脉来时大时小，为元气不续；饮食如常两倍，为胃火熏灼，后必有变。此二端伏于隐微，非细心不觉也"。著有《论症十六则》传世，收载于马培之《医略存真》中。

（二）马培之

1. 生平

孟河马家世代以医相传，以内、外、喉三科兼擅著称，马培之为其最杰出之代表。

马培之（1820—1903），字文植，晚号退叟。马省三之孙。马培之父亲原名蒋汉儒，为马省三女婿，因省三膝下无子，遂以女婿为嗣。马培之少时父殁，遂随祖父马省三学医，马培之父亲与费伯雄相交甚深，费伯雄独子费应兰娶马培之妹妹为妻，故又有姻亲之关系。马培之承其家学，又师从费伯雄，旁及王九峰之学，学术益精，成为马家造诣最深、医技最精、名声最大、影响最广的一代名医大家。四方求诊者纷至沓来，门庭若市。

清咸丰十年（1860），为避太平军起义之战乱，马培之举家迁往苏北，并继续行医，深受当地百姓欢迎。其间更是治好了翰林院成员余鉴、文学大家俞樾的顽疾，因此名声大振。同治初年，马培之又回到孟河继续行医。光绪六年（1880年）慈禧太后患病，御医屡治不愈，征求海内名医，江苏巡抚吴元炳极力推荐马培之。马培之于是年七月应诏进京为慈禧诊疾，"方用香苏饮加莱菔子，以翡翠白玉版一块作引"，疗效甚著，颇得赞赏，有"外来医生以马文植为最著"之说。马培之在京城期间，皇亲、大臣等亦争相延请其诊病，名重京师。翌年返乡，御赐金银千两，御赐匾额有二，一书"福"，一书"务存精要"，由是医名益重，又称"马征君"。《纪恩录·吴元炳奏牍》中云"素精医道，遐迩知名，各处就诊之人，往往目不暇接"，乃至马氏的竞争对手薛福辰亦称之为"天下名医"，后人称马培之为"江南第一圣手"。

清光绪九年（1883），马培之迁往苏州，在褚家巷悬壶。因其医术精湛，求医之人络绎不绝，当地百姓遂将"褚家巷"改名为"马医科巷"，并沿用至今。晚年去往无锡，潜心著作。

2. 学术思想

马培之治学既博且精，既熟谙经典，又广采历代各家，融会贯通，临证时不拘成法，善于变化。尝言："人之病者，生死所系，未可执一二成书以治病。临诊须究岁运、天时、土地、禀赋、嗜尚、阴阳、性情、虚实、寒热、气血、经络脏腑，合舌脉而密勘，庶有克济。"又言："病无常病，药无常方，戒拘成法而不变通。"对中医各科都有较高的造诣和卓越的疗效，堪为一代名医大家。

马培之对中医各科都有高深的造诣和成就，其中尤以外科见长。马家原以疡科之名著称数世，马培之秉承家技，又博采诸家。学术上推崇王氏全生派，同时亦能吸收正宗、心得两派之精华而发明之。学"正宗"而不泥于补托，反对滥用参芪；学"全生"而不废弃刀针手术，认为刀针乃"疡科之首务"；学"心得"则不拘于凉解。故马氏之外科迥非株守一家之技者所可比，不愧为近代一大名医。马培之治外证强调不能只着眼于局部，而要内外兼治，整体辨证，主张"凡业疡科者必须先究内科"。马培之所用之各种丸、散、膏、丹数量庞大，对许多古方结合自己的经验认识，做出了配伍上的优化调整，还创制了很多新方新药。

马培之亦精内科，对各种内伤杂病及外感温热病都有卓著的疗效。他认为内症变幻莫多于痰饮，而杂病治疗首当重视脾肾。在治疗内伤吐血与咳嗽方面与费家凉润养阴之法稍异，强调温润，以顾护脾肾；治疗肝病用药力辟一派辛香耗气的时弊，提出了"治肝不如养肝"的主张。因进京为慈禧太后诊病有功，而有"以外科见长而以内科成名"之佳话。其实马培之自己认为，病虽有内、外科之分类，而人则始终为一整体，有"轩岐评证，原无内外之分""浑内外而为一，乃探原之治"之高超见识。

马氏在喉科方面，治疗亦有许多特色和成就。另外，他对运气学说具体应用临床的造诣很高，他宗《内经》"必先岁气，毋伐天和"之旨，对内外之症都十分重视岁运之气。他说："病无常病，药无常方，应当看岁月运主气、客气之变迁，临症时细心体察。"

（三）马培之的弟子、传人

马培之共有五子，均未专业行医。但亲房（本家）却代有传人。马培之之侄马希融、马伯藩以及门人继承了马氏医学。

马伯藩（1864—1930），别名蒋驰誉，号百凡老人。其父马日初为马培之堂弟，精刀针手法。伯藩既承父学，又得马培之真传而偏于温补，著有《柳溪别墅医案》，但未刊行。

马伯藩有三子，际卿（长子）、惠卿（次子）、笃卿（三子）均以医为业；子笃卿及侄书绅、嘉生三人复就学于丁甘仁所创上海中医专门学校，有"马氏三骏"之美誉。

马培之曾孙马泽人（1894—1969），字肇庆，曾任江阴县中医公会理事长。新中国成立后，任江苏省中医院内科主任、副院长，擅长温热时病，对内伤杂病，长于守方守法，重视脾胃。

传马培之学术的除亲房本家外，还有为数众多的及门弟子，其中丁甘仁、巢渭芳、邓星伯、王询刍、周企棠、贺季衡等，均著声乡里，有的甚至名扬全国。

邓星伯（1861—1937），名福溶，号润生，以字行，无锡人。出身中医世家，幼承家学，21岁开始行医。27岁又师孟河马培之，侍诊之余，饱读中医经典，手录其师藏书400余卷，马氏部分著作亦是通过邓星伯抄录得以存世，深得孟河马氏医术精粹。33岁时为侍奉多病老母回无锡行医，平素诊务繁忙，求医者日以百计。清摄政王载沣患湿温伤寒，诏邓星伯去京诊病。星伯抵京后，经诊治，旬余即愈，闻名内宫，传为妙手。1937年，邓星伯由于敌机轰炸受惊而殁，终年76岁。1959年，其子邓学稼藏"或问"一书，油印刊行，2002年《邓星伯临证医集》经后人整理出版。

贺季衡（1866—1934），丹阳人。单名钧，一字寄痕，晚年以"指禅室"名其斋，故又号"指禅老人"。贺季衡天资颖悟，6岁从读家塾，7岁患肠痈，延请孟河名医马培之医治而愈。故此，他少年便有心于医学。10岁便参读医书，如《内经》《本草》，能"撮要背诵并有所领会"。14岁至孟河随名医马培之学医。马培之十分欣赏贺季衡，尝曰："今得季衡，吾道于丹阳又得一传人矣。"贺季衡天资聪颖，且勤奋好学，受业6年，尽得其传。学成将归时，马培之执其手而语曰："吾门衣钵在子矣。"贺季衡归丹阳初行医时，因年少且处方独特，一时不为众识，故其名初不甚显。数年以后，许多医生束手之疾，他连治连愈，不少疑难杂症，也能妙手回春，因此名声大振。每日应诊者数以百计，每晚出诊必至午夜方归。江浙一带，慕名而来求医者日益增多，所居之处由是日趋繁盛。慕名前来拜师求学者达数十人，由此开创了孟河马派之支流——丹阳贺派。弟子如颜亦鲁、张泽生等，在江苏省中医界负有盛名。晚年著有《指禅医案》，1984年经其孙贺桐孙辑释出版，名《贺季衡医案》。

王询刍（1873—1945），名政，字先民，号询刍。无锡人，出身于中医世家，又师从名医马培之。医名盛于锡、常、沪。王询刍原籍江宁县，父王富春于太平天国时来无锡西郊行医，并设药肆号太和堂于陆区桥，遂定居焉。询刍幼年入塾读书，勤奋好学。16岁入太和堂随父习业，攻研医理药性。25岁复师事马培之，三年学成。时马氏已79岁高龄，留询刍襄助一年，及至马亡故而归里悬壶。先后寓居常州、上海等地。内、外科均有造诣，屡起大症，医名大振，为当时常州四大名医之一。著有《医门辑要》三卷，惜已散佚无传；《要案存录》尚留残卷及1927—1937年间由其学生所录之门诊医案。

谈逸庵（1890—1946），字允怀，鸣凰镇东街人。其父在鸣凰镇开设茶叶店谋生，家境贫寒，2岁时，母亲早逝。1907年，谈逸庵拜孟河马道生（马培之同辈人）为师，学习医术，攻中医内科。他勤奋好学，经常读书至深夜，废寝忘食，寒暑不辍。曾游学苏州，归来后，就在家乡行医，因其医术高明，常、武、宜等百里地均有声誉，日常门庭若市。但他依旧谦虚好学，手不释卷，偶遇疑难杂症，便与同乡承槐卿先生切磋考究，取长补短。

逸庵先生医德高尚，对待病人，贫富一视同仁，诊断疾病，认真细致，对待确实贫困者，或不取诊金，或免费施药。抗战时期，还曾冒生命危险潜出鸣凰据点，多次为新四军与地方武装伤病员行医送药。1935年至1937年，逸庵先生曾迁居常州化龙巷行医，并任常州中医学会监事。逸庵先生共有男女学生九人，他教学认真，自编讲义，著有《中医内科学讲义》，惜未刊行，仅有抄本数卷，由弟子珍藏。1946年秋，逸庵先生因消化道出血不幸去世，终年56岁，四乡病家，皆为叹惋。

三、孟河医派之巢氏

巢氏一族，在宋朝由河南南迁至今江苏省江阴市，后又向西搬迁至孟河定居。太平天国时期，为避战乱，巢崇山一支迁往上海，至此巢氏宗族分为两支，且医名均盛。代表人物为巢崇山、巢渭芳二人。

1. 巢崇山

巢崇山（1843—1909），名峻，以字行，晚号卧猿老人。少承家学，学验两富，内外兼善，而刀圭之术尤为独到，能以火针穿刺治疗内痈，其于肠痈所施之刀针手法，多应验如神。初在家乡孟河行医，后避太平天国之战乱，迁居上海，悬壶沪上50余年，日常门庭若市，为沪上名医，是孟河医派早年去上海发展的主要代表人物之一。其间又极力推荐孟河丁甘仁至上海行医发展，后来丁甘仁名噪沪上，所以世人有"甘仁至申，崇山实为之介"之说。

巢崇山一生忙于诊务，著述不多，编有《玉壶仙馆医案》一册，为巢崇山门诊外科医案记录，按身体部位分类，计40余种，记述简略，且总结了其外科与温热相融贯的临床经验。《千金珍秘方选》一册为验方集，另有部分医案收入秦伯未整理的《清代名医医案精华》中。

巢崇山子凤初、侄松亭亦世其业。巢松亭名潜，1869年生，精内科，于外科亦有较深造诣，自1895年在上海开业以来，业务渐盛，病者盈门。后加入中国红十字会。

从学者有贝颂美、陶佐卿、汪剑秋、刘俊丞、黄晓和等人，均得其传。

2. 巢渭芳

巢渭芳（1869—1929），为巢氏又一名医，世居孟河，既承家学，又师从马培之，得其真传。擅长内、外、妇、儿各科，尤长于伤寒与时病，且擅用火针治肠痈及外科化脓性疾病。曾谓"治时病贵在不失时机，尤须审证求因、药有专任。片面求稳每致贻患，一味求全反将掣肘，皆不足取法"，确有卓见。且认为治病务在辨证明确，曾言"药有专任，贵在不失时机，求稳每致贻误，顾全反觉掣肘"。巢渭芳行医26年，业务兴旺，名重乡里，与马伯藩（马培之门徒）齐名。其一生忙于医务，著作较少，仅有《巢渭芳医话》一册留世。

巢渭芳子少芳，孙念祖，曾孙重庆，皆承其业，世代悬壶孟河。门人有朱彦彬、贡肇基等。

四、孟河医派之丁氏

19 世纪初，家住江苏丹阳县堡港圩的丁齐玎，举家搬至孟河。丁氏素以儒学传家，克勤克俭，耕读经商，后逐渐富足。然其积攒下来的家业，最终还是未能逃过太平天国的兵燹，待到其子丁惠初当家时，每况愈下的家境已无力给后代提供读书的机会，只得让他们从事商业或其他职业。由于孟河得天独厚的医业优势，家中幼子丁甘仁便理所当然地选择了学医，并通过自身的努力，逐渐成了孟河医派后期的领军人物。

（一）丁甘仁

1. 生平

丁甘仁（1865—1926），名泽周，以字行世，武进孟河镇人。始受业于圩塘马仲清，又拜一代名医马培之为师，并与费伯雄的门人、族兄丁松溪切磋医术，复从巢崇山习外科。初在无锡、苏州等地行医，后经孟河名医巢崇山推荐，去上海仁济善堂施诊，其间还聆教于安徽伤寒大家汪莲石先生，并与余听鸿、唐容川和张聿青等同道交往。丁甘仁虚心好学，能兼蓄孟河费、马、巢三家之学术，融合各家之长，学业精进，遂有所成。其临床精于内、外、妇、喉科及疑难杂症等。

1896 年，丁甘仁在上海福州路创办了自己的诊所，同年初冬，上海正值喉痧症流行，有数万人感染，且诸多患者因迟治或误治而亡。其时沪上中西医生千余人，多数医生不得其法，唯丁甘仁门诊量最高，治愈喉痧症病人达万余人，连在沪的西方人，也重金争相请他治病，自此丁甘仁医名渐在沪上传开。

丁甘仁不仅医术高超，享誉沪上，而且品德高尚，乐善好施，热心于公益慈善事业，对于救灾、修桥、养老、育婴等，都竭力予以资助。他在治疗烂喉痧期间，对待贫困病人，可以分文不取；对待其他病人，也不会因为疗效甚佳而妄加诊费。日夜开诊，争分夺秒地抢治病人，深受百姓的爱戴。丁甘仁在上海乃至全国中医界都享有盛望，历任中华医药联合会董事及医部副会长、神州医药总会副会长、上海中医学会会长、江苏省中医联合会副会长等职，并创办了《中医杂志》。孙中山先生曾以大总统的名义赠以"博施济众"金字匾额，以示嘉勉。

1926 年夏，因患暑温病故，时年 62 岁，按其遗嘱归葬孟河凤山。病逝后，上海政商界要人、全国及各地方中医届代表、驻沪六国公使等均亲临吊唁。

丁甘仁是孟河医派的集大成者，也是我国近代中国教育事业的伟大先驱，为中华民族的传统中医药事业的发展做出了卓越的贡献。

2. 学术思想

丁甘仁在医学上继承了孟河前辈医家成就，精研《内经》《伤寒论》等经典著作，博览历代医家之学说，广采众长，融诸家学术于一身，造诣甚深。临证时善于变通化裁，经验丰富，疗效卓著。于内、外、妇、幼、喉科及疑难杂症无一不精。

在外感病方面，丁甘仁主张寒温统一。丁甘仁首先深研《素问·热论》《伤寒论》等经典医籍，又概览吴又可《温疫论》、叶天士《温热论》、薛生白《湿热病篇》、吴鞠通的《温病条辨》、王孟英的《温热经纬》等主要温病著作。于沪上受教于伤寒大家汪莲石，与曹颖甫等交往甚密，经汪介绍，对舒驰远《伤寒集注》《六经定法》尤为推崇。从而比较全面地掌握了外感病的基本理论和治疗方法。

明末清初以来，随着温病学派的兴起，对外感热病的辨治逐渐形成了相互对立的伤寒与温病两大派别，两派之间争鸣激烈。至清末民初则主张寒温统一之声渐盛，丁甘仁亦为其中代表之一。丁氏于外感热病学验俱丰，故能高屋建瓴，熔伤寒温病为一炉，不纠缠于伤寒与温病之争，主张"宗《伤寒论》而不拘泥于伤寒方，宗温病学说而不拘泥于四时温病"。认为伤寒与温病的表现不同是由于"人之禀赋各异，病之虚实寒热不一，伤寒可以化热，温病亦能转变化寒"。伤寒、温病同为外感热病，都具有由表入里的传变规律，故在病变早期拟定治法方药时，均要考虑及时使用表散之法。丁氏指出，伤寒初起用辛散是为常法，温病初起亦用辛味药以散邪，两者是统一的。

丁甘仁临证辨治外感病，将六经辨证与卫气营血辨证有机融合，不囿于一家之言。如对于湿温病，他指出：湿温病为表里兼受，其势弥漫，蕴蒸气分最久，湿与温合，或从阳化热，或从阴变寒，与伤寒六经的传变多相符合，故每可按六经分证。将湿温病邪在卫、气者归为三阳经证，如恶寒发热、胸闷泛恶之湿温早期病证为太阳经证；邪留膜原出现寒热往来为少阳经证；有汗热不解，胸膺布有红疹等为热在阳明、湿在少阴等。湿热月余不解、湿胜阳微等则划属三阴证，如水湿泛滥、浮肿腹满者为湿困太阴；身热汗多、神志昏糊、脉沉细者为湿伤少阴等。丁甘仁将六经辨证用来辨治湿温病，简便易行，定位准确，极大地丰富了六经辨证的内容。

丁甘仁在选方上突破经方、时方之界限，常将经方与时方合用，视具体情况，灵活加减，每能得心应手，屡奏良效。如湿温初起用桂枝汤、三仁汤化裁；若热在阳明，湿在太阴，当用栀子豉汤合六一散加豆卷、荷梗、通草等。

从医案分析可知，丁甘仁尤擅用经方，治伤寒常以经方化裁；辨治温病，与六经分证吻合者，亦多选经方加减。《丁甘仁医案》中伤寒案 16 例，均按六经分证并选用经方化裁；风温案 19 例，用经方化裁的治验亦占 11 例。湿温案 21 例中有 9 例用了经方。

正因为丁甘仁在外感病的辨治方面有如此高深的造诣，才能在喉痧症流行之时挺身而出，救治了无数的患者。

喉痧，又名烂喉丹痧，相当于西医所谓之"猩红热"。是一种急性传染病，最早见于 1733 年，1903 年在我国大流行，发病以儿童为多，危害极大。当时医界因袭于"白喉忌表"，一味滋降寒凉，结果死者无数。丁甘仁运用自己的知识，总结、摸索出了一套行之有效的治疗经验，对于痧喉证治颇有心得。他提出：凡遇烂喉丹痧，"以得畅汗为第一要义""重痧不重喉，痧透喉自愈"。辨证须察其在气、在营，分初、中、末三期，以解表、清热、攻下为基本方法。初期应用解肌透痧，中期要凉营清气，末期应滋阴清肺。同时要结合外用吹喉药，以治其标，在临床中确实取得良好疗效。丁氏自述："临证数十年，诊治烂喉痧不下一万人次，对于此证略有心得。"并撰《喉痧症治概要》一书传世。

在外科方面，丁甘仁延续了孟河医派擅长外科的学术特色。丁甘仁之前的孟河医家，大多擅长外科，无论用药、刀圭之术皆极具特色。如丁甘仁之师马培之有《外科传薪集》《马培之外科医案》等著作传世，为近代中医外科名著。《丁甘仁医案》第八卷，皆为外科医案。

丁甘仁于外科疾病主张从整体论病，把内服药与外用药有机地结合起来，主张人以胃气为本，有胃气则生。用药戒一味攻伐，善用和胃健脾、益气托毒等方法，常用大剂量生黄芪、鹿角胶、当归、西洋参、阿胶等物。外科疾病的诊断上，尤喜结合经络辨证。外科之病发于外，往往有经可循，故尝谓："脑旁属太阳，为寒水之府，其体冷，其质沉，其脉上贯巅顶，两旁顺流而下背脊属督脉所主"；发背乃"脊旁为太阳之经，督阳已衰，太阳主寒水之化，痰湿蕴结，营血凝塞"；乳房病"属胃，乳头属肝，肝胃两经之络，被阻遏而不得宣通，乳部结块"；瘰疬为"少阳胆汁不足，少阳胆火上升"。

3. 突出贡献

丁甘仁对中医最大的贡献是创办了中国近代第一所中医学校——"上海中医专门学校"，改变了培养中医师承家传的单一方式，开近代中医教育之先河，为推动近代中医药事业传承、发展做出了巨大贡献。

20世纪初的中国中医，正面临着内忧外患的危难局面。1912年，民国政府教育部颁布《医学专门学校规程令》和《药学专门学校规程令》，医药两门各课程体系中均未设置中医中药类课程。一时废除中医之声，甚嚣尘上。后经中医界抗争救亡之努力，北洋政府被迫公开肯定中医中药的重要作用，并准许民间创办中医学校。

丁甘仁以拯救中医于危亡、培养中医人才、发展并革新中医中药为己任，于1915年联合夏应堂、谢观等人筹办上海中医专门学校，并亲撰"为筹建上海中医专门学校呈大总统文"，文曰："我国光复以来，各省学校林立，恩准奉行……但查各省之内容，类皆偏向西医，而中医徒袭其名，上行下效，捷于影响，恐数十年后，中国数千年神圣之医学，日就式微，甚可痛也……泽周等庸晒不才，何敢妄陈管见，但已忝列医界，振兴医学之责，义不容辞。若今不图，坐视中医之日衰，中药之日废，已可扼腕……泽周等爰拟自筹经费，先择上海相宜之处，建设中医学校，而以历代先哲之书，遴选其精深者为课本，延医之高明者为教员，明定年限，详察成绩，考之合格，然后授凭，行道济世，庶几神农岐黄之真传，于以昌明而勿替……学校附近，尤当设立医院，聘中医数人为医员，俾学生实地观摩，以资造就，兼聘华人之精于西医者一人，凡遇病之可用西法者，以西法治之，学生可以兼通解剖，而补中医之不足，医为仁术，择善而从，不分畛域也。"

丁甘仁之呈文，行文简练，意念坚定且颇具睿智。北洋政府接文后交教育部及内务部作谨慎批复。教育部本认为中医不在学制系统之内，但又顾虑1913年中医药界为争取教育立案的抗争活动及丁甘仁在上海地区的名望，答复称："今丁泽周等欲振余绪于将湮，设学堂而造士，兼附设医院，兼聘西医，具融会中西之愿，殊足嘉许。"内务部批云："教育部既深嘉许，本部自所赞同，应准备案，俟该校课程拟定后送部核查可也。"

上海中医专门学校于1917年正式招生上课，该校常年的办学经费由董事会负责，丁甘仁从学校创办至1926年逝世，始终是董事会主要负责人。谢观任首任校长，所聘教师有曹家达，丁福保、陆渊雷、祝味菊、黄体仁、余听鸿、汤逸民、戴达夫、时逸人等13人，均有名望。上海中医专门学校学制五年（预科二年本科三年）。该校早期教学非常注重临证，丁甘仁同时创设沪南、沪北广益中医院，以供学生实习之用。该校前五期的毕业学生，都是跟随丁甘仁临诊的门人。（图10、图11）

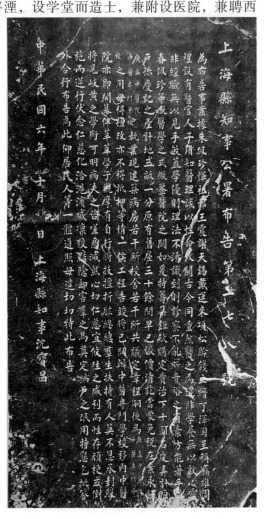

图10　1917年上海中医专门学校、
广益中医院土地使用公告拓片

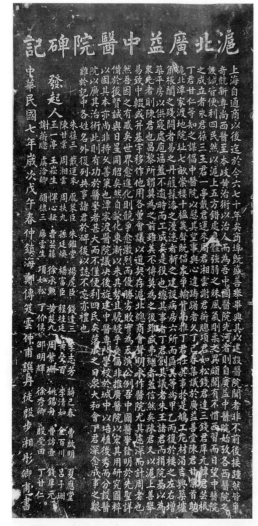

图11　1918年6月沪北中医院开业碑记拓片

丁甘仁还创办了上海女子中医专门学校，课程注重妇幼产科，1927年并入上海中医专门学校。1931年上海中医专门学校改名为"上海中医学院"，由丁甘仁次子丁仲英任董事长。1937年，丁仲英回顾自1917年以来办学的经过："民国六年，先君有鉴于国医学术，仅恃师徒传授，无以宏奖精粹，力求扩充培植国医人才，谋改进之计划，固国医之阵容起见，遂与仲英等发起创办上海中医专门学校，购地建舍，筚路蓝缕，极尽苦心孤诣之能事。历年以来，毕业于斯校者，迄今无虑数千人，实倡海内中医办学之先声。"后人敬书《丁甘仁墓表》曰先生"创设中医专门学校，女子中医专校以毓才；复建南、北广益医院以施诊，而延名师肩其任。学医者业既日精进，而慕院校之裨益人民者，闻风相继起"。

（二）丁甘仁之弟子、传人

丁甘仁子元彦（字仲英）、元椿（字涵人），孙秉臣（字济万）、彬章（字济华）、彬刚（字济民）、彬毅（字济南）等，均承家学，世其业。丁甘仁次子丁仲英、长孙丁济万，亦为知名医家。孟河丁氏三代皆为名医，在中医界被传为佳话。

丁仲英（1886—1978），丁甘仁次子，继承父业，亦为民国时上海著名中医，主持上海中医学院（原上海中医专门学校）、中国医学院，沪南与沪北广益中医院工作，1928 年与夏应堂、蔡济平组建上海市中医协会（后改名上海市中医师公会），任会长，与陈存仁合著《健康论》两集，并整理丁甘仁的学术著作刊行。后侨居美国。

丁济万（1903—1963），丁甘仁长孙，父早亡，弱冠即随祖父习医，秉承家学，即有医名。后复毕业于上海中医专门学校，医术精湛，蜚声沪上。精于内、外、妇、幼诸科，尤善治伤寒时病。1931 年，任上海中医学院院长，上海华隆医院院长，上海国医学会理事长。后迁至香港行医。丁济万幼子丁景源（1930—1995）移居美国，为针灸、中医获得美国政府认可做出过积极努力。

丁仲英有三子业医，但无一毕业于上海中医学校。仲英长子丁济华（1909—1964）在 20 世纪 50 年代末期的"反右"斗争中历经磨难，其子女中有二人在美国从事中医业。仲英次子丁济民（1912—1979）还是一位藏书家和历史学家，于 1956 年任上海第十一人民医院副院长，后担任上海中医学院医学系主任，龙华中医医院副院长。丁济民之子丁一谔（1944— ），曾任上海龙华医院顾问，是丁氏在华行医的最后一位传人。丁仲英三子丁济南（1913—2000）投医较晚，自创了一套特色医学，在"文革"中也遭受了许多迫害，后成为瑞金医院中医高级顾问，其养女在美国佛罗里达州开设了一家中医学院。

丁甘仁创办的上海中医专门学校，培养了大批优秀的门人弟子，其中有许多成为后来著名的中医学家乃至中医事业的中坚力量，如程门雪（1902—1972）、黄文东（1902—1981）分别担任上海中医学院第一、第二任校长；严苍山（1898—1968），著名医家，其子严世芸曾任上海中医药大学校长；张伯臾（1901—1987），上海市曙光中医院高级顾问，现代中医教科书《中医内科学》主编；杨树千（1895—1967），1955 年北京第一届西学中班副理事；秦伯未（1901—1970），著名中医教育家，1955 年任卫生部顾问；王慎轩（1900—1984），1924 年创立苏州国医专门学校，对中医妇科的发展贡献卓著；章次公（1903—1959），著名医学革新家，1955 年任卫生部顾问。

出于对丁甘仁的尊敬，其家族弟子、学生和门人被称为孟河医派最重要的丁派传人。

1927年，丁甘仁逝世后不久，一些最出色和进步的学生，如秦伯未、严苍山和章次公等纷纷离开丁甘仁的学校，创办了上海中国医学院，希冀加快中医现代化的步伐；而另一些学生如程门雪、黄文东则做了相反的选择。如黄文东一生任职于上海中医学院，被聘为上海中医学院院长，临床上基本继承了丁甘仁的风格，其关于丁派对中医学发展的论述至今仍是探讨丁甘仁学术成就最具权威的参考书。

第二节 孟河其他医学名家

一、孟河法氏

孟河法氏亦为孟河世医，至法征麟、法公麟兄弟而医名大盛，尤以擅治伤寒出名。

法征麟，字仁源，略晚于费尚有在孟河行医。高祖法世美，明末于孟河行医，有医名，以医学传子孙。法征麟秉承家学，识症精微。乾隆时文渊阁大学士、谥文恭公程景伊曾为法氏族谱撰序，称赞法征麟“喜急人之难，至今行路犹称之”。例如《(光绪）武进阳湖县志》中记载，“有母、子病将革，鬻妇于贾，既受值，妇恸绝，不肯登车，贾率众大噪。征麟入按脉，曰：不死也，吾药之立起耳。出语噪者曰：活人妻，律得娶耶？蠲己资偿之去，母、子病皆愈”。著有《医学要览》一卷，《伤寒辨证》二卷，《医通摘要》六卷。（图 12）

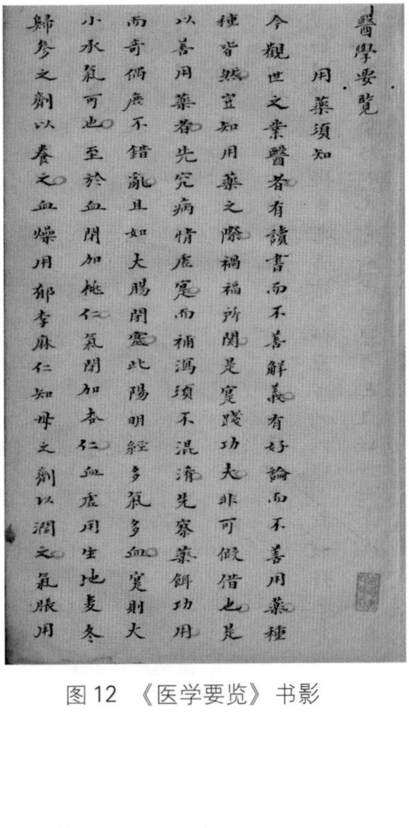
醫學要覧
用藥須知
今觀世之業醫者有讀書而不善解義有好論而不善用藥種
種皆然宜知用藥之際禍福所關是寔踐功夫非可假借也是
以善用藥者先究病情虛寔而補瀉須不混淆先察藥餌功用
而奇偶庶不錯亂且如大腸閉塞此陽明經多氣多血寔則大
小水氣可也至於血閉加桃仁氣閉加杏仁血虛用生地麦冬
歸參之劑以養之血燥用郁李麻仁知母之劑以潤之氣脹用

图 12 《医学要览》书影

法公麟，字丹书，为征麟弟，亦业医，有神效，时以所得济贫乏者。著有《桂月生传》一卷，皆论伤寒秘旨。

法氏后代以医名者甚众，征麟子谦益（字坤行）、复（字中行）、学山（字景行，著有《痘科景行录》一卷）。谦益子雄（字振和，著《樗庄心法》一卷）、震（字致和）。复子鼎（字汝和），学山子恭（字瑞和）、宽（字养和）、信（字协和）、惠（字心和，著有《医宗粹言》一卷），惠子履端（字启元，著《脉法金针》一卷），俱有名于时。至今法氏子孙咸世其业。

南京中医药大学法锡麟教授即是孟河医派法氏后裔，在学校成立之初即为《内经》教研组的中坚力量。同时临床诊病，带教学生，求诊患者甚多。

二、孟河沙氏

孟河还有沙氏一医族，以中医外科见长。乾隆年间，有沙晓峰、沙达周父子等，均以中医外科名重一时。沙氏后人分为几支，一支仍居孟河，其余分别迁往苏北淮阴、镇江大港等地行医。

沙书玉（1802—1887），又作玉书，字石庵，沙晓峰之孙。初在孟河行医，后迁至镇江大港，另树"大港沙氏"一派。沙书玉擅长内、外、喉科，据《丹徒县志》，其"精内外科，医学甲一郡，声振大江南北，著《医原纪略》《疡科补苴》等书，皆自抒心得，能发前人所未发"。据当地父老传闻，其时大港镇偏西一条小街上，就有两家药铺，两家旅舍，靠近医生居处，专为远近就医者服务（这条街现在仍叫沙街），可见当时业务之盛了。镇江已故名医陈熙元，曾作《沙石安先生传》，以记其事。

沙石庵擅治温病，喜用辛凉、甘寒之剂，用石膏多至半斤，亦喜用西瓜。每到夏天，所在之地多有贩瓜者聚集。丹阳有新产妇患温病，他医泥于"产后宜温"之说，惧用寒凉。后挽沙治。方持脉时，即问病家有西瓜否？病家以为先生欲食，乃觅十余斤重之西瓜一枚至。沙曰："我吃半只，另半只给产妇吃。"病家虽疑虑，然震于医生名，不得不与之食，食竟，病果霍然。丹阳名医贺季衡对沙石庵治温病之独到见解极为推崇，曾谓："石庵先生治病，重在救逆，深得仲景法，其于伤寒温病之胃家实，尝用仲景急下存阴法，不必如《温病条辨》所云须舌苔起芒刺，呼吸俱粗，而始用下法。只要脉沉实，腹拒按，即急下之。以大承气汤，挽救垂危，为沙门独特之秘。盖若至舌苔起芒刺，呼吸俱粗，而始用下法，殆已迟矣。下后更以姜拌生地、鲜石斛甘寒救阴，随症施治，余宗此法，活人无算，实得沙氏良规。"

对于外科疾病，沙石庵尤多心得发明。撰《疡科补苴》一书，颇具价值。对于外疡初起，强调辛凉"内消"，力辟当时外疡初起，以辛温之剂发散的弊端。对痈疽的辨证，创造性地提出，痈疽同由燥火湿热而成，疽是"毒火陷阴""火伏阴中"，并非寒证，反对辛温补托之法。打破了痈为阳证属热，疽为阴证属寒的传统观念。正如徐兆英在《疡科补苴》"序"中所说，"其尤为紧要关键，则在补出外症之平塌不痛者，有火伏湿中一症，仍当甘寒清热渗湿，不得用温补外托，此乃发前人未发之蕴"。直到现在，仍有启发意义，大大地丰富和发展了中医外科的学术经验。另外对于外治药物、刀针之术都很精熟。

沙石庵有弟名书瑞，子序五，也是名医。石庵子用圭（字桐君），颖悟好学，也享有盛名。《丹徒县志》称其："能传父学，精内外，一时公卿争礼延之。"当时两江总督张之洞等经常请其出诊。沙书瑞有三子，长子用庚（字咏清）、次子用儒（字彦楷）、三子用璋（字爕堂），均世家学。"大港沙氏"传至当代仍有继续，江苏省名老中医、镇江中医院主任医师沙一鸥即为"大港沙氏"传人。

三、恽铁樵（1878—1935）

恽铁樵，名树珏，字铁樵，一署焦木，别号黄山、冷风。祖籍江苏武进西夏墅，中国近代文学家、中医学家，为中西医汇通派代表人物。生于医学世家，且受家乡孟河医派影响甚深，终成一代大家。

其年幼时父母双亡，由族叔将其抚养成人。16岁时中秀才，后以设私塾授业为生。1903年考入上海南洋公学，以优异的成绩毕业于该校后，先后在湖南长沙及上海浦东的学校执教。1911年在邑人庄百俞的推荐下，进入商务印书馆担任编辑员。次年开始主编《小说月报》，并先后创作、翻译了20余篇作品。

1916年前后，他的三个爱子因身患伤寒，为庸医误治而相继病逝，恽铁樵遂发愤研习中医，向上海首屈一指的伤寒病专家汪莲石请教，并与同乡且为姻亲的丁甘仁交往密切。后在其第四子身患伤寒病危之际，自行拟方治疗，其子最终转危为安。从此他的医名逐渐传开，很快以精通小儿科而名声大振，甚至在当时的上海有这样一个说法"小儿有病莫心焦，有病快请恽铁樵"。

恽铁樵在英文和古文方面均有很深的造诣，对于新的科学知识有虚心接纳的勇气。提出了"取西医之说补助中医"的观点，认为中医的发展，必须吸收西医的特长，并加以发挥，使二者有机汇通，且在这样的过程中，不可舍弃中医之根本。针对余云岫等人提出的废止中医案，他先后创作了《群经见智录》《医学平议》《灵素商兑之可商》等著作，与之展开了长达两年余的论战。

为了培养中医的后继人才，改善当时的医疗环境，恽铁樵于 1925 年创办了"铁樵中医函授学校"，编写讲义《伤寒论讲义》《内经讲义》等共 20 种，1933 年，废止中医案被迫撤销后，他又筹资创办了"铁樵函授医学事务所"，后更名为"铁樵医药事务所"，次年创刊《铁樵医学月刊》，累计发行 20 期。他为了开办学校，呕心沥血，日夜奔波，终因积劳成疾，最终医治无效，病逝于上海，享年 57 岁。

恽铁樵一生著作颇丰，医学方面的主要有《论医集》《群经见智录》《伤寒研究》《伤寒论辑义按》《脉学发微》《药庵医案》《生理新语》《医学平议》《温病明理》《医理概论》《保赤新书》《热病学》等 20 余种。通过创办中国近代中医教育史上影响最大的以函授形式办学的中医学校，培育了以陆渊雷、章巨膺、徐衡之等为代表的，对之后中医药传承和发展起到重要带头作用的人才，为中医药事业的复兴做出了重要的贡献。

四、谢观（1880—1953）

谢观，字利恒，晚年自号澄斋老人。祖籍江苏常州罗墅湾。近代著名的中医教育家，20 世纪上半叶中医领军人物。谢氏为当地的名门望族，且为医学世家，伯祖和祖父均为武进县有名的儒医。谢观幼承家学，熟读中医典籍，打下了扎实的医学基础。21 岁肄业于东吴大学，后到广州教授地理，1905 年任两广督学，3 年后辞归上海，曾任上海澄衷中学校长，因其管理有方而颇有威望。两度供职于商务印书馆，起初编印地理书籍，后转为编印中医书籍。1917年，丁甘仁创办上海中医专门学校，他应聘出任第一任校长，参与了这所学校的筹建工作，并亲自编写教材和授课。在1929年废止中医案的抗争活动中，谢观被推举为首席代表，率领请愿团赴南京请愿，为维护中医而勇敢斗争。

谢观弟子众多，以张赞臣、虞舜臣、尤学周、姚若琴、张兰庵等为代表。其主要著作有《谢利恒家用良方》《气功养生要诀》《中国医学源流论》《中国医学大辞典》《谢利恒先生全书》《中华医学辞典》《中国医学大辞典》等。

五、张简斋（1880—1950）

张简斋，祖籍安徽省桐城县，出身南京城南鞍辔坊中医世家，幼承家学。三代行医，为孟河医派传人，后被誉为金陵医派的代表人物，用药以轻灵见长。中年之后在医界颇负盛名，与北方施今墨齐名，当时有"南张北施"之说。国民政府主席林森曾亲题"当代医宗"匾额相赠，以示褒奖，故张氏又有"御医"之雅号。1929年，余云岫等人提出"废止中医案"后，张简斋、陈存仁等人带领南京中医药界进行游行抗议、请愿，在中医药存亡的危急关头，积极地与国民政府抗争。1932年张简斋担任南京市第一届国医审查委员，后又参与筹建了"中央国医馆"，参与中央国医馆举办的医务人员训练班，并捐巨资兴办"南京国医传习所"。先后办学培养后继中医百余人，为中医事业发展做出重要贡献。抗日战争爆发后，迁居重庆，继续悬壶济世，以其精湛的医术、高尚的医德誉满山城。1948年12月，迁居上海，1949年5月迁居香港，次年在香港病逝。

张简斋在南京时收有四大弟子：侯席儒、汪六皆、濮青宇和傅宗翰，他们后来都成了南京城里的名中医。其学生王祖雄曾将当年侍诊时所得部分临证处方，汇编成《南京名医张简斋经验处方集》出版。

六、蒋文芳（1898—1961）

蒋文芳，字馥如，江苏武进人，为孟河蒋氏八世医。幼年即随父迁居上海江湾镇（位于上海虹口区西北部，有"中医之乡"之称），继承家学而医业渐进。民国九年（1920年）开始行医，在江湾镇蒋致和堂中药店内开业。临证以内科、妇科最擅，医术高，医德好，享有声誉。曾任上海国医学会主任、中国医学院教务长、神州医药总会委员及全国医药团体总联合会秘书长等职。创办《长寿板》《医药杂志》等报刊。民国十八年（1929），卫生部中央卫生委员会通过废止中医案，全国中医界在上海召开代表大会进行抗争，蒋氏作为组织者，并被选举为请愿团五位代表之一，赴南京请愿。新中国成立后，参与筹建上海中医学院。

第三章

文以载医

孟河医派名医云集，各分支学派代表人物均擅长著书立说，留下了大量的医药文献，成为今天研究孟河医派的重要资料。本章以医家为纲，介绍孟河医派的主要著作以及他们留下的逸事佳话。

一、费伯雄

1.《医醇賸义》

4 卷，清费伯雄著，成书于 1863 年。本书初名《医醇》，凡二十四卷，书成后毁于兵火。费氏晚年追忆其内容，并更名为《医醇賸义》。卷一首述脉法，提纲挈领地阐述了浮沉迟数四大脉法的临床应用，进而通过舌诊论述了中医诊断的要义，并论述四家异同、重药轻投辨、同病各发等。卷二至卷四，详论中风、中寒、秋燥、咳嗽、痿、痹等内科病症 21 则和产后三冲 1 则。本书论述病症，均先论总论、后分述；辨证条分缕析，自拟之方，切于实用，实是一本难得的临床参考读物。

现存清同治二年（1863）耕心堂刻本、清广州登云阁刻本、清扫叶山房刻本、清上海书局石印本等。藏于上海图书馆、辽宁省图书馆等。

2.《医方论》

4 卷，清费伯雄著，初刊于 1865 年。费氏对汪昂《医方集解》中的方剂，依次逐方予以评述，删去原书中各方的主治与注文，使之更为精炼集中。全书载方 355 首。作者在评述这些常用方剂时，对临床实用有效的方剂，给予公允合理的肯定，对《集解》选用不当的方剂，也直言其不足，并明确地阐述了个人看法，其中颇多灼见真知，且按语简捷明快，寥寥数语，即中肯綮。费氏对前人学说不迷信、不盲从。当然，由于时代局限，某些看法也不尽全面。

现存清同治四年刻本等。藏于广东省中山图书馆、河南省图书馆等。

3. 《孟河费氏医案》

为清费伯雄与费绳甫祖孙二人合著。其中费伯雄医案有时病、疟、中风、痿、诸痛及妇科、儿科、外科、喉科等诸科疾病，共计 22 门。费绳甫医案有伤寒、感冒、春温、湿温、奇病、妇科、儿科、喉科等疾病，共计 38 门。本书所载医案，均能体现费氏治病处方，不拘古人成法，不趋奇立异，平稳醇正，因人化裁，补古之未备。本书是学习中医临床治疗学的重要参考书。

上海科学技术出版社将近人徐相任医师所藏祖孙医案校注本合为一册刊行。

4. 《怪疾奇方》

1 卷，清费伯雄著。本书是费伯雄汇集的古今医家治疗少见或某些难治疾病的经验方而成，包括药物、物理及精神方面的治疗方法。全书收载怪疾奇方 148 条，144 症，152 方。部分内容见于《本草纲目》各家札记和鲍相璈氏《验方新编》奇病各门等。其中部分内容显属荒诞不经，如吐出鸡雏、背中跳出一蛇等。

现存清同治四年（1865）刻本、清光绪十年（1884）众宝室刻本。藏于河北省图书馆、南京图书馆等。

5. 《食鉴本草》

1 卷，清费伯雄著。本书为费伯雄为病人或虚劳者的食宜而作。先列食物，分为谷、菜、瓜、果、味、禽、兽、鳞、甲、虫共 10 类，计 96 种，主要论及食物的禁忌，较少谈其功用。后述食疗之法，分为风、寒、暑、湿、燥、气、血、痰、虚、实共 10 门，计 74 条。包括粥、汤、膏、饼、酒、茶、糕、乳、煎、羹等调制之类型。

现存《珍本医书集成》本等。藏于上海中医药大学图书馆，天津中医药大学图书馆等。

二、余听鸿

1. 《诊余集》

又名《余听鸿医案》，共 1 卷，清余听鸿撰，丁仲英、恽铁樵等人整理校订，初刊于 1918 年。本书为余氏生平临证治验之辑录，共载病种 92 门，医案 119 则。病证范围以关格、肿胀、湿温、咳嗽、戴阳、泄泻、时毒、发背、产后病等为多。内容主要涉及内、外、妇等科。医案记录详尽，辨证精审，用药灵活多变，如治关格、痹痿、上下脱、阴阳斑等数案，病情变幻多，余氏用药能洞中肯綮，反映了其丰富临证经验。本书对临床颇有参考价值。

现有 1918 年海虞寄舫印本，藏于上海图书馆、南京中医药大学图书馆。1963 年上海科学技术出版社重新整理刊行，更名为《余听鸿医案》。

2.《外证医案汇编》

清余听鸿撰。本书选辑了清代名家如陈学山、薛生白、缪宜亭、叶天士和徐灵胎等的外证医案凡 700 余则，间附以余氏自己的治验案，分为 13 部 73 门，并总结其病之成因、证之变化以及内外方治之法，论其利弊，辨其异同。其按语足以醒瞆，其评论亦得纲纪。文字朴实，指示恳切，对外科临床确能起到不少帮助作用。

现存光绪二十年（1894）苏州绿荫堂本等。藏于中国科学院图书馆、北京中医药大学图书馆等。

三、陈虬

1.《蛰庐诊录》

2 卷，清陈虬撰，成书于光绪六年（1880）。该书系陈虬从光绪二年至光绪五年（1876—1879）跟随孟河费氏学医之临证记录，整理出典型医案 20 例，其体例仿明末清初医家喻嘉言的《寓意草》，而其议论精辟可与之媲美，皆发前人之所未发，在医界得到好评。

现存清光绪十八年（1892）《利济元经》刻本，藏于上海中医药大学图书馆等。

2.《元经宝要》

8 卷，清陈虬纂，弟子陈葆善、张烈、胡鑫编辑，刊于光绪二十三年（1897）。全书原分运气、藏象、经脉、病因、本草、针灸、死生等八卷本，各自为表。丁酉年所出之书仅止运气、藏象、经脉，因其为全书之要，故可单行。

3.《瘟疫霍乱答问》

1 卷，清陈虬撰，成书于清光绪二十八年（1902）。当时东瓯霍乱流行，陈氏以白头翁汤等方加减治疗，颇有效验，遂编此书。全书以问答形式，共54 问。所答内容分析霍乱有寒有热，若瘟疫霍乱，则悉属热，而寒者，不过虚人百中之一。书宗王士雄之说，力辟辛热之非，间或论及西医疫虫、预防之说。书末附所制利济温疫录验 18 方，皆系陈氏经验积累，以资临床之延用。

现有《中国医学大成》本。藏于温州市图书馆。

4.《利济卫生经天函》

不分卷，题为清陈虬订正，张烈演谱，同院诸子参定。本书实为拳谱，内含"易筋经""八段锦"动作之外，尚有"犀牛望月"等攻势。是书曾被利济学堂列为体操课目，此举实开中国中医院校设立体操课目之先例。此经原题有图二十八、势三十六，今存《利济丛书》本仅二十五图、势。

四、徐相任

1.《徐氏霍乱论》

又名《脱疫证治》，不分卷，徐相任著。成书于民国二十七年（1938）。本书乃徐氏数十年治疗霍乱之经验总结，共包含条文 56 条，方 4 道。全书共分 10 节，"定名"中作者阐明此书书名之意义；"范围"规定了本书所论霍乱之范围；"预防"强调了预防之重要性，并列出了数种预防方法；"病因"一节分析了霍乱的致病因素，突出了湿邪在霍乱致病病因中的独特地位；"见症"描述了霍乱之常见症状；"病情"讲述了霍乱的病情变化及重症之表现；"诊断"论述了脱疫之诊断方法；"治法"中概括了脱疫的治疗要点；"处方"载有理中定乱汤、回春来复丹、三矢定乱汤及部分外治方法。"善后"一节载有脱疫善后方一首，以及病后禁忌。

现存 1938 年徐氏父子诊所发行铅印本。藏于中国中医科学院图书馆、上海中医药大学图书馆等。

2.《中国生理学补正》

徐相任编，刊于 1917 年。本书引据《易经》《内经》《难经》及诸家论著有关生理学的原文，将其归纳为生育、脏腑、经络、气血、津液、精、神、衰老，以及饮食、气候与人身之关系等，分别予以注解修正，对意犹未尽之处，阐发己见加以补充。全书详述生理功能，略言生理结构。

现存 1917 年上海商务印书馆刊印本。藏于上海图书馆。

3.《时病常识》

徐相任撰，成书于 1936 年。本书主要介绍外感、时疫的病证和治疗。藏于中国中医科学院图书馆、上海中药大学图书馆。

4.《急性险疫证治》

1 卷，徐相任撰，成书于 1920 年。本书主要阐述急性险疫的证治。徐氏认为急性险疫包括最易致命的喉痧、霍乱、脑膜炎之类的急性传染病，其发病与人群的个体差异有关。素有积热者，若脏躁者易染火疫、喉痧、脑疫；气滞、湿胜者易染霍乱吐泻。险疫的治疗原则为急病用急治，重病用重药，不可用轻淡和缓之药，最忌热剂毒剂。徐氏自拟险疫通用方，用麻黄、羚羊角、生石膏、山甲片、红花、大黄、鲜菖蒲、车前草、西黄等药物。书末附善后方及服药后看护法、将息禁忌。

现存 1920 年铅印本、1931 年中医改进研究会铅印本。藏于内蒙古自治区图书馆、中国中医科学院图书馆。

5.《在医言医》

徐相任撰，初刊于 1933 年。本书对 1910—1933 年之间，凡中医药界所发生之重大问题，包括各种主张、观点、意见、提案均不加修改，如实摘存。载有中华医药联合会成立大会演说辞、对于国医国药改革之主张、对于药物研究之意见、国医自强重大提案、国医学术方法等文 50 篇。附录恽印《内经》序、病家之通病、新诊治书、对于脉案之研究等文 35 篇。

现存民国铅印本。藏于中国医学科学院图书馆、天津医科大学图书馆等。

6.《中华列圣记》

徐相任撰，刊于 1930 年。现存 1930 年上海中华书局铅印本。藏于上海图书馆。

五、马培之

1.《医略存真》

1 卷，马培之著，刊于光绪二十二年（1896）。本书共 35 个条目，其中外科 24 条，内科 11 条。大多以阐述医理为主，附少量处方及医案。卷首 1 条为马培之祖父马省三论外科病症治法 16 则，继则是作者对某些疾病的经验论述 34 条。此书本《内经》以立言，阐前人所未备。

现存怡云室藏版木刻本。藏于南京中医药大学图书馆、长春中医药大学图书馆等。

2.《药性歌诀》

1 册，马培之撰，为药学专著。该书共收载常用中药 319 种，或诗或赋，易记易诵，是当年马氏培养学生用的教本。

3.《青囊秘传》

1 册，为马培之所用之外科及内科、妇科、儿科常用方剂，为诸多门人所集。

4.《外科传薪集》

1 卷，马培之撰，成书于光绪十八年（1892）。本书记述了马培之外科临床备用方剂共 218 首，内容涉及内、外、妇、喉、眼、口齿诸科，剂型有丸、散、膏、丹，用法有内服、外搽、点、吹等。本书是中医外科的重要著作之一，是我国近百年来甚受欢迎的外科临证专书。

现有《珍本医书集成》本。藏于吉林省图书馆、首都图书馆等。

5.《马培之外科医案》

1 卷，撰于光绪十九年（1893）。据《马培之外科医案·序》记载，1955 年，其门人范风源整理马培之著作时，选择家藏马培之晚年医案中属于外科者及《医略存真》稿本中有关外科之文，补充药味，汇录成册，仍用旧名。全书收载医案 58 例，每个医案不仅有关于病情的详细记述，而且有透彻的论述和分析，有的还有专论附于后，反映了马培之颇深的学术造诣与丰富的临床经验。本书医案理法方药赅备，辨析详明，是临床工作者的重要参考书。

现有民国年间千顷堂书局出版的单行本、《三三医书》本、上海中医书局排印本。藏于中国中医科学院图书馆、新疆医科大学图书馆等。

6. 《马培之医案》

不分卷。马培之内外科兼擅长，而外科医案已有专书，故其弟子将内科医案单独提出，汇编成册。本书选择有代表性的6家抄本，相互对勘，删其同而存其异，选其理法方药较全者，共得49个病种，588个医案。

现存民国铅印本。藏于中国中医科学院图书馆。

7. 《纪恩录》

不分卷，马培之撰，首刊于光绪十四年（1888）。该书绝大部分内容记载的是每天为慈禧诊脉用药的方案记录，还有少数为王公大臣看诊的病案，虽称日记，其主体仍为一部医案。书中对宫中礼仪记载详细，读之虽感累赘，但却为今天提供了一份不可多得的宫廷日常记录。由于成书于慈禧摄政时期，所以书中处处流露出对帝王的诚惶诚恐之情，故书名为《纪恩录》，亦有对慈禧感恩戴德之意。

现存民国铅印本。藏于上海图书馆、中国中医科学院图书馆等。

8. 《务存精要》

1册，主要记载马培之临证医案，分为外感门、内伤门各10种常见病症。为马氏门人无锡邓星伯收集整理，取名《务存精要》，则示该书为精华之作，为马氏门人重视。

9. 《外科集腋》

1册，由马氏弟子邓星伯收集整理而成，为马氏外科医案专集。本书以疾病发生于人体的部位作为分类。医案质量较佳，对临床颇有借鉴意义。

10. 《马评外科证治全生集》

马培之撰，成书于光绪三十四年（1908）。该书是马培之对清王洪绪所著《外科证治全生集》的评述性著作。马培之擅长外科，推崇王氏"全生派"。书中记录了王维德的痈疽疮毒总论、临证医案、诸药治法、外科方剂及马培之的批语。马培之对此书并非盲目崇拜，而是批判性地加以吸收。马氏除指出了王氏在某些理论上的谬误和证治方面的不当外，还增入了自己的治疡经验心得。后附马氏秘验方8首。

现存光绪十年（1884）校经山房刻本。

11. 《伤寒观舌心法》

1 册，马培之撰，马氏主要根据清张登《伤寒舌鉴》和徐灵胎医书之《舌鉴总论》及《舌胎图说》充实发挥而成。全书分温热病舌象 9 类，每类先述总论，后为详辨各种舌象主病，每种舌象主病治则均编成四句歌诀，便于习诵。全书附有舌诊示意图 134 幅。有门人手抄本传世。

六、丁甘仁

1. 《医经辑要》

7 卷，刊于 1916 年。上海中医专门学校教学讲义，全书采集《内经》精要之语，以类相从，分藏象、经络、病机、类证、类病、治则、运气等 7 类。酌选部分注家之言，并逐段详加注解，凡需强调之处均标"要注"于后。本书条理实用，注文详明。

现存版本有 1917 年上海中医专门学校铅印本。藏于上海中医药大学图书馆。

2. 《脉学辑要》

1 册，成书于 1917 年。上海中医专门学校教材，辑录了李时珍、蒋趾真、陈修园的脉法脉诀，包括诊脉歌、陈修园论脉篇、李濒湖论脉篇、蒋趾真论脉篇等。将李时珍和蒋趾真的脉状主病、相类脉诸诗和注释汇编以取全璧。三家脉法集古今大成，内容简约、条理、实用，有利于后世掌握脉诊要领。

现存版本有 1917 年上海中医专门学校铅印本。

3. 《药性辑要》

1 册，刊于 1917 年。藏于北京中医药大学图书馆、陕西中医学院图书馆等。上海中医专门学校教学讲义。本书以《本草通玄》为蓝本，兼取《神农本草经》《本草纲目》《本草从新》等书以补充。全书以药物的自然属性分类，共收载常用中药 360 余种，附药 58 种，分草、木、果、菜等 11 部。每药先列性味、归经，继以骈文述其功用、主治，方便记诵，后述毒性、反畏、禁忌、炮制、药理分析等内容，卷末附有"药性赋"。是一本简单实用的药物精华本。

现存版本有 1917 年上海中医专门学校铅印本。藏于北京中医药大学图书馆、天津中医药大学图书馆等。

4.《诊方辑要》

系丁甘仁当年门诊记录，由其学生整理而成。其内容经改编，又取名为《丁甘仁用药一百一十三法》。全书包括内科、妇科、外科、杂症以及妇人外疡 5 类，共计 43 种常见病证的诊治要点以及处方用药。每一病证下详列各种常见的证型或证候，每一证型或证候项下列举相应的治法与处方，方下详具药物组成和用量用法，丁甘仁先生临证思辨过程跃然纸上，治法方药务尽其详。本书总结了丁甘仁在内科、妇科、外科、杂症以及妇人外疡等科的临证处方用药经验，体现丁甘仁既崇尚经方之旨，又针对临床具体病证灵活用药的思辨特点，对临床医师临证诊病处方用药有重要指导意义，值得揣摩研读。

现存版本有 1978 年上海第五钢铁厂医务室铅印本。

5.《喉痧症治概要》

1 卷，系孟河丁甘仁原著，其子丁仲英校正，书成于民国十六年（1927）。全书分作 11 篇，总结了丁氏对喉痧病证的论治、诊治方药、验案和前人喉痧论治经验。第一篇总论，阐发时疫烂喉、痧麻、正痧、风痧、红痧、白喉的病因病机，辨析丹与痧之异同，强调时疫喉痧当与白喉区别，不容混淆。第二、第三篇载喉痧自订方 8 首、效方 8 首，各详其主治、配伍、药物炮制等。第四篇录验案 11 则。第五至第七篇分别辑录邵琴夫、金保三等他人之论，于原文之后陈述己见。第八至第十篇剖析喉痧症象，阐述喉痧辨治、护理宜忌及不治之症。第十一篇列要方 8 首，详其组成、用量，并附救治喉闭之刺法和急治法各一。全书辨证以分气营为要务，分初、中、末三期，治法以汗、清、下为先后，内外兼治。集中反映了丁氏对喉痧病证的独到见解，对于喉痧的辨治颇有临床指导意义。

现存民国十六年（1927）孟河崇礼堂初刊本。藏于上海图书馆。

6.《丁甘仁医案》

8 卷，又名《孟河丁甘仁先生医案》《思补山房医案》，由其子丁仲英在《思补山房医案》的基础上充实编辑而成。卷一、卷二为外感病案，卷三至卷六为内科杂病案，卷七为妇科案，卷八为外科案，共收载医案 400 余例，方案 600 余则，涉及病证 60 种。辨证精细，立法恰中病机，用药审慎，灵活机变，文笔简洁，语言流畅。

现存版本为 1927 年、1928 年孟河崇礼堂铅印本，1927 年上海华丰印刷铸字所铅印本。藏于上海图书馆。

7. 《百病医方大全》

为丁济万、赵公尚等人依据丁甘仁生平医案，进行分类整理，删校而成，荟萃丁甘仁一生的行医经验精华，成书于 1929 年。全书分内科、外科、妇科 3 部，共收载选方 348 首。其中内科部有咳嗽、吐血、虚损、消渴、中风、胸痹、泄泻等 35 类，291 个方案；妇科部有调经、胎前、产后等 6 类，19 个方案；外科有瘰疬、痰瘰、乳岩、牙疳、痔疮、梅毒等 23 类，38 个方案。本书以病证为纲，方案为目，详细分析每种疾病的不同证型、病源、病状、诊断、治法，并列明处方，特别是对于危急疑难重症的诊治经验尤为宝贵，对启发和指导临床诊疗、促进中医学习具有重要价值。

现存版本有 1929 年、1931 年上海卫生报馆铅印本。藏于上海中医药大学图书馆等。

8. 《丁甘仁晚年出诊医案》

1 卷，系孟河丁甘仁晚年出诊医案，由其门人散记，王根源整理手抄。成书于民国二十六年（1937）。全书收录医案 95 则，包括再诊者共计 100 余案。记录病证 10 余种，其中以外感风温、湿温、喉痧病居多，亦有肝阳、咳嗽、腹痛等内科及痈疽等外科病证。本书总结了丁甘仁对外感温病及内外科病证的临证经验。丁氏用药灵活，疗效良验，晚年更臻炉火纯青。本书反映了其晚年学术经验，故具有较高的临床应用价值。对于临床医生来说，具有较强的指导意义。

现存民国二十六年（1937）王根源氏手抄本。

9. 《钱存济堂丸散膏丹全集》

丁甘仁总撰，余继鸿、何华伯校订，成书于民国三年（1914）。本书分《钱存济堂丸散膏丹集》和《钱存济堂丸散膏丹续集》两部分。《钱存济堂丸散膏丹集》按病证及药物剂型分为补益心肾、脾胃泄泻等 16 门，录方 422 首。《钱存济堂丸散膏丹续集》按病证及药物剂型分为 13 门，载录 91 方。本书所录诸方除著功效、主治外，并详载组成及剂量。

现存民国三年（1914）钱存济药栈刊印本。藏于上海图书馆。

10.《沐树德堂丸散集》

丁甘仁著，成书于1907年。全书辑录了古方、时方及作者经验方约380首，包括补益心肾、妇科丸散、痰饮咳嗽等15门，包括各方功用、主治及方论，其中以外用膏药最有特色，皆为屡试屡验的方剂。同时收录了丁氏内科丸散膏丹、丁氏戒烟膏丸、丁氏外科丸散膏丹等，书中对各个丸散膏丹的服法、功效、主治都有详细记载。

现存版本有清光绪三十三年（1907）石印本。藏于上海中药大学图书馆。

七、许半龙

1.《中国外科学纲要》

为许半龙外科施证心得，摘取成书，本书分上下两卷，上卷为总论，下卷为分论。本书上卷分三章，分别为经络之解剖，外科之病理，外科之诊断及治疗。下卷分两章，第一章为局部痈，即外疡和内痈。第二章为非局部痈，分为疔疮、流注、跗骨疽和遍身。在理论上，许氏以《内经》为根基，而又旁征博引，熔汇一炉。本书原供初学者作指导用，后应丁甘仁推荐出版，作为上海中医大学、中国医学院外科教学教材之用。

现存1935年上海国光印书局铅印本。

2.《喉科讲义》

许半龙撰。《新中国医学院讲义》之一。本书概括介绍了咽喉的解剖及一般喉病的诊疗法，并对喉痧、白喉、紧喉风在内的50种喉科病症进行了辨证分析，整理并列出了诸病主治方剂。

现存民国时期手刻油印本《上海新中国医学院讲义》。

3.《内经研究之历程考略》

许半龙撰，1928年出版。全书分总论、分论和结论3部分。总论阐述《内经》及《素问》《灵枢》书名之由来，并从时代背景、地理名称、卷数篇名及文辞等诸方面考证，认为《内经》成书于秦汉时期，非一人一时之手笔；分论自全元起至《内经》研究始，历隋、唐、宋、金、元、明、清，直至现代，对各代医家注释和整理《内经》的工作逐加评价，褒贬分明。全书内容缜密，考据资料翔实，评价公允，可资研习《内经》者参考。

4. 《中国方剂学概要》

许半龙著，成书于 1934 年。本书方剂分为 11 类，共收 231 首。

5. 《内科概要》

又名《中国内科普通疗法》，为许半龙编著。本书分绪论、各论两大部分。绪论概述人体部位、脏腑生理病理、病症、诊断及药理。各论简述 57 种常见病症的病因辨证、处方用药。全书以简明扼要、切合实用为其特点。唯书中参合西医理论有牵强附会之处，为其不足。

现存上海半龙医药社 1930 年铅印本。藏于吉林省图书馆、四川省图书馆等。

6. 《鸟瞰的中医》

许半龙著，成书于 1928 年。本书列绪言、中医的定义、范围、目的、价值、源流、与西医之比较、论教之关系、整理与推行、外人之信仰等 10 篇。充分肯定中医在世界医学上的地位及其作用，指出中医治病范围有广义和狭义之分，广义者包括熨、灌、方药、手术等各种治疗方法；狭义仅指汉以后以方脉证治为主的医疗技能。认为研究中医的目的是提高个人健康率和减少社会死亡率，为人们自身的需要服务。并提倡中医普及，打破家传旧制。

现存 1928 年新中医社铅印本。藏于中华医学会上海学会图书馆、上海中医药大学图书馆等。

八、严苍山

1. 《疫痉家庭自疗集》

2 卷，又名《脑膜炎家庭自疗集》。严苍山撰，刊于 1932 年。1929 年春季，上海"脑脊髓膜炎"流行，作者根据自身临证所见，将该病命名为"疫痉"，本书是第一本以"疫痉"命名的疫病学专著。本书共分为五编，第一编为通论，上溯疫症、痉症之源，并采撷历代医家论及痉疫之言，论述近代疫痉病因与症状，对于疫痉的发病症状与特点论述十分详细。第二编为作者自拟治法，每言一症，必列一方，一方之后，有服法、加减法与方解，其中共有 10 首为新订治疗疫痉的有效验方。包括偏寒者、热重者、神昏者、独头痛者及善后治法。第三编为选方，选择与痉病有关的 79 首方剂。第四编为医案，记述了 7 则作者临床医案。第五编为预防，录古今防疫名言，主张药饵法与隔离、消毒等西法合用预防疫痉。

现存 1932 年上海家庭医学顾问社铅印本。藏于上海图书馆、苏州市中医医院图书馆。

2.《汤头歌诀正续集》

严苍山撰，成书于 1924 年。本书为严氏增补清代汪昂所著《汤头歌诀》而成。分正、续两集：正集收载方歌 325 首，分补益、发表、攻里、涌吐等 20 类；续集在正集分类基础上增补若干方歌，并新增幼科类方歌，计 139 首。每首方歌按歌诀、组成及按语等项叙述。

现存 1924 年上海千顷堂书局石印本、1956 年上海卫生出版社铅印本及 1959 年上海科学技术出版社铅印本等。

3.《严苍山先生医案》

严苍山撰，约成书于 1945 年。本书列温病、泄泻、发热、经行腹痛、带下、小儿疳积、疟疾等 13 种病证，近 110 则医案。本书辨证用药颇具特色，治温善用沙参、石斛、麦冬等养阴清热之味；透邪主豆豉、豆卷，令邪有出路，即使邪入营分而当透泄者，亦不避。治杂病重视辨析病因，剖别征象异同，灵活施治，用药清纯，具孟河医派风范。

现存有抄本。藏于上海中医药大学图书馆。

九、王慎轩

1.《中医新论汇编》

王慎轩编，刊于 1932 年。本书收录当时医学期刊所载各种文章，汇集为 12 篇。内容包括哲理、生理、病理、诊断、药物、治疗，以及内科、妇科和儿科等有关论述。采用西医之说，对中医基础理论和理法方药予以诠释，将中西医进行比较。

现存抄本。藏于上海图书馆。

2. 《胎产病理学》

王慎轩撰，成书于 1927 年。本书共 6 篇，前 5 篇载不孕、妊娠病、小产病、难产病、产后病等病证门，对 84 种胎产病的病因病理进行阐述，大多有西医病附名和解叙；第 6 篇为古说精华，对妊娠产后 32 种病的病因病机加以分析，均辑选古人的论述，与前 5 篇相为呼应。

现有 1930 年苏州国医书社铅印本。藏于上海中医药大学图书馆、浙江中医药大学图书馆等。

十、秦伯未

1. 《药性提要》

1 卷，秦伯未撰，成书于 1930 年，为《家庭医药常识丛刊》之一。全书收药 388 种，以药物功效分为 12 类。每类之下又分若干节，每药用 4～8 字概括其主治，并附以性味、用量，力求简明，一改本草书"繁而失实"的缺点。学者得以一览了然，绝无疑义。

现存民国十九年（1930）上海中医书局铅印本。藏于上海图书馆，中国科学院国家科学图书馆等。

2. 《常用中药手册》

系秦伯未根据其在 1954 年上海市卫生工作者协会举办的中医师温课班的讲义提纲整理而成，由张赞臣校订。全书共收录常用中药 282 种，附变通应用药 90 种。分强壮、变质、兴奋、镇静、镇痛、镇咳、祛痰、健胃消化、泻下利尿、发汗、清凉退热、消炎解毒、驱虫、收敛、缓和及妇科调经 16 类。每药按性味、适应证、用量等项阐述。大多数药物下还列有"配伍""备注"两项。前者是该药在方剂中的应用；后者则涉及该药的化学成分、其他作用、品种、用法等。

现存上海中医书局铅印本。

3. 《膏方大全》

秦伯未撰，成书于 1929 年。全书分上下两篇，上篇开篇阐明"膏方并非单纯之补剂"，其意义在于"救偏却病"。余篇通论膏方的效力、组织、用量、时期、煎熬、服食、禁忌、经验诸项。下篇选录了咳嗽、痰饮、调经、白带等 16 种内、妇科病案及其膏方 27 首。全书简明扼要，通俗易懂。

现存 1936 年上海中医书局铅印本。藏于上海中医药大学图书馆、浙江图书馆等。

4.《金匮要略杂病浅说》

秦伯未著，1957 年初版。该书按照《金匮要略》原文列举了 37 类疾病，并加以简明扼要的解释，同时依据作者本人的诊疗经验，列出对各病的治疗方法及所用方药。

5.《实用中医学》

秦伯未编纂，1930 年初版。该书意在以中医学说经验化，"文不求繁而切实是贵，义不务奥而有用为贵"，故名"实用中医"。全书共分为 12 章：生理学、病理学、诊断学、药物学、治疗学、处方学、内科学、妇科学、幼科学、外科学、五官科学、花柳科学。并收录了秦伯未先生几篇关于中医药工作的文章。本书对于临床医生、中医院校学生及中医爱好者具有较高的参考价值。

6.《谦斋医学讲稿》

秦伯未撰，成书于 1964 年。本书收录了秦伯未的论文、学术报告讲稿及中医科普、养生等文章，内容十分广泛。分为上下两篇，上篇为医论医话，主要对中医辨证论治进行探讨；下篇为临证心得，既有对专门病证的深入分析，也有在中医养生、科普等方面的心得体会。适合临床医生、中医院校学生及广大中医爱好者研读、参考。

7.《金匮要略简释》

秦伯未编著，1957 年初版。全书共 38 章，将《金匮要略》原著所列的病证分为痉病、湿病、暍病、疟病、历节病、虚劳病、小便不利症、外科疾病、妇科疾病等 38 种，对原文有选择地加以扼要的解释，并据个人经验心得，列出对各病的治法及方药。书末有"金匮方简释"一文，除将仲景用药的炮制、用量、剂型和服用法作概括性的介绍外，并把原著所用方剂，依笔画顺序排列，并述明主治。

8.《中医入门》

秦伯未编著，1959 年初版。全书共分 4 章，分别介绍中医的特点、基本学说、生理、病因、诊断、辨证、治法及基本方剂 40 首，并对药物的采集、炮制、药性、使用进行了阐述。为初学中医的入门读物。

9. 《中医临证备要》

秦伯未等著，1963 年初版。全书共 20 章，分别为全身症状、五官症状、颈胸背症状、腰腹症状、手足四肢症状、前后阴症状、内脏症状、妇科症状等，共介绍 417 种临床常见症状的病因、病机，并结合四诊和其他兼证，分析其不同性质，详述其相应的治法。篇后附有"辨证论治浅说"，结合实际病例，说明临证时如何抓住主证，探讨病因，确定证候，并进行治疗。本书从辨析症状着手，体现理法方药相结合的辨证论治特点。本书所包括的病证，以内科为主，兼及妇科、儿科、外科和眼、喉等科，由于内容比较切合实际，具有临床手册的作用，可供中西医临床参考之用。

10. 《内经知要浅解》

秦伯未撰。本书为秦伯未对李中梓《内经知要》的全文注解。在每节原文之下，列有语译、词解体会、补充、备注、应用等项，包括原文的白话解释和名词、术语的浅注；特别是体会、应用两项，作者以丰富的临床经验对《内经》的医疗理论和实际应用作了适当的联系，较客观地说明中医的理论，实际上起着指导临床实践的作用，这对学习中医、研究中医理论是很重要的。所以，本书是一本具有实用价值的参考用书。

11. 《内经类证》

秦伯未撰，成书于 1929 年。是作者为了教学方便将《内经》中有关病症的条文摘录出来编辑而成。全书共搜集了 50 病 357 症 12 条。本书扼要辑选《内经》病证原文，并加以分类编纂而成。书中引摘的原文均按因、证、脉、治编次，除《素问》《灵枢》外，《素问·遗篇》的内容也一并编入。

现存 1929 年上海中医书局铅印本。藏于国家图书馆、首都图书馆等。

12. 《治疗格律》

秦伯未撰，成书于 20 世纪 30 年代。是作者在总结程钟龄、莫枚士有关病因论述的基础上，结合临床实用，将治疗格律归纳为风、寒、暑、湿、燥、火、气、血、痰、虚、食、虫、疫等十三纲治律，以此统法，以此用方，以此遣药，适症而变，为病因辨证之纲要。凡律共五十六，隶于十三纲。

13. 《清代名医医案精华》

秦伯未编，成书于 1928 年。本书以医家为纲，以证为目，共辑集清代名医叶天士、薛生白、吴鞠通以及近人金子久、丁甘仁等 20 家医案共 2069 则。每一医家下均冠以小传，明其师承及学术渊源。每家医案均按其特点收集数十种病证，包括常见病及疑难杂症。每案前，作者均加按语，阐发病理。还有的医案在其关键变化处，有复诊记录和启发性分析。

现存 1928 年上海中医书局铅印本，1959 年上海科学技术出版社铅印本等。藏于国家图书馆、中国中医科学院图书馆等。

14. 《清代名医医话精华》

秦伯未编，刊于 1929 年。本书将清代喻嘉言、张石顽、徐灵胎、王孟英等 20 位医家的医话治验，辑录而成。本书选辑以实效为指归，叙述一病必有始终证候，治疗上要求理法方药详明，才予收录，至于空泛议论者不录。其编排形式以人为纲，以证为目，以便查找学习。每人之前冠以小传，亦可窥其学术渊源。

15. 《内科学讲义》

秦伯未著述。本书是秦氏《国医讲义六种》之一，可以作为高等中医院校专科教材，也是中医爱好者自学的重要参考书。本书溯本求源，依从《内经》《难经》《伤寒论》《金匮要略》《温病条辨》等古典医著，论述内科学从时病、杂病两方面提纲挈领地介绍了疾病的病因、传变、辨证、治疗。其论简而明，诊断详而备，治疗方药环环相扣，而且将家传秘方公之于众。

现存 1930 年上海秦氏同学会铅印本。藏于苏州市中医院图书馆。

16. 《妇科学讲义》

秦伯未著。本书系秦氏所编《国医讲义六种》之一。可以作为中医院校专科教材以及中医妇产科临床诊疗参考，也是中医爱好者自学的重要参考书。全书分为上编、下编两部分。上编为妇科概论，包括妇科之特异、妇科之概治、妇科之诊断、妇科之药法、肝为先天说、治重奇经说、气常多郁说、天癸之研究、月经之研究、乳房之研究、骨盘之研究、生殖器解剖、胎生学原理、胎儿之发育、生产之正规、不孕之原因、求孕之方法等 18 个篇目。内容以中医理论为主，结合现代医学理论，概述了妇女之生理、病理、病因、治则以及胎产生育的基本知识。下编分述月经、带下、胎产以及杂病等 4 个篇目，包括月经、崩漏、带下、白淫、不孕、胎前、小产、临产、产后、乳疾、隐疾、积聚等十二大类，96 种妇产科常见病，每病均列出症象、病因、诊断、治疗以及方药。每一大类之后，均以"杂论"方式对该类病的辨证论治做了综合分析。全书条理清晰，言简意赅，颇有独到见解。

现存 1930 年上海秦氏同学会铅印本。藏于上海图书馆等。

17.《幼科学讲义》

秦伯未著。系秦伯未《国医讲义六种》之一。本书分上下两编。上编为概论，分 14 节，阐述儿科疾病的发病特点、治疗大法、诊断要点和方法，详辨先天与后天、外感与内伤病的区别，列述胎毒、胎疾、遗传、变蒸诸说。下编为各论，分别讲述初生、痫病、疳积、麻疹、痘疮五大类疾病的症象、病因、诊断和治疗方药。本书是一部简明扼要、通俗易懂而又独具特色的中医儿科临床著作，可以作为高等中医院校专科教材，也是中医爱好者自学的重要参考书。

现存 1930 年上海秦氏同学会铅印本。藏于上海图书馆。

18.《生理学讲义》

秦伯未著。系秦伯未《国医讲义六种》之一。本书是一部简明扼要、通俗易懂而又独具特色的中医生理学著作，可以作为高等中医院校专科教材，也是中医爱好者自学的重要参考书。全书分为上编和下编。上编主要讲述生理学概论，从脏腑之关系、奇恒之传化、四海与五脏、气化之感应、阴阳之变化到气血、营卫、津液、精卵、经乳、体温、音声、消化、皮肤、毛发、筋肉、骨骼及口、眼、耳、鼻、舌、齿、生殖器和经络等进行了研究。下编详细阐述了五脏、六腑及经络各自所具有的生理功能、体象、定位及它们之间的密切关系，并阐明人体作为一个整体，其各部分的功能活动是如何相互协调、相互制约，从而能在复杂多变的环境中维持正常的生命活动过程的。

现存 1930 年上海秦氏同学会铅印本。藏于上海图书馆。

19.《诊断学讲义》

秦伯未撰。是秦伯未《国医讲义六种》之一。全书分为上编和下编两部分。上编为诊断之种类、诊断之方法、脉之生理、脉之部位、脉之至数等 26

项，主要对中医诊断学的诊断种类和方法、脉与舌的生理、病理和鉴别以及面色、身形、声音与询问的辨别等进行了总体的论述。下编为诊断分论，包括切诊、舌诊、问诊、杂诊4项。全书条理清晰，要言不烦，便于读者查找和阅读。

现存1930年上海秦氏同学会铅印本。藏于上海图书馆。中国中医科学院图书馆。

20.《药物学讲义》

秦伯未著述。本书是《国医讲义六种》之一。全书分为上编和下编两部分。上编为药物概论，包括药物与疾病、药物与气味、气味与效能、性质与产生、甘味之研究、苦味之研究、辛味之研究、酸味之研究、咸味之研究、升浮药之研究、降下药之研究、根实茎叶之区别等22项，主要对中药的治病原理，四气五味、升降浮沉等性能，不同部位、种类的区别，各种用药方法以及中药炮制和配伍禁忌等进行了总体的论述。下编为药物分论，共收载常用中药286种，按主要功效分为发散药、利尿药等12章，章下适当分节。每味中药均从气味、归经、主治、用量、杂论等5个方面进行具体说明。章节分明，内容简要。

现存1930年上海秦氏同学会铅印本。藏于上海图书馆、国家图书馆等。

21.《家庭医药常识》

秦伯未撰。丛刊共6集，涉及内、外、妇、儿、急救等科目99种疾病，246张方剂，390余味药物。第一集《验方类编》分为内科验方、妇科验方、幼科验方、外科验方、急救验方5篇。第二集《百病通论》，分为时病通论和杂病通论两大类。第三集《药性提要》，秦氏针对既往本草书"繁而失实"的缺点。力求简明扼要，精选270余种临床常用药物。第四集《诊断大纲》分为脉诊、舌诊、问诊、杂诊四大纲。第五集《饮食指南》分饮料、食料、杂食三大部分，收载食物240余种。第六集《丸散易知》分为丸散易知、胶酒易知两部分，共计载方150余首。本书说理浅近，切合实用。

现有1930年上海中医书局铅印本。藏于上海中医药大学图书馆。

22.《伤寒俯视图》

秦伯未撰。本书目的是秦氏为指点弟子，解决门人《伤寒论》错综变化，殊难领悟的问题而撰。该文节自日本人浅田惟常之《伤寒辨要》，经谦斋之大手笔润色，以鸟瞰式叙述，作为全书之缩影，真可谓入门之向导也。该文千言之作，一气呵成，易学易背。

23.《温病一得》

秦伯未著。以 1957 年在上海中医学院教学讲稿为初稿，1963 年秦伯未在北京中医学院对讲稿做了进一步完善。本书提出了温病的 4 个时期，介绍了温病的一般治疗规律，并有对温病若干问题的分析。

24.《医事导游》

秦伯未撰，成书于 1931 年。秦氏于 1930 年创设中医指导社，本书系其将答社友有关学医门径的文章汇编而成。全书收入秦氏所撰如何研究中医学、张仲景之伟大贡献、伤寒论提纲、阅各家书应有之认识、人事与疾病、方剂之组织与使用、七方与十剂等医论十八篇，凡二万余言，指导初学者以入门径。

现有 1932 年上海中医药指导社铅印本。藏于国家图书馆、广州省立中山图书馆。

25.《各科研究法》

秦伯未撰，刊于 1932 年。全书共 8 章，分述药物学、生理学、诊断学、方剂学、内科学、妇科学、幼科学、外科学各科的基本内容、研读方法及主要参考书。

现有 1932 年上海中医指导社铅印本。藏于国家图书馆、中国中医科学院图书馆。

26.《医林初集》

秦伯未撰，刊于 1934 年。本书汇集《新浦东报》《浦东星报》中刊出的中医论文。记载内、妇、儿、药、验方、卫生、临床笔记等 8 类。其中包括论文 54 篇、医案 6 则。此集特点"不存门户之见，兼收并蓄"，反映了当时中医学术界百家争鸣的概况，可供研究近代医家学术思想及近代学术发展史参考。

现存 1934 年上海中医书局铅印本。藏于中国中医科学院图书馆、河南中医学院图书馆。

27.《常用丸散膏丹手册》

秦伯未、张赞臣合编。书凡7章，收载259方，分为内服丸、散、膏、丹剂及外用类和其他成药类等，并附膏方的处理一章。本书收载有效实用成方，取材偏华东、上海地区药物。

28.《百病通论》

秦伯未撰，刊于1941年。系《家庭医学常识丛刊》之一。全书首载时病通论，包括温病、伤寒、暑病等7门；次为杂病通论，分述虚劳、吐血、遗精等杂病证治凡27门。各病证门均分立病因、诊断、治疗、经验4项，以备据病查考。

29.《中医基本学说》

秦伯未撰，成书于1933年。本书辑录《内经》、张仲景、孙思邈、许叔微、刘完素、张从正、张介宾、叶桂等各家之精要，汇集为中医基本学说。每辑一论则自加评说，从评说中反映了作者的观点。

现存1935年中医指导社铅印本。藏于上海中医药大学图书馆。

十一、程门雪

《金匮篇解》

程门雪撰。为其执教中医学院的讲义，较为深入地论释了《金匮要略》原文含义，颇有个人见地。本书分26篇（外加1篇学习体会），包括了痉病、百合病、中风病、历节病、虚劳病等的证治。程氏对仲景学说致力最深。上自《内》《难》，下至百家，亦都兼收并蓄。经方与时方并重，取长补短，贯通变化，见诸实用，融合无间，是近代颇有影响的中医学家。本书行文流畅，句式典雅，全篇通解，融会贯通，旁征博引，熔古今医家成果与程门雪几十年的从医心得于一炉，是学习或研究《金匮要略》难得一见的重要参考书。

现存1928年上海中医学院油印本。藏于上海图书馆。

十二、张赞臣

1.《中医喉科集成》

张赞臣主编。本书参考历代医籍如《内经》《伤寒论》《千金要方》以及

《喉科指掌》《重楼玉钥》等 170 种。全书根据资料来源及其性质，分为中医历代医学著作咽喉病症论述、中医咽喉科专籍载述、中医咽喉病症医案选、中医咽喉科常用中药与方剂 4 个部分。第一部分收集《内经》《伤寒论》等文献所载喉科论述内容，其排列基本按年代先后为序，内容不再分类。第二部分是本书主要部分，其总论乃对中医喉科理论之阐述，各论则为对各中医喉科病症的论述。总论部分又分为"咽喉通论""咽喉的解剖生理""咽喉病症的诊断"等 8 个方面。各论部分又分为白喉、喉痧、喉风、喉疔等，每一病种又分别设立"释名""病因""症状""歌诀"等 8 项，分别载录有关内容。但由于病种内容或多或少，如有阙如者，则不设该项目，亦有个别病种内容较多，上列项目未能归属者，则另立专项载录之。

2. 《本草概要》

张赞臣编著，1957 年初版。全书分动物部、植物部、矿物部 3 编。收载动物类常用中药 57 种，植物类 320 种，矿物类 23 种，共 400 种。每药依次介绍品类、科属、性味、主治、临证应用、用量、备考及现代学说等。末附效用分类索引和药名索引。

3. 《中医外科诊疗学》

张赞臣撰。全书介绍中医外科临床上的诊疗知识。内容主要有 3 个部分：①中医外科上的种类——具体指明它所包括的范围，附有简明扼要的表格。②中医外科诊断要则——从"肿""痛""痒"等的机能作用上来看问题。③中医对于疮疡的处理——分为内治法、外治法两项，加以详细说明，并介绍实用经验方剂 300 余种。举例外治法则 30 余条，并参以个人经年心得整理而成。最后附以"药方索引""治疗病名索引"以便检查。

4. 《中医外科医籍存佚考》

张赞臣编著，1987 年人民卫生出版社出版。全书共 5 章，分别为我国历代中医外科的发展及对若干外科医籍的评价、历代外科书目提要、关于《医籍考》中的外科书籍的错误补正、历代外科书目、历代外科名医传记。载书上自西汉，下迄公元 1946 年，共 334 种，包括日本医家撰外科汉医著作 100 余种，存亡并收。以成书年代先后为序。每一书目分书名、卷册、作者、存佚、著作年代、文献依据、现存最早版本等项介绍。对代表性的书籍，述其扼要，并作评价。另外载自上古俞跗以下至清代的外科名医237家，依年编次。各家悉按姓名、字号、籍贯、传记摘要、来源等项介绍。凡有著作者叙述较详。书末附有书名、人名索引。

5.《疮疡》

张赞臣等著，1959年人民卫生出版社出版，系《中医治疗经验选集》之一。全书共2集，第一集载文31篇，主要介绍中医外科的发展简史、历代文献、常用病名、各种疾病的诊疗要点。第二集介绍辨证论治法则、护理、注意事项、各种常用内服、外敷药剂及其炮制方法等。

6.《中国历代医学史略》

张赞臣编著，刊于1933年。本书分"纵""横"二纲，以历史发展顺序为纵，分为上古、汉唐、宋、金元、明、清、民国、中西汇通等8节，叙述历代医学发展概况；以各分科、病症、方法为横，分为本草、脉法、辨舌法、女科、幼科、推拿、疡科、喉科、眼科、脚气、霍乱、痧胀、鼠疫、虚劳、过热、时代病、地方病、针灸、导引术、调摄法、祝由科、医史、医案等23节，叙述各科目医学成就。全书始自炎黄，迄于民国，叙医事沿革、学说源流、演进蜕变等。纵横分明，条理清晰，系当时医学院校之教材。

现存1933年上海医药书局铅印本等。藏于上海图书馆、国家图书馆等。

7.《中国诊断学纲要》

张赞臣著，成书于1930年。本书分望诊、闻诊、问诊、切诊4章，引用历代各家学说参以张氏临床经验为按语，阐明典型病例的理、法、方、药。由张山雷、许半龙、王仲奇、秦伯未、时逸人、宋爱人、周禹锡等7位名医作序，书末附录古方以资查考。

现存1930年上海医界春秋社铅印本等。藏于首都医科大学图书馆、河南中医学院图书馆等。

8.《咽喉病新镜》

张赞臣编，刊于1931年。本书先总论咽喉的生理、病症、病因、预防和治疗等。后述白喉忌表、喉痧、喉风与白喉之辨、喉痹与喉闭之辨、喉痧与白喉的预防法、12种喉风的症治方药。载录各种验方共100首。

现有1931年、1935年上海医界春秋社铅印本。

9. 《方药考论类编》

张赞臣撰著，成书于 1930 年。本书将中医方药加以考论，其所论皆为历代各方，如论小建中汤与桂枝汤药类用殊之理；论治偏枯者不可轻用王清任补阳还五汤；四逆汤、四逆散、当归四逆散 3 方合论；产后不宜服生化汤论；对于沈促至君产后不宜服生化汤之商理；桂枝汤亦可用于无汗说；驳桂枝汤亦可用于无汗说；论痈疔百效丸，臌胀 19 方；臌胀 19 方补释及药物类 27 种考论等。

现存 1930 年上海医界春秋社铅印本。藏于复旦大学医科图书馆等。

十二、恽铁樵

1. 《论医集》

系恽铁樵医论遗作，经门人章巨膺编次，整理辑入《药盦医学丛书》第一辑。刊于 1948 年。书中收录的 18 篇文章，分别从医学管理、医学教育、临证经验、医学思考、制方分析等方面反映了恽氏的中西医汇通思想。恽氏认为革新中医必须重视中医本身理论，不可废医存药，但由于中医理论年代久远，应该在继承前人学术思想的基础上，吸取西医理论之长处，以补充、提高和发展中医药学。医论文理清晰，能辨别新旧得失及中西医学异同，屏除杂说，对中西医结合研究有一定参考价值。

2. 《群经见智录》

3 卷，恽铁樵撰，成书并刊行于 1922 年，为《药盦医学丛书》之一。本书系恽氏为阐发《内经》要旨，批驳余云岫攻击《内经》之谬说而作。卷一首论《内经》之发源、成书、读法及总提纲，次述《内经》与《易经》的关系，以及五行、四时、甲子等与中医学相关的问题；卷二剖析扁鹊、仓公医案，将《内经》治法与仲景《伤寒论》互证，并对标本中气、七损八益等专题进行讨论，以求证古本《内经》，并说明古人如何运用《内经》法则；卷三系针对余云岫《灵素商兑》误解《内经》、否定阴阳五行学说观点的专篇辩论。本书实为批驳余氏攻击中医之谬说而作，说理汇通中西医学，博古论今，不袭成说，见解独到，对后世颇多启发，亦为治《内经》学者所重视。

现存 1922 年武进恽氏铅印本、民国章氏医寓铅印本等多种刊本。藏于上海图书馆。

3. 《伤寒论研究》

4 卷，恽铁樵撰，刊于 1923 年。本书主要阐述了恽氏对《伤寒论》六经实质、伤寒病型与传经、用药、治法等诸多问题的认识，并对中西医学在外感热病等方面的观点进行比较，以求相互印证。卷一主要论述了《伤寒论》六经的实质、伤寒提纲。卷二以实例讨论了中西医用药之不同，并提出了中药改良的方法。卷三恽氏从伤寒病名、病理等方面论述了中西医互证之难处、伤寒病型与传经等问题。

现存 1935 年铅印本。藏于上海图书馆。

4. 《温病明理》

原名《温病讲义》，4 卷，恽铁樵撰，成书于 1928 年。书中卷一辨伤寒、温病之异，提出应正温病之名。卷二主要论述《内经》中三焦之义，探究温病与三焦关系，认为《温病条辨》所言三焦与《内经》所述三焦之本意相去甚远。卷三节录陆九芝《世补斋医书》中部分内容，批判了吴又可《瘟疫论》、叶天士《临证指南医案》、吴鞠通《温病条辨》等书中的一些观点。卷四阐述了作者对于温病种类、传变、治法的独到见解。恽氏在立足于传统中医理论的基础之上，借鉴西医学知识，对温病学相关知识作以探讨，对诸多温病大家观点予以反驳，这种"尊古而不泥古"的治学态度值得后人效仿。

现存 1928 年上海恽铁樵医寓铅印本。藏于上海图书馆。首都医科大学图书馆等。

5. 《热病学》

又名《热病讲义》，恽铁樵撰，成书于 1928 年。该书既辨伤寒又言温病，将二者统一于热病之下，展现了其"寒温融合"的学术思想。本书首辨伤寒、温病、湿温、暑温与痉 5 种病名，次列其辨证方法及治法。每一病证均明确主证、副证，用药也分辨主药与副药，包含了丰富的个人经验。书中引述西医的生理、病理知识，以解释中医病名，体现出融汇中西的特色。本书开篇言明"为病家作也"，故全文用词简洁、浅显易懂，是一本普及性著作，但书中包含了恽氏诸多学术创见，具有极强的临床实用性。

现存上海新中国医学出版社铅印本。藏于中国医科大学图书馆等。

6. 《生理新语》

4 卷，恽铁樵撰。卷一主要论述中医改良之途径及西医学概况。卷二对《内经》与西医 2000 年的进化进行比较，指出"是故西国二千年医学史中，进化之物惟解剖、微菌、医化学为我国所无，其余则应有尽有。"卷三参考西医学知识对失血后机体的变化、神经的救济功能进行了论述。卷四对腺体及生理、病理之形能进行了阐述。本书以《内经》为基准，以西医生理学为蓝本，结合临床治病经验，阐述中西医学概况、细胞学说、神经学说、腺体学说等，力图阐还中西医结合的新生理学。

现存 1928 年铅印本。藏于上海图书馆、国家图书馆等。

7. 《脉学发微》

又名《脉学讲义》，4 卷，恽铁樵撰，成书于 1926 年。系《药盦医药丛书》之一。卷一为导言、色泽呼吸，卷二介绍脉学概论及原理，卷三重点阐释促、结、代脉，卷四阐释浮、沉、迟、数诸脉。

现存 1936 年铅印本。藏于上海图书馆。

8. 《病理概论》

恽铁樵撰，刊于 1948 年，系《药盦医学丛书》之一。主要论述表证与解表药的辨证运用，如何从舌苔、热候、脉象辨别疾病的虚实，以及热病之证候的特征，并引用西医理论阐发应用附子之机理。本书将中医药理论、西医理论与临床经验融为一体，立足于临床辨证论治。

现存 1928 年铅印本。藏于中国医科大学图书馆等。

9. 《病理各论》

恽铁樵撰，刊于 1948 年，系《药盦医学丛书》之一。本书继病理总论之后，从临床辨证论治的角度，详细论述各种内外伤咳嗽、疟疾和痢疾等病的症状、中西医病因病理、治法及预后。汇贯中西医理论，抒发己见，强调识病为先。

现存 1928 年铅印本。藏于中国医科大学图书馆等。

10. 《临诊笔记》

恽铁樵撰。是恽氏忆及 10 余年所诊治的数十则较大病案，以笔记形式追记著录而成，涉及内、妇、儿、五官诸科，既有拯救危重险症成功之经验，也有坏病不愈记载。本书共分为 6 期，内容包括内伤、死胎、喉痧、心房病、痧子等。书中亦有论述西医病理生理，内容透彻，中西医理论结合紧密。

现存 1933 年铅印本。

11. 《临诊讲演录》

由章巨膺根据"铁樵函授"中医学校第一届学生笔记整理编次而成。是恽氏"以日间所诊病晓谕诊断之要，指示治疗之法"，包括医论及临床诊治病例，共 35 篇。

12. 《金匮翼方选按》

恽铁樵编著，章巨膺参校。本书记载了疾病治疗的经过验证而且实用的有效方剂，为"铁樵函授中医学校"培训教材之一。除了医理探讨及方剂分析以外，恽氏还尝试对中风、消渴、臌胀和黄疸这几个中医疑难重症进行中西医结合汇通的研究。全书为 4 期讲义的合集，第一期主要论述中风及类中风的病因病机及西医病理机制，中风后的中药及针灸治疗。第二期主要对风邪为患的其他疾病及湿邪为患的疾病进行论述，并对鹤膝风、偏风、历节、痛风等疾病和渗湿、散湿的方剂进行了分析评述。第三期内容对清热渗湿汤、青木香丸、除湿汤等方的方证进行分析评述，并对噎膈、反胃等联系临床特点做了详细论述。第四期主要论述黄疸及消渴总论。本书是一部实用性很强的中医内科杂病理论分析与临证治疗的著作。

现存 1928 年铅印本。藏于中国医科大学图书馆等。

13. 《风劳臌病论》

3 卷，恽铁樵撰。卷一论中风，详述病因病机，并结合亲验实例，阐明诊断、治疗和预后等问题。卷二载虚劳，卷三列臌胀，两病均在辑录前贤的有关论述与应用方药时，以按语的形式阐述个人见解和临证体会。

现存 1941 年上海章化医寓铅印本。藏于上海中医药大学图书馆等。

14. 《保赤新书》

7 卷，恽铁樵撰。本书是恽氏长期对儿科疾病的研究精髓，主要介绍天花、痧疹、惊风等病的病因、病理、治法等，是恽氏治疗儿科疾病的临床经验总结。恽氏擅长用经方治疗，对小儿教育、生理、病理、诊断、用药、病后调理做出详细解释。此书不管是对治疗还是教学都有重要的价值。

现存 1924 年、1926 年武进恽氏铅印本。藏于上海图书馆。

15. 《妇科大略》

1 卷，恽铁樵撰，成书于 1924 年。恽氏结合中西医对妇女生理、病理方面的论述，提出各种妇科病证的治疗。本书载经候总论、月经病 11 种、治经选方 48 首、带下总论及治带选方 27 首、崩漏总论及治崩选方 24 首、妇科杂病论及杂病方 35 首。全书略于基础理论而详于临床运用。

现存 1941 年上海千顷堂铅印本。藏于成都中医药大学图书馆。

16. 《论药集》

恽铁樵撰，成书于 1924 年，为《药盦医学丛书》之一。全书分为 16 篇。从《伤寒论》各经代表药中选出 20 种，论述其性味、功效，并结合《神农本草经》所主、后世医籍所载及其个人经验进行讨论。还对三阳辨证、三阴辨证作了阐述，并归纳《伤寒论》附子应用、呕证治疗等有关条文。

现存 1928 年铅印本。藏于中国医科大学图书馆等。

17. 《十二经穴病候撮要》

恽铁樵编，成书于 1925 年。本书以十二经为纲，先述其经脉循行，次介绍穴位名称、部位，后详述各经之病候、治则及方药。以《沈氏尊生》为主要参考，加以增删而成。

18. 《神经系病理治疗》

恽铁樵撰，成书于 1925 年，系《药盦医学丛书》之一。本书论述惊风成因、征兆与症状、药禁与治疗，指出惊风可由食积所致，发作前有青粪等征兆。若由风寒化热与食积、惊怖所致者，宜以解表、清热、消导合用。故麻、葛不妨用，大黄、芒硝不可轻试，羚羊为禁忌。又提出"惊风必养血"等观点。

现存民国铅印本。藏于北京中医药大学图书馆等。

19. 《梅疮见垣录》

恽铁樵撰，成书于 1934 年。该书是"铁樵函授中医学校"培训教材之一。作者从中医与西医角度，分别论述了梅毒成因，并详述该病的症状、发病过程以及治疗手段。作者首先介绍了中国古代病名"花柳病"，以及中医

"轻粉"疗法的得失之处，继而从西医角度介绍了梅毒致病菌及西医部分疗法，篇末介绍了该病的遗传学危害及预防梅毒的方法。

现存民国铅印本。藏于北京中医药大学图书馆等。

20.《霍乱新论》

2卷，恽铁樵撰，成书于1933年。本书为"铁樵函授中医学校"培训教材之一。上卷介绍了霍乱之原因、病状、病理、病机、类似症及用药。"霍乱之原因"一节，恽氏总结为天气、环境及人为3种；"霍乱之病状"则包括层层递进的4步；"霍乱之病理"一节着重分析了霍乱的脾胃症状之病理；"霍乱病机之研究"一节详细推理了霍乱病机；"霍乱类似症之辨别"一节中辨别真假霍乱；"霍乱用药之研究"中以问答形式阐述不同症候用药特点，并载有经验方辟瘟丹的功用、组成、制法等。下卷对历代医著所论霍乱加以总结，并论述了干霍乱、妊娠霍乱、产后霍乱及部分治疗验案。文末附聂云台先生来函，此函论洞泄之理甚精、恽铁樵遗著《霍乱新论补篇》及其临终遗言。本书对于霍乱论述独特有新见，汇通中西理论，对霍乱辨证治疗有一定影响。

现存1933年《铁樵函授医学讲义二十种》铅印本。

21.《金匮方论》

2卷，恽铁樵撰著，成书于1932年。系恽氏之教学讲义，与"伤寒后按"合订一册。1948年门人章巨膺将其汇入《药盦医学丛书》，去"伤寒后按"，改"自序"为"绪言"，并增"百合阴阳病证第二，凡五篇"。恽氏原书仅释《金匮要略》3篇，第一卷为"痉湿暍病六"，第二卷为"疟病""中风历节病"。篇首叙病证之概要，并择要选注《金匮》条文。注中多存疑议，如谓百合、狐惑古时有而今时无，且言不信百合有如许效力，因未见仲景所言百合病而无从证实，故当阙疑。书中间以西医之说，未免有牵强之处。

现有油印本及1948年中医学出版社铅印本。藏于上海图书馆等。

22.《伤寒理论辑义按》

6卷，恽铁樵撰，章巨膺参校，成书于1927年，被辑入《药盦医学丛书》。卷首有章炳麟序、日本人丹波元简《伤寒论辑》序及凡例，并载伤寒论综概、仲景原序、陆九芝"补后汉书张机传"。卷一至卷三为辨太阳病脉证并治，卷四至卷六为辨阳明、少阳、太阴、少阴、厥阴、霍乱、阴阳易、瘥后劳复病脉证并治。恽氏以《伤寒论辑义》为基础，将体会见解写成按语，附于有关条文之后，并增加了部分中日《伤寒论》注家的注文，间亦参以西医知识。

现有 1928 年、1929 年上海商务印书馆铅印本，1941 年上海千顷堂铅印本。藏于国家图书馆等。

23.《药盦医案》

8 卷，恽铁樵撰，成书于 1936 年。书中记载恽铁樵多年在临床诊治疾病的经验，其中有危重症，有治疗成功的，也有不成功的。其诊断上有丰富的经验，治疗上主要以经方加减活用。全书分为卷一伤寒门、卷二温病门、卷三杂病门、卷四杂病门、卷五虚损门、卷六时病门、卷七妇女门、卷八小儿门。

现存民国铁樵函授中医专门学校铅印本。藏于上海中医药大学图书馆。

24.《病理杂谈》

恽铁樵撰，章巨膺编，刊于 1958 年。本书即恽氏《病理概论》基础上再度编印，在体例和章节方面略作变更，对个别字句稍作删节，基本保留原书概貌。全书共分 15 个专题，既有病证病机的探讨，又有用药经验的总结，包括"表证与表药""无汗用麻黄""麻黄定喘""有汗用桂枝""葛根之解肌""其他诸表药""论舌苔与病候""以热候辨虚实""以舌苔辨虚实""以脉搏辨虚实""虚证种种""热病之虚候""用附子之病理""寒热虚实两极相似""论上下病候"等。

25.《内经讲义》

恽铁樵撰。系"铁樵函授中医学校"教材之一，共 8 期，注释通讲《素问》九篇，即《上古天真论》《四气调神大论》《生气通天论》《金匮真言论》《阴阳应象大论》《阴阳离合论》《阴阳别论》《灵兰秘典论》和《六节藏象论》。这九篇是《素问》的核心部分，涉及生命本真、养生大法、天人关系、阴阳学说、藏象学说等内容，是中医学理论的核心。在这部《内经讲义》中，恽氏讲授的是自己对于有关理论的认识和解读，并结合亲身临床实践对某些内容进行了详细的评述，包括对此前历代注家的疏注进行评述。本书追求表达的逻辑性，注重以经解经，评述意见中肯，观点明晰，文字鲜活，颇有独到之处，是中医前辈的心得之作。

26. 《药物学讲义》

恽铁樵撰。为其"铁樵函授中医学校"所编著的讲义，成书于20世纪30年代早期，被收录于《铁樵授中医学校讲义十七种》中。该书详释了《伤寒论》中的主要药物，共分为8期，15讲。前6期，以《伤寒论》六经为序，结合自己的临床经验，在阐释《伤寒论》方证的基础上，介绍了《伤寒论》中所用药物的性味归经、主治、功能，在六经病中的具体应用以及各种药物的应用指征、宜忌等，将对药物的阐释融于对《伤寒论》理法方药的阐释当中。第7、8期专论在临床中应用较为特殊的药物——附子及诸呕用药的标准。该书实际上是"《伤寒论》的药物讲义"，突出了恽氏重视临床实证，药不离方，方不离医理，医理不离经典的学术思想。

27. 《医学入门》

恽铁樵撰。为"铁樵函授中医学校"培训教材之一，本书从中医的角度介绍躯体和脏腑的解剖位置，虽然有些术语与今有别，但从中依然可以看出作者尊重医学，勇于吸取新的知识充实中医体系。作者对于腺体的认识紧密结合中医理论，明显有别于西医而显出优势。最值得称道的是对于肾腺的认识，超脱了解剖，富于中国传统的道德观念和养生之法。

现存1933年铅印本。

28. 《医学史》

恽铁樵撰。全书分上中下3编，上编以郑文焯所撰的《医故》为主，并将之分为5期，介绍了《神农本草经》《素问》《灵枢》《难经》《伤寒论》《肘后方》《千金方》《外台秘要》等我国唐以前的医学经典及著作，详述了这些著作的成书过程、特点、贡献以及后世流传情况。同时，还讨论了药剂、炮炙、医术的渊源、发展、应用及流传情况。中篇介绍了历代一些医家的生平、学术思想及贡献。下编缺。

现存1933年铅印本。

29. 《课艺选刊》

恽铁樵撰。本书系"铁樵函授中医学校"教材之一，其主要内容为学员就《素问·热病论》云"人之伤于寒也，则为病热""营卫"以及"中医学改良之途径"等问题进行讨论阐述，且每位学员论述后均有恽氏及时任铁樵函授医学事务所教务长孙永祚之评述，以此为各地学员提供一个相互学习、共同研究的园地。其后还附录试题二卷，以供学员学习。

现存 1933 年铅印本。

30. 《伤寒论讲义》

恽铁樵撰。为"铁樵函授中医学校"教材之一，本书共 20 期，后附《伤寒后按》3 期。恽氏以日本丹波元简之《伤寒论辑义》为蓝本，将个人的读书临证体会写成按语附于各节条文之后。第 1 期包含"恽铁樵函授医学开学演讲"、《伤寒论》仲景自序及丹波元简注释、恽氏之《伤寒论讲义》自序，其后为正文，谨依体例；第 2 期至第 20 期，亦依照体例编写。各个分期未以《伤寒论》章节为准，多见一篇散见诸期，终于辨厥阴病脉证并治篇，其后辨霍乱病脉证并治篇、辨阴阳易瘥后劳复病证并治篇等章节未收录。后附《伤寒后按》3 期为《伤寒论》重点条文，条文前标以《伤寒论》条文序号以便查阅，大部分条文后附有恽氏按语，以补《伤寒论讲义》正文之未及。

现存 1924 年铁樵函授中医学校铅印本。藏于上海中医药大学图书馆。

31. 《章太炎先生霍乱论》

恽铁樵编。此书为"铁樵函授中医学校"培训教材之一，内容包括章太炎先生论霍乱 3 篇，后附章太炎先生书信 2 篇。书末有"至伤寒霍乱篇，鄙人不敢复赘一词"，可知本书虽为恽氏收录，但亦可视作为章氏所著。书中汇集了历代医家对于霍乱的论述及治法，并记录了民国时期霍乱的治疗方法。此外，阐述了中西医治疗霍乱的不同之处。具有较高的学术价值。

现存民国铁樵函授中医学校铅印本。藏于上海中医大学图书馆。

32. 《杂病讲义》

恽铁樵撰，成书于 1924 年。系《铁樵函授中医学校讲义十七种》之一。共分 5 期，主要述风痨臌膈四大病证治。首先对中风的病因作了详细叙述，并通过 4 则病案，说明中风病机；其后把肺痨与痨病区分开来，提出治疗痨病的法则，列治虚损劳瘵方 43 首，并附以葛可久治劳 10 方；最后叙述臌胀有脉胀、肤胀、五脏胀、六腑胀、水肿、蛊胀、单腹胀、石水鼓等区分，并分别描述其症状及治法，列方 8 首。

现存民国铁樵函授中医学校铅印本。藏于上海中医药大学图书馆。

33.《药庵医案》

恽铁樵撰。系"铁樵函授中医学校"培训教材之一。共分为 10 期，内容为恽铁樵生平临证之验案。所集病案包括伤寒、温病、妇儿各科，但未经过分类整理，分散记录于各期内。书中记录了大量危重疾病的诊治经过，无论成功与失败均详细记录，以供临床参考借鉴。此外，书中多次应用成方，如二妙丸、逍遥丸、安宫牛黄丸等，对指导今天中成药的临床应用亦有借鉴作用。该书成书时期，西方医学已经传入我国，并开始为国人所接受，中医亦历经存废之争，故书中亦有不少病例有经西医诊疗，反映了该时期医学的发展特点，也为现代中医临床提供了宝贵经验。

34.《读金匮翼》

恽铁樵撰。本书以专题的形式，发挥了清尤怡《金匮翼》的某些论述，共计 18 个专题，既有病证病机的阐释，如"皮毛者肺之合""伤寒以咳嗽为轻，杂病以咳嗽为重"等，又有方药治法的发挥，如"小青龙汤""加减麻黄汤""白前汤""芫花散""葶苈大枣泻肺汤""枳壳煮散""小温中丸""温白丸""治肾脏风攻"等。其阐释注重临证并附以验案加以说明。

十三、沈祖复

《医验随笔》

又名《沈鲐翁医验随笔》，1 卷，清沈祖复口述，门人周逢儒辑录，成书于清光绪三十四年（1908）。全书共辑录验案近百则，不乏精辟之见。1926年辑入《三三医书》第 3 集。

现存铅印本。藏于中医科学院图书馆，成都中医与大学图书馆等。

十四、贺季衡

《指禅医案》

贺季衡著。医案涵盖内、外、妇、儿、喉科及杂病等。所载医案完整性较好，其中有大量治疗急症的医案，对当今中医治疗急症有很好的借鉴及研究意义。本书选方立法，灵活多变，用药细腻，彰显贺派轻巧空灵的特点。

现存抄本。

十五、王一仁

1. 《内经读本》

王一仁编，1936年仁盦学社刊行。本书为《内经》普及读本，将《内经》分为道生、阴阳、藏象、经脉、运气、病能、色诊、脉诊、治则、生死10篇。每篇有叙论、简解医理，后有注解。全书特点在于注文晓畅易懂，中西汇通，并附有大量图解。

现存1936年仁盦学社铅印本。藏于中国中医科学院图书馆。

2. 《难经读本》

王一仁注，刊于1936年。本书为《难经》注解本，其编次概从《难经本义》。王氏认为《难经》源于《内经》，专述切于实用之医理，但亦有欠于精密处。故注解立足于既不过尊前人，亦不妄加诋毁。此外，本书注文每多稽参西说加以诠释，反映了当时中西医汇通的时代特征。

现有1936年仁盦学社铅印本。藏于中国中医科学院图书馆等。

3. 《伤寒读本》

王一仁编，1937年出版。为《仁盦医学丛书》之第四种。卷首有自序，张仲景原序、凡例及王叔和伤寒叙例，继以痉、湿、暍、温病、太阳、阳明、少阳、太阴、少阴、厥阴、伤寒余论列为8篇，后附张隐庵"伤寒本义"。王氏以法类方，以方类证，对《伤寒论》原文重新排列，条文的文字略有改易。六经病篇末均有综论，注释以中西医理论合参，既论证候病机，又述方义配伍，简明扼要，通俗易懂。

现有1937年仁盦学会铅印本。藏于中国中医科学院图书馆等。

4. 《饮片新参》

又名《分类饮片新参》，王一仁撰，成书于1935年。本书为中药饮片专者，共2册，载药680种，附药（不同品种、不同炮制、不同部位者）26种，附录17种，根据功效分平补、清补、温补、辛温、辛凉、清热、通泻、

通络、分利、去瘀、重镇、化湿、化痰、理气、消导、止涩、宣通、杀虫 18
类。又有附录 1 门，收载草药或民间习用药。每药依次记述形色、性味、功
能、用量、用法（指生、炒、包煎、炙、研末、水煎代水等）和禁忌（包括
毒性、配伍后不良反应及病证禁忌）。内容叙述详明，查阅方便。

现存 1936 年上海千顷堂书局铅印本等。藏于上海图书馆。

5. 《神农本草经新注》

王一仁撰著，成书于 1933 年，刊行于 1936 年。为《仁盦医学丛书》之
一。本书载录《神农本草经》中药物 281 种，其中上品 122 种，中品 101 种，
下品 58 种。每药首列《神农本草经》原文，次列陈修园等三家注释，继为
作者用现代医学术语阐述药物性味、功能、用量、禁忌。末附《神农本草疾
病之分析》《本草经考》对《神农本草经》及书中涉及的 49 种病证名进行的
考析。

现存 1936 年千顷堂书局铅印本。藏于中国中医科学院图书馆等。

6. 《分类方剂》

王一仁著，成书于 1936 年。全书以病为经，以方为纬，有脾胃、中风、
伤寒、劳复阴阳易等共 57 门，辨每病之阴阳寒热，治法略备，选方 600 余
首。末附录"外科方药选粹"，乃孟河丁甘仁先生数十年经验所用方，共
117 首。

现存 1936 年千顷堂书局铅印本。藏于国家图书馆等。

十六、章次公

《药物学》

4 卷，章次公撰。是章氏积其数十年医校中药学教学研究经验，并参酌
其个人临床实践感悟编撰而成的，属其早年著作，后因陆渊雷推荐得以在
1949 年由上海国医印书馆出版。全书约 17 万字，收常用中药 95 味，每味药
分名称、科属、品考、产地、形态、修治、性味、成分、用量、方剂处方、
作用、效能、禁忌、编者按等栏目编排。

现存 1949 年上海国医印书馆铅印本。

十七、法征麟

《医学要览》

清法征麟著，约成书于清乾隆年间（1736—1795）。本书列有用药须知、用药凡例、用药相得、五脏苦欲补泻、医指、发热外感内伤辨、吐血三要法、补肾补脾辨、二十四剂歌诀、药性、六陈、十八反、十九畏、十忌、妊娠禁忌及二陈汤等内容。全书内容虽较简单，但不乏其个人之心得。

现存清抄本，藏于南京中医药大学图书馆。

十八、沙石安

《疡科补苴》

清沙石安撰，成书于清光绪三年（1877）。本书首先介绍疡科诸疾在颜面部的局部症状变化，以此诊治疾病，判断预后；次则强调外疡多由温热而成，治疗以清热解毒为主，并附验案说明，还对外治法、刀针法作了阐述。

现存清光绪三年（1877）洪溪书屋刻本。藏于上海中医药大学图书馆。

附：孟河医家其他著作简表

医家	著　述
费绳甫	《费绳甫先生医案》《临证便览》《危大奇急四证治验》《妇科要略》
马冠群	《医悟》《马氏脉诀》
马继昌	《亦亭医案》
马伯藩	《孟河马伯藩先生医案》
巢崇山	《孟河巢崇山先生医案》
巢元瑞	《巢凤初医案》
巢少芳	《孟河巢少芳先生医案》
巢祖德	《千金珍秘》《习医晬语》
丁仲英	《康健论》《丁仲英先生医案》《医医医病集》
丁济万	《孟河丁氏医案》《丁济万医案》
余景和	《海虞寄舫医案》《伤寒六经病解》《余注伤寒论翼》
余鸿仁	《药物讲义》

医家	著　述
沙书玉	《医原记略》
沙用圭	《沙氏医案》
陈　虬	《医院议》
谢　观	《本草品汇精要校勘记》《谢利恒家用良方》《气功养生要诀》《中国医学源流论》《中国医学大辞典》
邓星伯	《邓星伯或问》
沈奉江	《全球医通》
王询刍	《要案存录》《医门辑要》
陆渊雷	《伤寒论概要》《伤寒论今释》《伤寒论今释补正》《金匮要略今释》《渊雷医案》《生理补证》《病理补证》《诊断治疗学》《流行病须知》《细菌学补编》《细菌常识》《陆氏医论集》《中医生理术语解》《中医病理术语解》《脉学新论》《舌诊要旨》
章巨膺	《温热辨惑》《脉学新论》《痧子新论》《应用药物词典》《医林尚友录》《伤寒疗养论》《世外斋医书按评》《儿病常识》
岳美中	《锄云医话》《锄云杂俎》《实验药物学笔记》
徐衡之	《考证丸散膏丹配制法》《幼科讲义》《宋元明清名医类案》《五家医案》
印会河	《中医学概论》《中医内科新论》《中医基础理论》
王一仁	《仁盦医学丛书（内经读本、难经读本、伤寒读本、金匮读本、神农本草经新注、分类饮片新参、分类方剂、中医系统学)》《三衢治验录》《中国医药问题》
薛逸山	《澄心斋医案》
徐湘亭	《麻疯证治》《无我室医案》
姜春华	《中医生理学》《中医诊断学》《中医病理学》《肾的研究》
杨博良	《杨博良医案》
许半龙	《疡科例案》《疡科学》《外科学》《药簏启秘》《中西医之比观》
张耀卿	《内科临证录》《中医诊疗袖珍手册》
陈存仁	《中国药物标本图影》《中国药学大词典》《国民医药须知》《膏方浅识》《认病识症辞典》《万病自疗全书》《学医门径讲义》《伤寒症保全性命之道》《伤寒手册》《肺病无忧论》《遗精广论》《痧癍痘图鉴》《康健论》《通俗医话——肺腑之言》《李时珍先生的本草纲目传入于日本以后》《皇汉医学丛书》
干祖望	《干氏耳鼻咽喉口腔科学》《孙思邈评传》《医话选粹》《临床经验文选》《新医医病书》

医家	著述
朱良春	《虫类药的应用》《章次公医术经验集》《医学微言》《传染性肝炎的综合疗法》
张泽生	《张泽生医案医话集》
颜亦鲁	《餐芝轩医集》
颜德馨	《活血化瘀法临床实践》《医方囊秘》《中国历代中医抗衰老秘要》《气血与长寿：人体衰老新解》《常见病的中医自诊和调治》
张元凯	《医刍融新》《孟河四家医集》
朱龙骧	《伤科碎金录》《中医骨伤科讲义》《软组织损伤讲义》
朱锡祺	《朱锡祺医案》
丁光迪	《诸病源候论校注》《丁光迪论内科》
卞伯歧	《问病论治》
邹云翔	《中医肾病疗法》《邹云翔医案选》

＊本节及本简表资料来源：《中国中医古籍总目》（2007）、《中国医籍大辞典》（2002）、《孟河医派三百年》、部分公开论文及民间寻访。

孟河医派很多专家医术高明，被世人视为"神医"；他们之中很多人具有家国情怀，对贫富一视同仁；很多人热心公益，济困救贫，大行侠义，关注教育与传承，留下桩桩佳号，流芳百世。

一、费伯雄抱家国情怀，济世救人

"性慷慨好施。父尝建接婴堂，岁久废，伯雄独恢复之。道光间，洲乡屡困于潦，伯雄竭力捐振。又躬历各洲，劝筑堤自卫。咸丰三年，太平军据江宁，邻邑豪猾王耀书等各聚党数千，横行乡里，不纳岁课。通江乡民刘明松倡议，众欲效之，时议击以兵，势汹汹，愚民欲拒捕。伯雄诣郡，以保家、保乡民，归以利害说倡议者，巫散众，事遂解。著有《诗文集》《医醇剩义》《医方论》。"

（庄毓鋐、陆鼎翰《武阳志馀》）

1. 重建接婴堂育婴堂

清道光十四年（1834），费伯雄与马省三等共同出资管理与重建孟河接婴堂。清道光二十年（1840），费伯雄独立出资恢复"文纪公育婴堂"旧制。

2. 赈恤筑堤防涝

"道光间，多淫雨，海潮泛溢，洲民几为鱼鳖，先生偕敦仁堂董亲历各洲，赈恤五载，给予工食，沿江筑堤，所存活又不可以亿计。"

（恽世临《费晋卿先生传》）

3. 平息霸漕粮拒捕案

"咸丰三年，粤贼掳江宁，邻邑王耀书等各聚党数千，横行乡里，不纳岁课，通江乡民刘明松欲效之。讹言繁兴，议以兵击之，民愚又纷纷欲拒捕，伯雄锐身言于官，以全家保乡民不反。乃归，以利害告倡议者，亟遣散之，事以定。"

（张惟骧《清代毗陵名人小传稿·卷八·费伯雄》）

"咸丰二年，粤匪犯顺，大江南北烽火连天，人心惶惶，朝不保暮，幸向、张二公结营拒守东南半壁，赖以少安。当是时，西有王耀书，北有朱鸣乔，各聚党数千人私立捐局，横行乡里，莫敢谁何。镇江府治既失属邑，皆不纳漕粮，武进与丹阳接壤，无知者咸思效尤。通江乡民刘明松者，愚而喜事，遂邀奔牛以北五乡三十五图之人会于夏墅，倡霸漕粮，以为无事则众享其利，有事则明松独当之，虽身膏斧锧弗悔也。众惑其言，以为义侠，愿与同祸福。盖明松欲为王耀书、朱鸣乔之所为而力不足以致多人，故倡为此举以收拾人心耳。

其族人某素与明松有隙，密向常郡首告明松倡霸漕粮惑众煽乱。当事者欲发兵往捕，五乡之人说闻局中欲并治五乡也，纷纷聚议欲为拒捕计，局中又讹闻五乡欲转攻郡城也，乃益调兵裹粮以待。当此之时，寇患方深内难将作，岌岌乎不可终日矣。先生闻之，乃毅然单车至五乡会集之所，慷慨而言曰：君等欲有所举救明松乎？害明松乎？众曰：我等以明松为义侠，不忍坐视其死，故欲救之耳，奚害之云？先生曰：君等未之思也，彼首告者谓明松倡霸漕粮惑众煽乱，若一拒捕是实首告者之言而重明松之罪，乃害之非救之也。诸君世居兹土，代为良民，五乡之广无虞，数万家各有父母妻子、坟墓田庐，不过因明松一言，遂自撄法纲，上陷父母，下害妻子。

吾不忍见火焚数万家，血流数十里也。乡民皆感悟，深自悔。先生曰：今与诸君约，能从我则当星夜入城，诉于保卫总局，愿以全家保诸君无畔意，否则吾亦从此逝耳不能与诸君玉石同焚也。众踊跃曰：我等愚蒙，见小利而忘大害，今闻明论如梦斯觉。先生活我，敢不惟命。先生曰：此易易耳，所首告者倡霸煽乱，若将应完之漕粮五日内交纳，则霸且不敢乱于何有？诸君既无事，即明松亦可邀末减，不辨自明之。法无过于斯，且同家多故之秋，正吾侪报效之日，良民莠民止争一念耳，诸君毋再伊戚自贻也。众皆曰敬诺，遂入城。反，诸当事者喜曰：果能如此，可以消弭于无事矣。乃设柜开仓三日，缴毕五乡，得以安堵。如此大难，指顾定之，先生力也。"

（恽世临《费晋卿先生传》）

按：咸丰三年（1853），为救乡民，费伯雄独身前往，劝说、平息了乡民刘明松聚众截粮拒捕一事，使地方得以安宁。

4. 治愈江南主帅咯血

清咸丰六年（1856），江南提督张国梁亲赴孟河，延请费伯雄去丹阳，为清军江南督帅向荣治咯血。费伯雄手到病除，向荣亲书"费氏神方""功同良相"匾额赠予费伯雄。

5. 捐资建成福善、仁寿二桥

清咸丰六年（1856）六月，费伯雄与戴观成等出资建成福善、仁寿二桥，并立碑以志，并由费伯雄撰写桥志。

6. 两度御前诊病

清道光年间，费伯雄曾两度应召入宫治病。先为道光皇帝太后治疗过肺痛，获道光皇帝钦赐匾额"是活国手"；后又治愈了道光皇帝的"失音症"，道光皇帝赐联幅"著手成春，万家生佛，婆心济世，一路福星"。

7. 避难泰兴操练劲旅

"近村匪徒见南人柔弱可欺，结党数十人，乘夜持械来侮，先大父拔关出击，所向披靡，各鸟兽散。同里知先大父精于武艺，遣子弟拜门墙，诲之三年，竟成劲旅。"

（费绳甫《先大父晋卿公轶事记》）

按：费伯雄在泰兴避太平天国战乱时，曾一人击退劫匪，乡里遂遣子弟随其习武，教习 3 年，竟成劲旅。由此可见先前只身前往平息刘明松聚众劫粮拒捕之时，亦应有武技傍身，方能如此。

8. 诊治患者一视同仁

"晴。质明起……叩费君门。未起，先令挂号，至二百，至茶肆小坐。已初二更入诊。费君年七十二三，目光奕然，声音甚响亮……"

（《翁同龢日记》）

按：晚清名臣两代帝师翁同龢，在他的日记中记下了他到孟河费家看病时的情况。字里行间可见，当时孟河的医生们对各种各样的患者态度始终如一，不论出身品位，欲诊皆须挂号排队。

二、费绳甫诊愈总督曾国荃，声名大盛

1875 年，两江总督曾国荃积劳成疾，召费伯雄医病。伯雄因左足偏废，命孙绳甫代行，果然药到病除。曾国荃留绳甫做官，辞不就，往沪行医。湘淮军将领及家眷，络绎于门，声名大盛。

三、费子彬热心慈善，药到病除

1. 热忱慈善义诊赠药

1932 年上海一二八事变爆发，费子彬返回常州岳父家挂牌行医。凡是贫困乡民求医者，他非但免收诊金，且在处方盖上赠药之印，药费至年终由店主同费子彬结付。

2. 一帖传名保痊愈

1949 年春，费子彬再次南下从上海到香港继续悬壶济世。经过几十年积累，费子彬医术声名鹊起，许多文人名士如钱穆、林语堂都找他看病，而费

子彬还以一帖中药治愈张大千怪疾，从而得到"费一帖"的美誉，张大千因此绘费子彬画像相赠以示感谢。

四、马培之上治达贵，下救贫民

1. 进京诊疾名重京师

"马文植，字培之，武进人，本姓蒋，祖某学医于马氏，遂从其姓。世业医，文植尤精外科。同、光时负盛名。孝钦太后有疾，诏入诊治。至即召见，奏对称旨，有脉理精细之谕。恩礼优渥，叠赐福字、金钱白金、果实、鹿脯之属，在廷之臣莫能望其荣宠。以阉人索贿，辞归。归后数月，圣躬大安。乃命南书房翰林书"务存精要"匾额一方赐之。文植自被征入都，至奉诏回籍九月余，事著纪恩录以载之。"

（张惟骧《清代毗陵名人小传稿》）

按：光绪六年（1880），马培之应诏进京为慈禧诊疾，疗效甚著。在京城期间，皇亲、大臣等亦争相延请其诊病，名重京师。翌年返乡，御赐匾额有二，一书"福"，一书"务存精要"。由是医名益重，又称"马征君"。《纪恩录·吴元炳奏牍》中云："素精医道，遐迩知名，各处就诊之人，往往目不暇接"。后人称其为"江南第一圣手"。

2. 诊治乞丐行善举

马培之曾冒着酷暑高温，到太平桥旁的垃圾堆旁救治昏倒的乞丐。马培之不仅为他治好了病，还留宿其一月余。

五、丁甘仁热心公益，宣扬中医

1. 热心公益博施济众

丁甘仁热心于公益慈善事业，对于救灾、修桥、养老、育婴等，都竭力予以资助。1924 年孙中山先生以大总统的名义赠以丁甘仁"博施济众"金字匾额，以示嘉勉。

2. 坎坷办学育人传医

"上海自通商以后，迄于今六十七年矣。商埠既盛，善举毕兴，其以建设医院闻者，非不前后接踵，然皆争奇竞新，专尚西医。至本岐黄治术以治人，而为吾中国医院先河者，则自广益中医院始。考各西医院之设，诚皆便利四民，然以沪上五方杂处，身体强弱之殊，风气刚柔之异，颇闻有不惯西习而日望中医院成立者。朱君葆三、王君一亭、戴君运来、周君湘云、谢君蘅牕、项君如松、钱君达三、钱君庠元、韩君芸根、丁君甘仁等知之，谋倡中医院，以慰其望，事与心违，踌躇者信久。丁巳春，集议于广益善堂。陈君甘棠首助流沪北潭家渡地，院址七亩，崇楼十楹。义声既倡，众争输资，而推丁君任其事。于是鸠工龙材，涓吉兴筑，栌角根闑之残阙者，易之丹艧髤漆之漫漶者新之。建设病房六所，而区其等为甲、乙、丙。复于楼之左右，增筑平房，以供寝处疱湢，盖不逾时而工成矣。是役也，总其事者丁君，创其议者朱、王诸君，而捐院基以为众先者则陈君也。昌黎所谓莫为之前，虽不美传，莫为之后，虽盛弗继者，盖信然矣。陈君又为沪上善举，易致中辍，或并基宇，移作他用，各董会议以道契存沪北总商会声明永作医院，尤其虑深而计周者也。然吾因之感矣。世界愈进化，则竞争愈激烈，而优胜劣败，实为天演公例，吾中国医学，发明于先圣，详备于后贤，诚与日星同昭矣。然自欧化东渐以来，其势且骎骎乎受逼，非推广医院以宏其用，研究国粹以固其本，亦尚非持久善策也。潭家渡谈决后，旋建中医专门学校于城中，以培植后秀，而分设医院，以广其治术，此则有助于医学者甚大，而不仅便利四民矣。落成之日，众大和会，丁君深念成事之艰难，于记中各姓名外，复列共事诸君于碑后，以志不忘，亦礼也。"

（《沪北广益中医院碑记》）

按：1915 年，丁甘仁撰《公民丁泽周等为筹办上海中医专门学校呈大总统文》和《呈各部文》，阐述了中医学与医学教育利国利民的重要性，并联络同道为设上海中医学校做准备。1916年上海中医专门学校建成，1918年丁甘仁开设了沪南、沪北两所广益中医院，1921年丁甘仁、夏绍庭创办了上海市国医学会，并出版《中医杂志》。1925年又创办了上海女子中医专门学校。

3. 打赢中医保卫战

1907年，丁甘仁应美租界西医内科大夫约翰之约开展了一场中西医治疗比赛。20天后，丁甘仁用中医治疗的病人各项生化指标优于西医治疗的病人，丁甘仁获胜。

4. 巧治喉痧医名大振

1896年，上海喉痧症流行，贫苦人患病犹多。丁甘仁大展医术，治愈喉痧症病人万余，医名大振。

六、法征麟仗义救人，代代相传

1. 法征麟行侠仗义

"法征麟，字仁源。高祖世美，以医学传子孙。征麟学有本源，洞见症结。有母子病将革，鬻妇于贾，既受值，妇恸绝，不肯登车，贾率众大噪。征麟入按脉，曰：不死也，吾药之立起耳。出语噪者曰：活人妻，律得娶耶？蠲己资偿之去，母子病皆愈。程文恭公景伊尝撰法氏谱序，谓征麟喜急人之难，至今行路犹称之。此其一事也。著有医学要览一卷，伤寒辨证二卷，医通摘要六卷。"

（《（光绪）武进阳湖县志·卷二十六·人物》）

按：法征麟以医术挽回母子鬻妇的悲剧，救活其子，并垫付赔偿以平息骚乱。

2. 法氏子孙人才辈出

"弟公麟，字丹书，亦业医，有神效，时以所得济贫乏者。法氏以医著自征麟、公麟始，而公麟尤知名。征麟子谦益，字坤行，复字申行；学山，字景行。谦益长子雄，字振和；次震，字致和，俱有声于时。雄子纲，字孟容，有神悟，言简指远。纲子弼，字淮封，治时疾有奇效，诊脉决人死生无或爽者，年七十余。弼子文沅，字政甫，能嗣其业，早卒。文沅诸子皆有称而长子法复，字子厚，尤敏妙。复子鼎，字汝和。学山子恭，字瑞和；宽，字养和；信，字协和；惠，字心和。惠子履端，字启元。于医学皆有论撰。至今世医，推法氏子孙。"

（《（光绪）武进阳湖县志·卷二十六·人物》）

按：法氏自征麟、公麟以下，医学人才辈出，于医皆有论撰，时赞"法氏子孙"。

七、余听鸿悬壶济世，周济药资

清光绪八年（1882），常熟瘟疫流行，余听鸿至虞山镇悬壶开诊，救治垂危病人多名，自此远近闻名，求治者趋至。凡贫苦人求诊，不但不收报酬，而且周济药资。遇危急病症，常忘却自己的事，从不厌倦。

八、陈虬心系国家，致力教育

1. 心系国家，力求变法

清光绪十六年（1890），陈虬赴京会试，向山东巡抚张曜提出八条条陈，第一条"创设议院以通下情"，是我国近代最早提出采用资产阶级议会制度的倡议。光绪十七年（1891），著就《治平通议》，并在1893年出版。他在其中的《经世博议》中说"欲图自强，首在变法"。变法的内容涉及政治、文化和经济。该书一出，受到社会各界充分重视，湖广总督张之洞十分赞赏，梁启超把它列入《西学书目表》，宋恕则写文加以评论，到新中国成立后仍被选录到《中国近代史资料丛刊·戊戌变法》之中。1895年，陈虬与陈黻宸一起上京会试全力参与"公车上书"活动，是这次活动的中坚人物之一。康有为对他很器重。1898年在北京参加京城"保国会"，与蔡元培等在京筹立"保浙会"。戊戌变法失败后曾被清廷通缉。这一系列的爱国行动，表明他曾经站在戊戌变法的前列，在救国强国的神圣事业中做出了可贵的贡献。

2. 致力医学教育

清光绪十年（1884），陈虬撰写了《医院议》，提出建立中医医院和中医学堂的方案。光绪十一年（1885），陈虬、陈黻宸、何迪启、陈葆善合资创建了中国最早的中医院之一——"利济医院"以及中国最早的中医专科学校之一——"利济医学堂"，先后培养了300多名中医师。陈虬亲自在该学堂主讲，并以自己撰写的《利济教经》等作为学堂的教科书，《利济教经》也成了中国最早的自编的新式教科书之一。光绪二十二年（1896）冬，陈虬设立了利济学堂报馆，并任主编。光绪二十三年（1897），《利济学堂报》创刊于温州，这是中国最早的高校科技学报。

九、邓星伯妙手仁心，接济贫困

1. 诊愈摄政王传为妙手

清廷摄政王载沣患湿温伤寒，御医诊治无效，由宫保彭玉麟推荐并亲自到无锡传旨，诏邓星伯去京诊病。此事轰动无锡城。邓星伯进京10日，复诊5次，将载沣重疾治愈，闻名内宫，传为妙手。

2. 接济婢女行义举

1920年，山东督军田中玉得病，邓星伯经推荐去山东诊治。临行，田中玉赠一年轻婢女给邓作侍妾为表感谢。归途中，邓星伯向婢女问其情况，知道她原籍淮阴，因家贫被卖到山东为婢女。邓星伯十分可怜她不幸的遭遇，随即取道江北，将婢女送还其父母，并赠银接济，并嘱咐她另择伴侣。全家感恩戴德。邓的义举成为一时美谈，流传于世。

十、贺季衡诊病不问贵贱，一视同仁

传说陈立夫曾邀请贺季衡为他诊病，贺季衡收到通知后，坚持为乡下远道赶来的病人看完病，才匆忙赴约，体现了医者对病患的一视同仁与医德。

十一、恽铁樵一剂四逆小儿安

在商务印书馆任职时，同事的小孩伤寒阴证垂危，沪上名医治疗无效，恽铁樵用四逆汤一剂转危为安。病家感激万分，登报鸣谢曰"小儿有病莫心焦，有病快请恽铁樵"。求治者日多一日，业余时间应接不暇，遂于1920年辞职挂牌，开业行医。不久门庭若市，医名大振。

十二、邹云翔悬壶乡野，致力抗日

1. 悬壶乡里义诊暑疫

1925 年，江南一带流行暑疫，邹云翔母亲不幸感染，虽延医诊治，终失治而亡。先生痛己不能医，悟得"不为良相，宁为良医"的人生道理，遂发愤学医，师从孟河名医费伯雄高足刘莲荪先生。1929 年，无锡又值暑疫流行，邹云翔遵师命悬壶乡里，为农民义务诊病。在 3 个月的暑疫流行期间，他跑遍了 5 个村近百户农户，所治皆愈。

2. 致力抗日救国运动

1937 年抗战爆发后，邹云翔在沪积极参加抗日救国运动，担任中医救伤医院内科主任，辗转南京、武汉、宜昌、万县、重庆。1942 年，经王昆仑先生推荐，邹云翔冒白色恐怖险境，担任中苏文化协会义务会医。邹云翔在重庆由于接近党内同志和进步人士，冒着生命危险为他们免费治病，并介绍到熟识的药店降价配药，受到特务跟踪和纠缠，还威胁要勒令驱逐。就是在这种情况下，邹云翔仍继续为大家服务。

3. 郭沫若赞誉邹云翔

1942 年，时任《新华日报》编委的戈宝权肾病病情严重，奄奄一息，西医束手无策。邹云翔得知后，不顾自身安危，毅然前往诊治。经他精心治疗后，戈宝权起死回生，数月后恢复健康，消息传出，成为山城一大佳话。郭沫若在《申述关于中医科学化的问题》一文中以此为例，驳斥"中医不科学"的谬论。

十三、严苍山保护革命志士

1928 年 5 月柔石只身来沪避难，严苍山留他暂住。1931 年初柔石不幸被捕，严苍山得知后，曾想通过关系营救，未成。后得知柔石牺牲的消息后，严苍山深感悲痛，曰"柔石是很有骨气的青年人"。新中国成立后，严苍山把冒险保存柔石的唯一遗像捐献给了上海市人民政府，现保存在宁海柔石纪念馆内。

夏贞淑是原上海国强小学教师，新中国成立前参加进步组织，在 1948 年国民党大搜捕时，严苍山为掩护夏贞淑，让她住在自己家中躲避。

十四、岳美中诊治神效，蜚声国际

1. 为越南将军治腹泻

岳美中曾跟随国际医疗队前往越南，当时碰上越南国防部长的手下大将患腹泻，服药数日不愈。岳美中仅仅将处方中药物剂量进行调整，三天后病人痊愈。越南医生不禁叹服："中医之秘，在于分量。"

2. 治愈印尼总统肾衰竭

1962 年，印度尼西亚总统苏加诺患尿路结石合并左肾衰竭症，求治于中国的传统医学。岳美中与邓学稼受命承担了苏加诺的治疗任务。治疗 91 天，复查结果左肾结石影消失，肾功能基本恢复。苏加诺称之"社会主义中国中医学的奇迹"。

十五、秦伯未以文会友，擅金石书画

1. 创办"经社"文酒会

抗战胜利前夕，秦伯未和陈存仁提议组织了"经社"文酒会，会友有谢利恒之弟子，如严苍山、程门雪、章次公等，也有世交后辈如盛心如、丁济华、丁济民等沪上名医，会时茗酒谈笑，畅谈学术及诗画。

2. 金石书画皆风流

秦伯未不仅是现代著名医学家，又是集诗书画印于一身的文化艺术家。秦伯未习书法宗赵子谦，行笔工整，蝇头小楷亦浑匀流丽，对小篆、北魏书也下过一番功夫，其隶书推崇杨藐翁，上海中医药大学藏有一副对联——"大道存瓯明德作镜，制礼以节载仁惟舆"，是他早年的墨迹，其笔力精神令人叹服。1952 年 2 月，秦伯未为其好友单伯图编撰之《现代医经题释》亲笔作序，其书法之美跃然纸上。

秦伯未绘画也颇见功夫，善画梅、兰、竹、菊，尤喜画荷，曾有不少吟颂荷花的诗画。淡雅之荷图作为其著作《中医入门》再版之封面，又在《黄帝内经·素问》封面上画了梅花。秦伯未对金石铁笔也十分喜爱，早有《印谱》行世。

十六、程门雪诗书画医皆精通

程门雪多才多艺，生平喜爱金石、书画、诗词等艺术，有诗、书、画"三绝"之誉。其书法笔力遒婉，趋让自如，奇偶相成，雅静洒脱，蕴藉多姿。又善篆刻，刀工布局，"功夫不让专家"（何时希语）。

十七、章次公仁心爱国，被誉"高士"

1. 淡泊名利体贴病患

1937年，章次公开始自设诊所，诊所周边居住的都是穷苦人。章先生诊金收得很低，对很多贫苦者都诊金减半，甚则不收诊金。无钱买药者，还可以拿着他签名的药方去指定药店配药，无须花一分钱。年终由他和药店结算。因章次公医术精良，又体贴病患，深夜出诊常不取酬，所以就诊病人甚多，有"贫民医生"之誉。

2. 铁骨铮铮爱国之心

1937年上海沦陷后，虽然当时生活比较紧迫，但章次公仍严词拒绝了敌伪机构委任的重职，曰"宁可全家饿死，也不当汉奸"，并资助了几位热血青年去解放区参加革命。

3. 毛泽东评价"难得之高士"

1956年毛主席曾两次约章次公通宵畅谈中医学，主席博古通今，看过较多的中医书籍，提了不少疑问，章公皆能对答如流，主席高兴地说："难得之高士也。"

十八、张赞臣据理力争捍卫中医

1929年2月，国民党南京政府召开第一届中央卫生委员会，通过了《废止中医案》，张赞臣闻讯立即通电全国，联合全国医药团体向国民政府提出抗议，并发起和筹备了全国医药团体代表大会，会议通过了定3月17日为中医药界团结斗争日（后称国医节）、成立全国医药团体总联合会、组织赴南京请愿团等3项决议。他作为请愿团主要成员之一，代表全国中医界赴南京请愿。1935年汪精卫秘密致信孙科，企图再次动议废止中医，张赞臣通过孙科秘书获得此信影印件，置自己的生死于度外，将汪、孙通信全文刊于《医界春秋》，并发表评论文章，掀起了全国第二次反对废止中医的高潮，迫使国民政府于 1936 年 1 月正式公布了《中医条例》，承认了中医的合法地位。

十九、陈存仁积极参与抗争"废止中医案"

1929 年 2 月，余云岫抛出"废止旧医案"，陈存仁与张赞臣首先约请沪上名医商议抗争事宜，先后筹划召开了"三·一七"抗争大会，会后又组织赴宁请愿团。请愿团到南京后，抗争活动取得了历史性的成功，陈存仁作为总干事发挥了中坚作用。

二十、干祖望两银元诊费治好巨商

干祖望 34 岁时移壶松江，遇到一位晚期直肠癌的米业巨商"遍访名医，千金散尽终不得治"。结果找到干祖望，出诊费只需两银元，出诊几次后病情明显好转，自此干祖望在金山、松江两地声名鹊起。

二十一、朱良春尊重乡医，呵护人才

1. 点"石"成金治肺痈

朱良春参加支农运动时，听说农民成八家有种叫作"铁脚将军草"的中药专治肺痈，便专门前往拜访。得到赠药后，朱良春将此草进行科研鉴定和临床验证，并深入研究，制成了金荞麦片，造福了诸多病患。

2. 精心呵护中医人才

何绍奇是一位民间中医，他在阅读朱良春先生的文章后，多次写信请教。朱良春尽管工作繁忙，却有问必答，随着信件的来往两人师徒之情日益增厚。在有招收研究生的机会时，主动举荐何绍奇参加考试，何绍奇不负众望拔得头筹。

二十二、黄羡明力促中医海外传播

1. 宣传中医受邀白宫

1990 年，黄羡明应美国校友之约留居美国，为针灸在美国的医疗合法化、考试制度化、教学正规化的"三化"做出了贡献，用 20 年的侨居生涯，提高了中医医疗在美国的地位。因其贡献与海外影响力，时任美国总统乔治·布什及夫人，曾于黄羡明87岁生日将及之时，致函祝寿，以示感谢。

2. 弘扬国粹不辱使命

20世纪70年代，少数日本人士觊觎世界针灸联合会长的地位，鉴于此，黄羡明受国家部门的委托，在世界针联筹备会等场合，畅述针灸在中国的辉煌历史，推翻了"日本议案"，确立了中国在世界针联的领袖地位。此外，他还为中药在美国的合法化做过斗争，使中药从保健食品中单列出来。

二十三、丁景源促成美国针灸合法化

20世纪70年代，丁景源来到美国。为了促进中医立法，他为政府议员、教育部官员、医疗部医生等进行义诊。这些人经过他治疗后，了解了针灸的作用。如此使中医在美国本土被逐渐接受。1994年，丁景源终于促成了纽约州政府对针灸的立法，并出任了美国东部针灸医师公会理事长、纽约州中医顾问。

孟河医派历史遗迹主要包括孟河医家故居、墓址、遗物等，经资料搜寻与实地走访，收集到部分较有代表性的孟河医派历史遗迹，条陈于下。

一、故居

1. 费伯雄故居

费伯雄故居位于常州市新北区孟河镇大南门内街孟河畔。原有东西两纵列，各四进，现仅存西纵列第三进三间，硬山式砖木结构平房。中间为厅堂，两侧为居室，有地板。中厅前面有四副落地花格子长窗门，后面又有一排落地屏风门。左右二居室前沿砌有矮墙，矮墙与横梁之间安装有各三副花格木窗，是清代晚期江南民居风格。据考现存故居建筑始建于清代咸丰年间，房屋顶部经现代修缮，其余部分多为原件保存。（图13、图14）

费伯雄生前就在自己的居室内读书弄文、著书立说、治病救人，并为自己的"养拙堂"自撰对联一副：上联"古今多少世家，无非积德"；下联"天下第一人品，还是读书"。今已不存。费伯雄故居先后被武进县政府、常州市政府公布为重点文物保护单位。修缮的费伯雄故居，现为孟河医派博物馆、常州市中医文化陈列馆，为研究孟河医学提供学术交流的平台。现经常有中医学者与中医爱好者前往参观。（图15）

2. 马伯藩故居

马伯藩故居位于常州市新北区孟河之河庄南路38号。现存房屋3进，坐

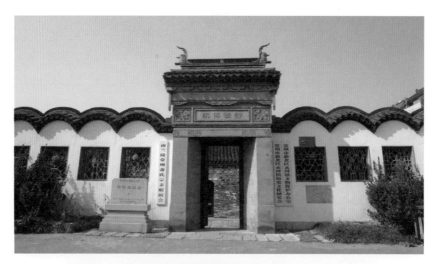

图 13　费伯雄故居正门

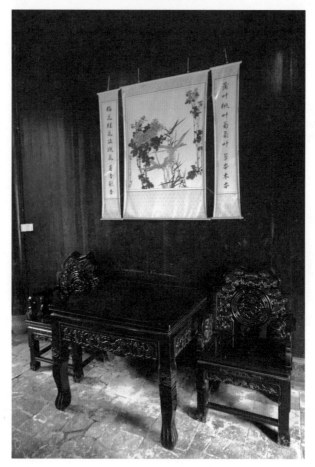

图 14　费伯雄故居厅屋内景

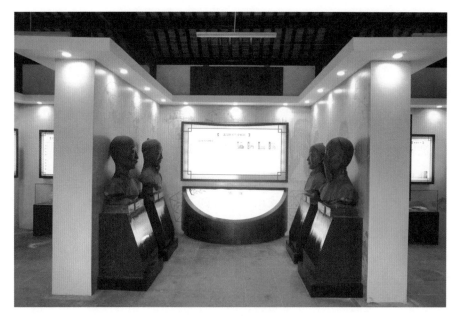

图15　费伯雄故居内孟河医派陈列馆（塑像为费伯雄、马培之、巢渭芳、丁甘仁）

西朝东，砖木结构，硬山式。第一、第二进为平房，面阔 2 间，进深 7 楹，两进中间天井的南侧另存有厢房，第三进为楼房，面阔 3 间，进深 7 楹。故居南侧有墙垣围护，总占地面积约 700 平方米。已被列为常州市历史建筑，目前正待修缮。（图 16）

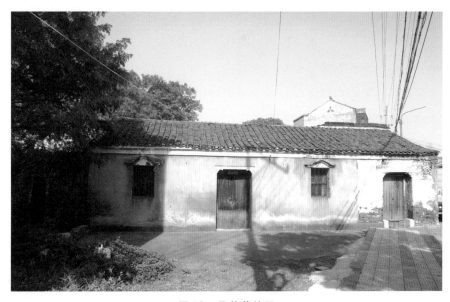

图16　马伯藩故居

3. 巢渭芳故居

巢渭芳故居位于常州新北区孟河镇孟城村委小南门东 75 号。故居始建于清光绪三十四年（1908）。巢渭芳故居是典型的江南民居，坐北朝南，距离孟城原南门老城墙仅 6.6 米。据巢渭芳曾孙巢培基先生介绍，巢氏老宅原有四进，第一进走马楼（即回字楼），建于光绪初年，因年久失修已经拆除；第二进原是大厅，曾是巢渭芳当年的坐堂诊病处。1928 年巢渭芳逝世后，子巢少芳、孙巢念祖、第四代巢重庆，也都曾在大厅诊病。今已改建成现代小楼房；现存第三进是一座清代硬山式三开间二层楼，清水墙面，建于清光绪三十四年（1908）。清式长门窗至今保存，二楼扶手栏杆用手工轮轴加工而成，精美光滑；栏杆下有一组长幅精美花卉木雕，左右为缠枝牡丹花和仙鹤祥云图案，中间为宝盆花卉和博古架图案，虽经百年风雨侵蚀，图案仍清晰可辨。巢氏老宅的滴水瓦非常奇特，历经百年，图案精美。马头墙、楼门石刻至今保存。楼上曾保留许多晚清、民国时的家具与农具，仿佛是一座小型民俗展览馆。楼北墙上层有三个窗户，曾是附近制高点。约 70 年前，日本侵略军曾在窗口架起三架机枪，监视东门丹凤桥，时刻防范并随时镇压中国人的反抗。楼后原为二层女绣楼，为巢家女眷绣花、做鞋，从事女红之地，后成为药材种植园和加工场。

2015—2016 年，巢氏故居整体得到修缮。修缮之后，故居基本恢复了原本三进两层的风貌。一进一楼为旧时病人候诊的候诊室，二楼是学徒的学生宿舍；二进是巢氏名医坐堂会诊的场所，因旧时妇女不得随意出入厅堂，二进房屋西侧还有专门供家中女眷出入的便道；三进是巢家成员的起居室，是一座精致的二层小楼。另外，每两进房屋之间均有天井，二进和三进之间的天井是原汁原味的石板铺道和花坛。三进后有一个很大的院落，院落中有一座小巧别致的"小姐楼"，是当时的女学生和女眷的起居室，院内还有副房，供制作中药材所用。当地政府于 2019 年开始筹建巢渭芳故居纪念馆。同年，巢渭芳故居入选第八批江苏省文物保护单位。（图 17）

4. 丁甘仁故居

丁甘仁故居位于常州市新北区孟河镇，孟城西路与孟河大道交叉口东北 100 米。丁甘仁故居原址在小南门内，有楼屋三间，硬山造，南向面街。原

建筑在 20 世纪 50 年代因兴修水利被拆除，现存丁甘仁故居为 2012 年复建完成。（图 18）

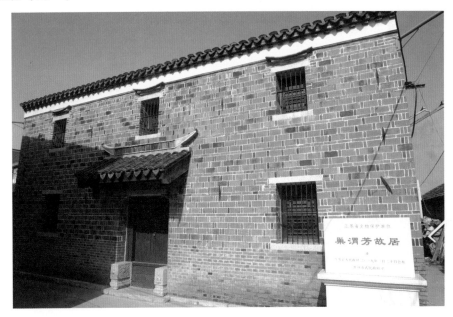

图 17　巢渭芳故居外景

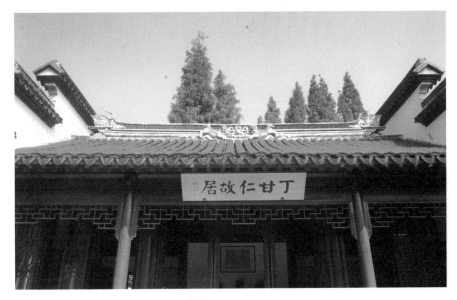

图 18　丁甘仁故居门额

2008 年 10 月 26 日，丁氏第三代传人巢伯舫、席德治和两人弟子顾书华发起成立了常州孟河医派传承学会，并于 2009 年提议复建丁甘仁故居，且由担任学会会长的顾书华出资400万元。丁甘仁故居遗址已列入常州市文物保护遗址名录，并由新北区政府专门拨出原址8亩土地，以供复建。（图19、图20）

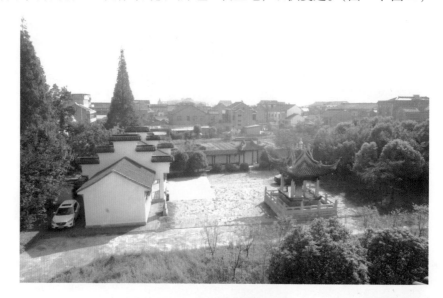

图19　丁甘仁故居俯瞰图

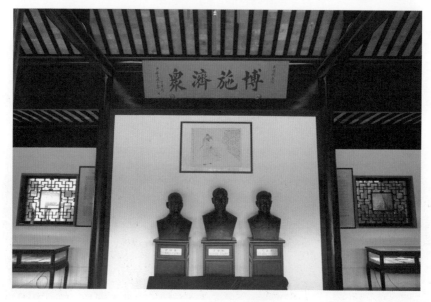

图20　丁甘仁故居内景（左起丁仲英、丁甘仁、丁济万）

　　复建后的故居所在地取名为"孟园"，功能定位为集纪念、藏书、培训、进修、诊疗、会议、游览于一体的孟河医派文化基地。其设计师是我国古建筑大师陈从周的学生、常州文笔塔复建设计师庄新兆，建造师是苏州古建筑园林代表人物、苏州留园、拙政园修建师过汉权和王国平。该故居的结构和材料均按照古制，已完工的一期工程有 3 个单体建筑，除丁甘仁故居按照原本简朴的民居风格建造外，其他建筑均按照江南一流古典建筑的标准建造：桃李厅是江南地区唯一拥有 5 个亭子、四面花窗落地的花厅；纪念碑亭是江南地区唯一具有四面歇山结构的建筑。因所有建筑均采用难度极大的传统斗拱、卯榫，材料均采用传统的木材和砖瓦，工艺均采用传统的手工工艺，其建筑难度为我国目前新建的古典建筑中所罕见。（图 21）

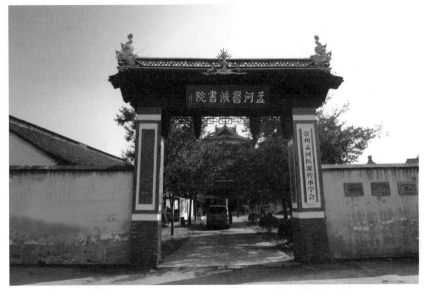

图 21 "孟园"正门

此外，丁甘仁故居纪念碑亭由全国人大常委会副委员长、时年 92 岁的吴阶平先生题写碑文，"丁甘仁故居""孟园"七字由丁济万弟子、1937 年上海市书法比赛一等奖获得者、97 岁高寿的周愚山先生题写，桃李厅匾额"桃李满天下"五个大字由丁济万弟子、国医大师、时年 95 岁高寿的裘沛然题写。

（资料来源《常州日报》2012 年 4 月 21 日）

二、墓址

丁甘仁墓

丁甘仁墓位于丹北镇高桥行政村北约 350 米的凤山北坡半山腰处，坐北朝南，墓冢前砌有石驳，前立有墓碑、墓表，原有孙文"博施济众"题词牌坊一座，已毁。现存水泥墓主体1座、墓碑1块、墓志铭1块。碑首刻有"孟河丁公甘仁墓志"字样。丁甘仁卒于1926年，参加殡礼者除各界知名人士外，还有六国公使的代表，葬于凤山北麓。

墓碑由冠、身、座三部分组成，碑文标题阴刻"清授中宪大夫衔花翎四品衔丁公甘仁墓表"，由清末举人、著名学者、丁甘仁的同事郑传笈撰文，王丰镐书丹，民国十七年立。曹颖甫编有《丁甘仁先生作古纪念录》，1927年刊，内容为像赞29篇、哀启1篇、传文2篇（家传、别传）、墓志铭1篇、墓表1篇、祭文5篇、诔文2篇、挽词3首、挽诗6首、挽歌2首以及挽联等，现藏于上海中医药大学图书馆。（图22）

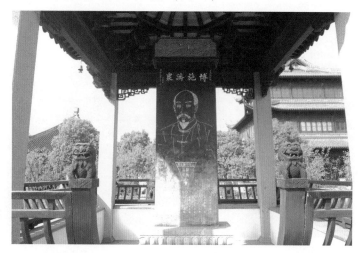

图22 丁甘仁故居纪念碑亭（后方建筑为藏书楼）

附墓表如下：

清授中宪大人花翎四品衔丁公甘仁墓表

自淞沪以滨海偏隅，繁盛冠各行省都会要害。士之负异才，挟奇术，欲凭胜地以自显者，猬集蚁趋不绝，于业医者亦然。沪之医招于市，前后左右相望，数不啻千百计。然或内外科不相兼，中医习不相宜，或始亦负名一时，继以无实阒寂。求其术精内外，望孚中西，数十年如一日而有盛无衰者甘仁丁先生一人而已。先生江苏人，家于武进之孟河，苏名医多出孟河，始受业于圩塘马仲清先生，复从诸老宿游，尽精医家内外要术。隰乡邑地僻，袄被趋沪渎，居有顷，道大行，同志咸推为祭酒。欧风东渐以来，厌故喜新者每讥中医蹈于虚，非若西医验诸实。先生雅不以为然，惟谓中医良莠不能齐，且西医院校遍沪上，中医独寂无所闻，亦未尽整齐鼓舞之方，于是开设中医专门学校，女子中医专校以毓才，复建南北广益医院以施诊，而延名师肩其任。学医者业既日精进，而慕院校之裨益人民者，闻风相继起。先生取人诊资于沪渎非至昂，惟以历岁久，应诊广，用度复有节，故历计频年所出。在外辅助善堂善会暨善举既不赀，建乡则建祠修谱地方公益外，置田以祀祖先者亩至百，建庄以瞻宗族者亩盈千，宜乎其邀大总统博施济众之奖也。先生教人医术，每以内难二经金匮伤寒立其本，唐宋以后诸贤及近时医说通其变。治疾不拘于经方，必视其气体之强弱，时日之久暂而随症立方。出外赴诊归虽晚，犹必参考各书批削学课，夜分不稍倦。晚年，名益重，道益行。不独沪地绅商争相招致。即西商之侨居者，集资数千万，出其百一足以尽集诸西医，而有疾必折衷先生，亦可见轩外轻中者之徒自轻矣。

先生卒年六十一，墓葬于孟河凤山新阡主穴，庚山甲向兼申寅三度。著有《药性辑要》《脉学辑要》《喉痧症治概要》《诊方辑要》《思补山房医案》。子三：长元均，有疾居于家；次元彦；三元椿。长孙彬臣。皆以家学名于世。余于先生始未通音讯，丁巳冬偶至沪，同郡张君禾芬以相告。次日即蒙枉驾订任校医课，兼课其家少子长孙者数年。揭其所知之大者于石。

清授奉政大夫花翎同道知衔福建补用截取知县温州泰顺教谕光绪戊子科举。人世愚弟镇海郑传笈拜撰。

（资料来源：《中国中医药报》2017 年 9 月 28 日）

三、工具用品

1. 余听鸿外科手术器械

费兰泉门人、晚清名医余听鸿所遗外科手术器械一套，共计 35 件，由余氏后裔余信提供，现陈展于费伯雄故居内。整套器械制作工艺精细，种类完备，材质多为铜质，个别为骨质、铁质。品类有剪刀、弯镊、匙、双头弯钩、骨质探针、三棱长针、四棱针、钝圆针、大小尖针（燔针、淬针）、平头细探针、双叉针、圆刃刀、菱刃刀、月牙刃刀、单刃尖刀、大小单刃刀、弯刃刀、钩刀、圆头平板、双头弧形板、尖头烙铁、圆头烙铁（顺序与图中不对应）。（图23、图24）

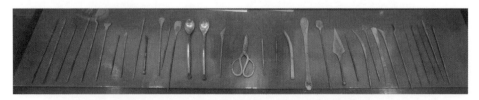

图23　余听鸿手术器械（余氏"得一堂"提供）

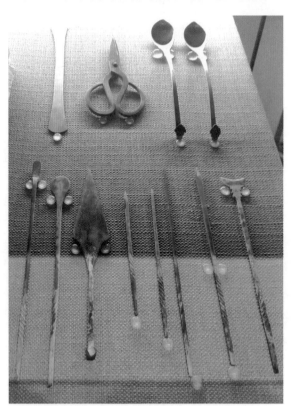

图24　常州博物馆藏手术器具（复制品）

2. 费伯雄端砚

据报道，武进区博物馆收藏有一方端砚，费伯雄生前的心爱之物。此砚长 27 厘米，宽 17 厘米、厚 8.4 厘米，底部凿成倒凹状，四周边框宽 1.5 厘米。整个砚面雕琢成水波荷蟹纹图案，平面刻划与立体雕琢相结合，砚面四周边框刻划水波纹；磨墨舔笔的砚面雕琢成一张像平坦地浮在水面上的荷叶，叶边稍卷；砚池则雕琢成一张半沉于水中的荷叶，叶边也稍卷，荷叶上爬有一蟹，一蟹钳夹着半根水草，惟妙惟肖，栩栩如生。

（资料来源：李夏亭《常州孟河和孟河医派的历史源流》及《武进日报》2018 年 6 月 25 日。该端砚博物馆暂不公开展示，作者未见）

四、藏书手稿

常州市博物馆、费伯雄故居孟河医派陈列馆、丁甘仁故居等孟河医派相关历史陈列单位藏有众多孟河医派古籍，其中有《费尚有医案》《丁甘仁外科应用良方》《丁甘仁沪北广益中医院门诊医案》《孟河巢氏医稿》等珍本医籍与手稿。（图 25 -图 28）

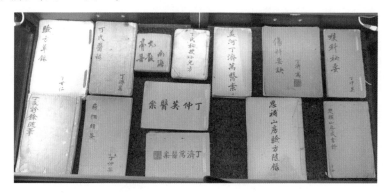

图 25　丁甘仁故居藏丁氏医籍

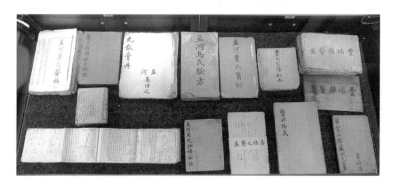

图 26　丁甘仁故居藏部分医籍手稿

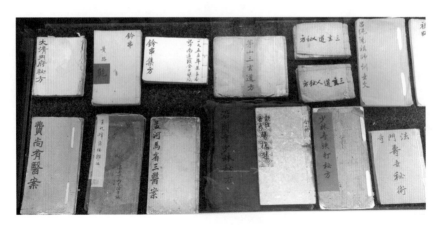

图 27　丁甘仁故居藏部分医籍手稿

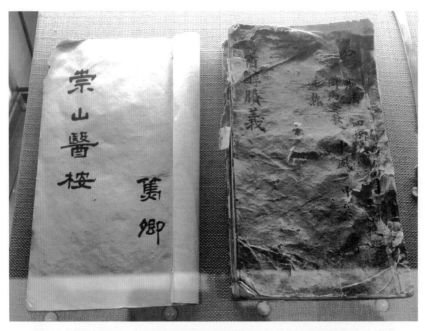

图 28　常州博物馆展陈《医醇賸义》及马笃卿（马伯藩三子）曾用《崇山医案》

五、金石遗迹

　　孟河医家在孟河当地作为望族亦投身社会公益，捐资助建宗教文化场所、桥梁等，如咸丰六年（1856）六月，费伯雄与戴观成等出资建成福善、仁寿二桥。在孟河镇现仍能找到当时义举的痕迹，如东岳庙、渡善桥等，至今仍存。（图 29 -图 31）

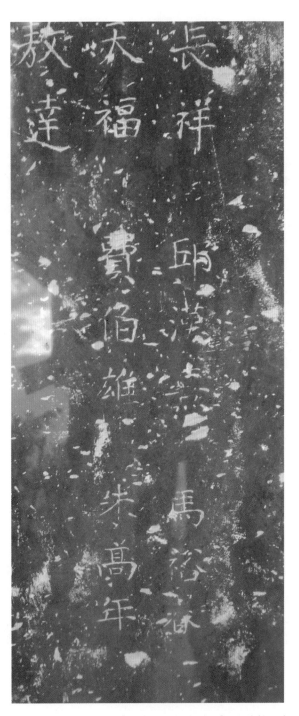

图29　孟河东岳庙内《重修东岳行宫碑记》费伯雄姓名

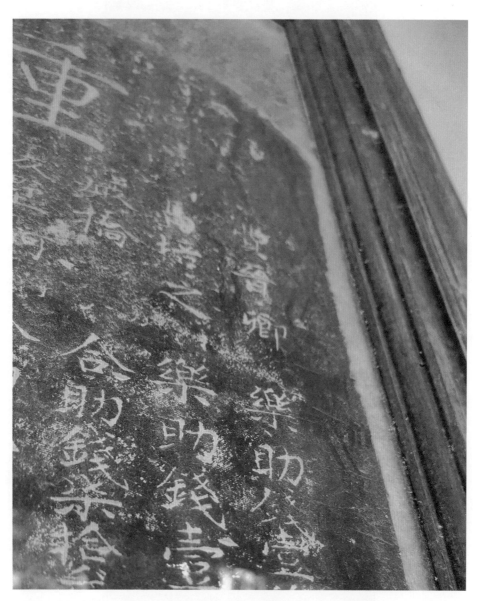

图30　孟河东岳庙内光绪丁丑《重建岳庙助银碑记》费晋卿（即费伯雄）、马培之姓名

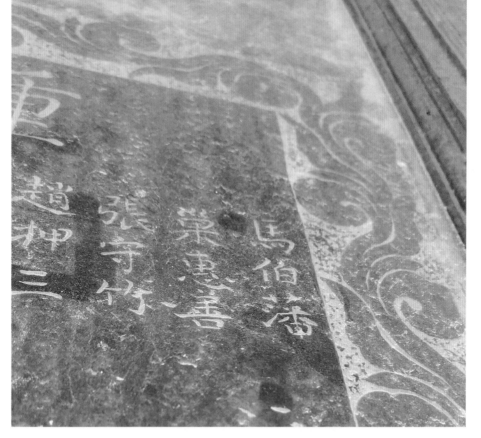

图31　孟河东岳庙内民国丙辰《重建渡善桥收支碑记》马伯藩姓名

第四章

学思流芳

研究孟河医派的目的，不仅是要了解其传承脉络与文化特征，更重要的是要注入挖掘医家们的学术思想与临证经验，为现代临床提供诊疗思路与借鉴。

第一节
孟河医家的临证思路与特色

　　孟河医派在临证思路、诊疗方式、遣方用药等方面具有很多共性特征，然而各医家在具体的疾病治疗中，用药方法各有千秋，所治疾病亦各有擅长，兹分述如下，并举例说明之。

一、费伯雄采众长，和醇正，颇多创见

（一）临证思路

1. 博采众长，兼容并蓄

　　费伯雄崇尚经典，"究心于《灵》《素》诸书，自张长沙下迄时彦，所有著述并皆参观"，对仲景的学术地位颇为推崇，指出"仲景立方之祖，医中之圣"。自仲景以后，费氏认为"其他各有专长，亦各有偏执，求其纯粹以精，不失和缓之意者，千余年来不过数人"。故费氏对于其他名家的态度，往往是批判地吸收，既不盲从，也不盲批，而是择善而从。如对金元四大家的态度，当时许多人常常执此攻彼，走向极端，"宗东垣者，虽遇阴虚发热亦治以甘温，参芪不已甚而附桂。宗丹溪者，虽遇阳虚发热亦治以苦寒，地冬

不已甚而知柏"。而费氏是一分为二地看待，他认为"刘、张二家，善攻善散，即邪去自安之意，但用药大峻，虽有独到处，亦未免有偏胜处"，他认为李杲、朱丹溪"一补阳，一补阴，实开二大法门""既正胜则邪退之意，各有灼见，卓然成家"，医者若能"用其长化其偏""于各家之异处以求其同处"，则可"悉化成心、要归一是"，达到"醇正归一"的境界。

2. 醇正纠偏，治以和缓

费伯雄针对当时医疗环境中用方偏颇，追求奇方眩人耳目的情况不以为然，并做出了深刻的批评。许多医家之所以猎奇，是因为他们"学医而不读《灵》《素》，则不明经络，无以知致病之由；不读《伤寒》《金匮》，则无以知立方之法，而无从施治；不读金元四大家，则无以通补泻温凉之用，而不知变化"。费氏认为"天下无神奇之法，只有平淡之法，平淡之极乃为神奇"，崇尚"醇正""和法""缓治"，他进一步指出"醇正"不是避重就轻，处方"不求有功，但求无过"，逃避责任，若如此，"陋而已矣，庸劣而已矣，何足以言醇正"，所谓醇正，是处方合于道理，"在义理之当，而不在药味之新奇"。只要合乎医理，即使药物峻猛，也为醇正，如"仲景三承气汤颇为峻猛，而能救人于存亡危急之时，其峻也，正其醇也"。对于"和法缓治"，费氏指出"疾病虽多，不越内伤外感。不足者补之，以复其正；有余者去之，以归于平。是即和法也，缓治也，毒药治病去其五，良药治病去其七，亦即和法缓治也。"所以费氏之"醇正"，正是针对当时部分医生不深入研究医术，而总想"标新立异"而言，他认为这样只会"欲求近效，反速危亡"，这对当今的中医师仍然有警示作用。

3. 医学理论，多有创见

费氏理虚劳，重视脾肾，认为"虚劳内伤，不出气血两途。治气血者，莫重于脾肾"，强调"气之根在肾""血之统在脾""他脏纵有不足，气血足供挹注，全体相生，诸病自已"。他继承唐代孙思邈"补脾不如补肾"，以及宋代许叔微"补肾不如补脾"之说，认为"两先哲深知两脏为人身之根本，有相资之功能。其说似相反，其旨实相成也"。费氏本于"阴阳生长，互相为根"的思想，进一步论述补脾与补肾的关系，认为补肾"必本于阴血。血主濡之，主下降，虚则上升，当敛而降之"；补脾"必本于阳气。气主煦之，主上升，虚则下陷，当举而升之"。

费氏论中风，认为属合邪为患。对于中风的认识，河间主火、东垣主气、丹溪主痰，费氏认为"火""气""痰"为主要病因的说法是值得商榷的，曰中风一病"反以火、气、痰为主，而风往从之，标本倒置"。他吸收先贤各家理论，结合临床实际，提出中风一证"风为主，而火与气与痰，乃与风合并交作，方为标本分明"。并强调卫气的重要性，曰"卫能捍外，营能固内，腠理秘密，毛窍不开，斯贼风外邪无能侵犯……卫气不能卫外，则风入于肌肉，故手指麻木，而肌肉不仁，若是者名曰中络。营血不能固内，则风入于经脉，故身体重着，步履艰难，若是者名曰中经。由此而深入则为中腑……若痰随火升，阻塞灵窍，故昏不知人也。由此而深入则为中脏"。

费氏治消渴提出要注意痰浊为患。在一般阴虚火旺的认识之外，费氏认为上中消还夹有痰浊，曰"火盛痰燥，其销铄之力，皆痰为之助虐也""痰入胃中，与火相乘，为力更猛"。

费氏治疗内伤杂病，多注意调肝。五脏之中，费氏尤长于调肝治法。他认为"五脏惟肝为最刚，而又于令为春，于行为木，具发生长养之机，一有怫郁，则其性怒张，不可复制。且为火旺则克金，木旺则克土，波及他脏，理固宜然"。名医秦伯未评曰："《医醇賸义》里有不少肝病处方，配伍严密，值得探讨"。

（二）用药特点

1. 权变古方，创制新方

费氏对历代医家的学术思想深有研究，但又不执泥于古人思想。他虽曰"执古方而治今病，往往有冰炭不入者"，但在《医醇賸义》中他转录了大量古代名方，并说明"非敢僭越古人，后先倒置"。他强调"师古人之意""而不泥古人之方"，即"巧不离乎规矩"，"全不在拘执成法，而亦不离成法，乃为能自得师"。

费氏自拟处方颇多，据统计达190余首，这其中不乏传世名方。在具体拟方方面，费氏善于借鉴古人创方之意，亦善于化裁古方。如师许叔微"珍珠母丸"之意，创立了驯龙汤、驯龙驭虎汤、甲乙归藏汤；从"加味逍遥散"化裁，创制解郁合欢汤；治脾有伏火之加味泻黄散由泻黄散、白虎汤化裁而成。

费氏还善于根据医理自拟处方，例如治疗"心劳"之"宅中汤"，云"气合劳者，营血日亏，心烦神倦，口燥咽干，宜调其营卫，安养心神，宅中汤主之"。朱祖怡评曰"先生此方根据《难经》，损其心者，调其营卫"。

对于当时医生守成方治病的陋习，费氏予以批判。如鼻衄一证，当时医生多以犀角地黄汤治疗。费氏认为鼻衄病多属肝肺，曰"鼻衄之症，其平日肺气未伤，只因一时肝火蕴结，骤犯肺穴，火性炎上，逼血上行，故血从鼻出，而不从口出"。而犀角地黄汤多心肾之药，"其弊在拘执古方，不明经络"，与病情格格不入，"究竟百无一效"。根据自己的见解，费氏创制了豢龙汤用以"专治鼻衄，无不应手而效"。

对于一些疑难重病，先贤多有论无方，费氏根据医理进行了拟方尝试。如关格病，费氏认为此病"心肝两经之火煎熬太过，营血消耗，郁蒸为痰；饮食入胃，以类相从，谷海变为痰薮，而又孤阳独发，气火升痰，宜其格而不入也""格与关皆为逆象""本难施治"，主张"治之以至和，导之以大顺，使在上者能顺流而下，则在下者亦迎刃而解矣"。费氏根据医理立三法，分别为"于调养营卫之中，平肝理气，此一法也。于调养营卫之中，和胃化痰，亦一法也。于调养营卫之中，兼清君相之火，又一法也"；拟四方，分别为归桂化逆汤、人参半夏汤、和中大顺汤、二气双调饮。

费氏对古代名方多有思考，从临床实际出发，提出不少新的观点。如认为逍遥散可"加丹参、香附二味，以调经更妙，盖妇人多郁故也"；妙香散一方"颇有作意，但参、芪之固，终不敌麝香之开，诚恐耗散心气，神不能藏，君火不安，相火亦动。以之开解惊悸郁结则有余，以治梦遗失精则不足。不如减去，加沉香、琥珀等为佳"。

2. 朴实无华，药以轻灵

费氏倡"醇正""和法""缓治"的学术思想，体现具体处方用药上强调"不足者补之，以复其正；有余者去之，以归于平""毒药治病去其五，良药治病去其七"。临证主张病重时药亦重，病轻时药当轻，不要过度用药，反伤正气。例如费氏学习李东垣的"温补脾胃"之法，但认为"升、柴"不可常用，自制"和中养胃汤"中以薄荷代升麻；学习朱丹溪的"滋阴"之法，但认为"知、柏"非可常用，而常以"滋阴""引火归元"等方法替代。并明确指出"方中凡有此四味（升、柴、知、柏）者，概不多录，后人但师其温补脾胃及壮水养阴之法可也"。故费氏之处方，较之李东垣和朱丹溪更为平和。在治疗虚损疾病，运用补药时，费氏认为要注意避免使用"阴寒腥浊"之品，以防加重脾胃运化负担，损伤中气。费氏以此创立新定拯阴理劳汤、新定拯阳理劳汤治疗虚劳，药用甘寒、甘温之品，一者生脉，一者保元，不燥不腻，于脾胃无损。

（三）创方举隅

1. 新定拯阴理劳汤

阴虚火动，皮寒骨蒸，食少痰多，咳嗽短气，倦怠焦烦，新定拯阴理劳汤主之。

> 人参3克，甘草1.5克，麦冬6克，五味1克，当归6克，白芍3克，生地6克，丹皮6克，苡仁9克，橘红3克，莲子10粒。

2. 新定拯阳理劳汤

阳虚气耗，倦怠懒言，行动喘急，表热自汗，心中烦躁，偏身作痛，新定拯阳理劳汤主之。

> 人参3克，黄芪6克，白术6克，甘草3克，肉桂2克，当归5克，五味1.2克，陈皮3克，生姜2片，大枣2枚。

> 此一论二方，乃先生晚年所作，同是补肾补脾，而与五劳脾肾两方不同，为吾家所珍藏，而未经刊布者。（祖怡注①）

3. 豢龙汤

予自制豢龙汤一方，专治鼻衄，无不应手而效，数十年历历有验，可知

---

① "祖怡注"：据《核注医醇賸义》徐相任语可知，朱祖怡，字漪垒，常州人，清末孝廉，年长于徐。与徐先后受学于费绳甫，善于阐发费伯雄之学。故徐相任加"祖怡注"三字以别其按语。后同。

医道当自出手眼，辨证察经，不可徒执古方也。

羚羊角 4.5 克，牡蛎 12 克，石斛 9 克，南沙参 12 克，麦冬（青黛少许拌）4.5 克，川贝母（去心研）6 克，夏枯草 4.5 克，丹皮 4.5 克，黑荆芥 3 克，薄荷炭 3 克，茜草根 6 克，牛膝 6 克，茅根 15 克，藕 5 大片。

4. 调营敛肝饮

肝主藏血，故为血海。操烦太过，营血大亏，虚气无归，横逆胀痛，调营敛肝饮主之。

归身 6 克，白芍（酒炒）4.5 克，川芎 2.4 克，枸杞 9 克，五味 1.5 克，广皮 3 克，枣仁（炒研）4.5 克，茯苓 6 克，木香 1.5 克，阿胶（蛤粉炒）4.5 克，大枣 2 枚，姜 3 片。

本方治肝虚法也。四物用归、芎、酒芍，加蛤粉炒阿胶；不用熟地，嫌其滞也。枸杞、枣仁、五味，虚肝在所必用。而以茯苓、广皮、木香、姜、枣，调营卫而和气血，补而不滞，润而不腻，通而不破，温和而不燥、不苦寒。虚肝为病，脾胃必更弱于实肝。近代趋势，虚肝患者之多，几欲超实肝而过之。祖怡治一妇人，心痛彻背，痛至哪里，肌肉胀至哪里，肤外亦痛，夜不成寐。曾用麻醉剂止痛安神，不见寸效。用先生此方，一服而病减大半，夜即能寐。方信先生所云，营血大亏，虚气无归，横逆胀痛，完全从临床经验得来，的确是虚肝为病最合理之治法。嗣后凡遇类似此症者，悉以此方变通用之，莫不应手而愈。先生对于各种虚证，制方独出心裁，真醇乎其醇矣。（祖怡注）

5. 来苏汤

肾劳者，真阴久亏，或房室太过，水竭于下，火炎于上，身热腰疼，咽干口燥，甚则咳嗽吐血，来苏汤主之。

天冬 6 克，麦冬 6 克，生地 9 克，熟地 9 克，南沙参 9 克，北沙参9克，白芍3克，赤芍3克，沙苑9克，贝母6克，磁石12克，杜仲9克，茜草根6克，牛膝6克，杏仁9克，莲子（去心）10粒。

先生此方根据《难经》损其肾者益其精。精，水也，而畏火，火动则精不安其宅，而肾劳起矣。所以欲补其精，必须先制其火；所谓制其火，非知、柏苦寒泻火之谓，乃壮水以配火也，二地、二冬、南沙参、北沙参，所以壮水；二芍所以清心肝；杜仲、沙苑、磁石所以补肾固精而纳气；贝母、杏仁所以宣心肺；茜草、牛膝所以使上行之血下降；而莲子则所以安静上下君相火邪，而交心肾也。水旺火平，水火既济，而未去之精可安，已去之精可再生也。五劳补方，不用一味助火药，以劳字上半有二火字在焉。（祖怡注）

6. 宅中汤

心劳者，营血日亏，心烦神倦，口燥咽干，宜调补营卫，安养心神，宅中汤主之。

天冬6克，紫河车（切）6克，人参6克，茯神6克，黄芪6克，当归6克，白芍3克，丹参6克，柏仁6克，远志（甘草水炒）1.5克，莲子（去心）20粒。

先生此方根据《难经》"损其心者，调其营卫"，以参、芪、神、志补心气，卫即是气，气能生神。以丹参、柏仁、归、芍补心血，营即是血，血能养神。补气血不但是调营卫，亦且是安心神。莲子以安脾，心脾为母子；天冬以滋肾，心肾在既济。用河车者，乃生人造命之原，有补先天元气之奇功也。（祖怡注）

7. 归桂化逆汤

肝气犯胃，食入作吐，宜解郁和中，归桂化逆汤主之。

当归6克，白芍（酒炒）4.5克，青皮3克，茯苓6克，肉桂1.5克，郁金6克，合欢花6克，蒺藜12克，牛膝6克，玫瑰花1.5克，木香1.5克，大枣5枚，降香1.5克。

方以归桂化逆名，归、桂为主药无疑矣。以归、芍、枣养其血，以合欢、郁金、玫瑰解其郁，以青皮、蒺藜、木香、降香利其气，又以茯苓、牛膝引之下达，治格而亦顾及关矣。（祖怡注）

8. 人参半夏汤

痰气上逆，食入呕吐，人参半夏汤主之。

人参6克，半夏9克，广皮3克，茯苓6克，当归6克，沉香1.5克，郁金6克，砂仁3克，佩兰3克，苡仁12克，牛膝6克，佛手1.5克，白檀香1.5克。

此方亦所以治格。以人参、当归顾气血，以茯苓、苡仁、牛膝引之下行；以半夏、陈皮利痰，以佩兰、郁金、砂仁、佛手、沉香、檀香通气。前法轻而此方较重，彼重用肉桂，此重用人参，意同而法自异也。（祖怡注）

9. 和中大顺汤

孤阳独发，阻格饮食，甚则作呃，和中大顺汤主之。

人参6克，白芍3克，丹皮6克，柏仁6克，潼蒺藜9克，麦冬6克，赤芍3克，白蒺藜9克，丹参9克，生地12克，赭石（煅研）9克，合欢花6克，竹沥（冲服）2大匙，姜汁（冲服）2滴。

此方有人参、麦冬养胃家之气阴，益以生地、白芍配独发之孤阳。丹参、柏仁养心血，丹皮、赤芍清心肝。合欢开心，赭石镇逆，竹沥、姜汁豁痰，潼白蒺藜补肾疏肝。仍着重治格，而大利于开关。前方重用香药，此方则重用润药。（祖怡注）

10. 二气双调饮

通治关格，二气双调饮主之。

人参6克，茯苓6克，山药9克，归身6克，枸杞9克，干苁蓉9克，牛膝6克，广皮3克，半夏4.5克，砂仁3克，青皮（蜜水炒）4.5克，沉香（人乳磨冲）1.5克。

所谓二气者，阴阳也。所谓双调者，不偏阳不偏阴也。人参、茯苓、山药偏于阳，人乳、归身、枸杞、苁蓉偏于阴，有沉香、砂仁、陈皮、青皮以和之，通治关格，此其所以为双调也。（祖怡注）

（四）医案萃选

1. 同病各发案（许学士珍珠母丸化裁）

（1）丹徒张姓女，患五心烦扰，自头至腰，时时作颤，坐卧不安。予制驯龙汤，连服数十剂而愈。

驯龙汤

龙齿6克，珍珠母24克，羚羊角4.5克，杭菊6克，生地18克，当归6克，白芍3克，薄荷3克，沉香1.5克，续断6克，独活3克，大枣10枚，钩藤（后入）20克。

（2）常州丁姓女，患惊悸气促，喉舌作痛，予制驯龙驭虎汤，连服数十剂而愈。

驯龙驭虎汤

龙齿6克，琥珀3克，珍珠母24克，生地18克，玉竹12克，瓜蒌皮9克，石斛9克，柏子霜6克，白芍4.5克，薄荷3克，莲子（打碎勿去心）20粒，沉香（人乳磨冲）1.2克。

（3）无锡孙左，身无他苦，饮食如常，惟彻夜不寐，间日轻重，如发疟然，一载未愈。予诊其脉，左关独见弦数，余部平平。因思不寐之症，共十三条，从无间日重轻之象，惟少阳受病，方有起伏。但少阳为半表半里之经，不进则退，安能久留！此实与厥阴同病，甲乙同源，互相胶结，故有起伏而又延久也。为制甲乙归脏汤，连服数十剂而愈。

甲乙归脏汤

珍珠母24克，龙齿6克，沉香1.5克，薄荷3克，生地18克，柴胡（醋炒）3克，白芍（酒炒）4.5克，归身6克，夜合花6克，丹参 6 克，柏子仁 6 克，大枣 10 枚，夜交藤（切）12 克。

2. 中脘不舒案

无锡顾左，患中脘不舒，饮食减少。予诊其脉，左关甚弦，右部略沉细，此不过肝气太强，脾胃受制耳。乃出其前服方，则居然承气汤，硝与黄各七八分，朴与枳各五六分，方案自载宗仲景法，重药轻投。噫，过矣！予为制抑木和中汤，三剂而愈。今特申辩之。盖三承气汤，有轻有重原为胃实大症而设，故用斩关夺门之法，救人于存亡危急之秋，非可混施于寻常之症也。今以脾胃不和之小恙，而用此重剂，谓为重药轻投，殊不知重药既可轻投，何不轻药重投，岂不更为妥当乎？予故不惮烦而辩之。

抑木和中汤

蒺藜 12 克，郁金 6 克，青皮 3 克，广皮 3 克，茅术（炒）3 克，厚朴 3 克，当归 6 克，茯苓 6 克，白术 3 克，木香 1.5 克，砂仁 3 克，佛手 1.5 克，白檀香 1.5 克。

3. 中风案

某，半身不遂，名曰偏枯。古云：左为血虚，右为气衰，似亦近理。盖营行脉中，气行脉外，气非血不行，血非气不化，气血不能充泽，则半身偏废。有如树木之衰，一支津液不到，则一支偏枯。人之偏废，亦由是也。今偏枯于右，手足弛纵不用，麻木不仁，脉来沉滑，滑者痰也。因平素嗜酒生湿，湿郁生痰，痰湿深入络中。沉痼之疾，非易痊也。当补气为主，养血佐之，参以化湿通络，使气血充和，湿化痰去，病可望愈。黄芪，党参，茯苓，姜半夏，石菖蒲，全当归，天麻，陈皮，生苡米，陈胆星，甜瓜子仁，鸡棋子。

4. 虚劳案

《经》云："劳则气耗。"故咳逆咽痒，每见痰红，阴分已亏，肝火上乘金位，兼思虑伤脾，不时作恶也。宜清泄之。

南沙参 9 克，郁金 6 克，橘红 3 克，蔻壳 3 克，青盐半夏 6 克，丹皮 6 克，茯苓 6 克，杏仁 9 克，枳壳 3 克，白蒺藜 9 克，桔梗 3

克，生甘草1.5克，生谷芽9克。

5. 消渴案

某，三阴亏损，虚火上升，内热口渴，神疲乏力，久成上消。育阴清降。

南沙参，石斛，石决明，茯神，麦冬，知母，生甘草，生地，白芍，丹皮，象贝母，杏仁，青皮甘蔗。

6. 乳痈案

某，乳痈溃烂，疮口渐收，脓亦大减，寒热亦轻，惟胃口未醒，纳谷欠香。宜以托毒，兼和阳明。

全枝归6克，丹皮6克，丹参6克，川石斛6克，赤白芍各3克，银花9克，茯苓6克，柴胡3克，生甘草2.4克，陈皮3克，香白芷3克，省头草、焦山楂9克，生熟谷芽各9克，大枣3个，灯心10尺。

复诊：加蒲公英、全瓜蒌、橘核络。

7. 湿疹案

某，血虚不能荣润肌肤，阳明湿热浸淫。恙始手足，继之游及遍身，幸而未上头面，皮肤瘙痒，似如虫行，已成蛇皮风癣，业已有年，不易速瘳。治宜养血、活血为主，佐以祛风胜湿，以和阳明，《医宗必读》谓：治风先治血，血行风自灭。惟恒心服药可效，否则难治。

归身6克，白芍6克，生地9克，党参9克，菊花6克，蝉衣3克，丹皮6克，玉竹9克，苦参6克，秦艽6克，车前子9克，天麻3克，羚羊片3克，浮萍草6克，川芎2.4克，独活6克，桃仁泥3克，槐枝9克。

又丸方：丹参6克，川怀牛膝各6克，赤苓9克，生熟苡仁各9克，焦茅术3克，黄柏6克，地肤子9克，大胡麻9克，桑枝9克，梧桐花9克，豨莶草9克，五加皮9克，大枫子3克，海风藤9克，防风己各9克，老鱼鳞9克。

8. 小儿龟背案

某，两天（注：即先、后天）不足，致成龟背。宜调营卫，兼利经络。

潞党参、云茯苓、冬白术、杭白芍、春砂仁、白归身、川独活、金毛脊、川断肉、左秦艽、嫩桑枝、陈广皮、黑料豆、荞饼。

二、费绳甫重脾胃，精诊治，度势用药

（一）临证特点

1. 善治虚劳，重视脾胃

费绳甫医学思想宗其祖父费伯雄"归醇纠偏"之大旨，亦长于治疗虚劳。受伯雄公影响，他亦认为李东垣倡补阳，朱丹溪善补阴，实开后世医家两大法门，补阳补阴为治病两大法则，不可偏废。学者不应有门户之见，且东垣亦非不顾及阴面，丹溪也未放弃阳分，医者若能虚心学习两家长处，规避两家短处，两者兼筹并顾，宗其法而不泥其方，则对医术的提高大有好处。具体说来，宗丹溪阳常有余、阴常不足之说，在治疗虚劳一症时，苦寒之品应尽量避免使用，以防伤阳也；遇到脾胃虚弱的患者，宗东垣之说，可用培土生金之法，但若非宗气下陷者，升提之药、燥烈之品当避免使用，以防伤阴。若能深入掌握李朱两家之精髓，则有相得益彰之美，而无牵制难展之患。

另外，费氏十分重视吴澄《不居集》补脾阴的医学思想，他认为补脾阴一说，实发前人所未发，能补东垣先生所未备。朱丹溪之补阴，多重在肾阴，但弊在苦寒滋腻，若用之不当，于中焦脾胃无益。费氏主张脾虚补脾，肾虚补肾，但应始终注意胃气调和；若胃气不和，滋补肾阴反而会使气机凝滞，温补脾阳，反而会使胃阴受损。由于中焦脾胃为气血生化之源，古语云：有胃气则生，无胃气则死。若脾胃运化功能受损，饮食日减，则虚损难以康复。故费氏认为胃病自当调胃；但若五脏虚损与胃有关者，仍需先从胃治，胃气有权，脾胃运化有力，则五脏虚损皆有恢复的基础。故费氏治虚证，胃阴虚即养胃阴，胃阴胃气并虚，则阴气并补，临床疗效良好。

2. 诊察全面，治则精到

费氏总结诊断有"四要"，谓："一曰明辨见证，二曰探究病源，三曰省察气候，四曰考核体质。盖见证有表里、气血、虚实、寒热之分，病源有六淫、七情、痰、食、劳、逸之异，气候有南北、高卑、寒暑、燥湿之别，体质有阴阳、强弱、老少、勇怯之殊，情况各有不同。必须诊断确实，而后随机应变，则轻重缓急、大小先后之法，因之而定。"

费氏认为治疗原则，主要在于补泻寒温。其孙费赞臣对绳甫公的治疗原则立论，概括为"病有宜补而以泻为补之道，有宜泻而以补为泻之道；有宜寒剂者，以热病为向导之兵；有宜热剂者，以寒剂为类从之引；病在上者治其下，病在下者治其上。病同而药异，病异而药同，其义至微，非心细如发者不能辨。药与病合，虽一药可以瘳疾，盖功专而效速。若不识病源，不辨病证，药品数多，攻补杂施，寒温乱投，失其专力，则病未有不加者，欲求有功，难矣。假令一药可以中病，他味相制，功力不著，作用不显。药有当用则用，抵当、承气不嫌其猛，附、桂、理中不嫌其温，参、芪不嫌其补，知柏不嫌其寒。病有外假热而内真寒，有内真热而外假寒，有至虚而有盛候之假实，有大实而有羸状之假虚，非胆大细心者不能辨证用药。故治疗不辨寒热，不察虚实，孟浪将事，鲜有不出事者。专于攻伐者，执邪退则正安之成见，正气不复，而邪气愈炽矣；专于滋补者，执正盛则邪退之成见，正气未复，而邪气愈炽矣"。故费氏深得孙真人"随时增损，物无定方"之精髓。

3. 博采众长，善读医书

费氏不仅善于治疗慢性虚损疾病，对伤寒、温病、时疫等皆有研究，这一方面得益于家学渊源、继承祖业，另一方面，也与费氏刻苦读书密不可分。费氏注重对先贤医书的研读，曾作《读医书入门法》激励后学，认为伤寒治法，宜读《医学心悟》，其中伤寒问答，浅显易明。温热治法，宜读叶天士《温热论》。暑湿、湿温治法，宜读薛生白《湿热条辨》。秋燥治法，宜读《医醇》秋燥论。霍乱治法，宜读王孟英《霍乱论》。痧胀治法，宜读张石顽《番痧臭毒》，载在《医通》。时疫治法，宜读张石顽《时疫论》，兼看余师愚《疫疹一得》。女科治法，宜读《女科经论》。幼科、痘科治法，宜读叶天士《幼科要略》及痘科。

（二）用药思路

智圆行方，用药精熟

费氏治疗虚损、慢性病用药大多轻灵，不喜峻猛，但当用重药时亦不含糊，运用之道，存乎一心，关键在于审时度势，随机变化。费氏认为"有病则病当之，有此病，即须用此药，毋庸顾虑。只需辨证分明，谨慎从事，治法得当，沉疴顿起。倘畏惧猛峻，逡巡不前，坐失时机，病势深入，正不胜邪，轻则病变，重则死亡"。其孙费赞臣指出"费氏擅治杂症，以养阴派见称，求诊者以虚劳、调理病居多，故用药清润平稳，但麻桂、四逆、承气、白虎，亦经常运用……先祖兼取东垣、丹溪之长，治虚劳主清润平稳，养胃阴则主气味甘淡"。

（三）医案萃选

1. 伤寒

广东郭君道斋，发热无汗，头痛如劈，至于如厕仆地，呼号不已。急延余诊，脉来浮弦而紧，亦太阳经寒伤营证也。先以藁本、川芎、羌活、防风各9克，浓煎，纳面巾浸令透，即起绞干，乘热敷其头。巾仅两易，而痛顿止。更与酒炒羌活4.5克，防风9克，荆芥9克，甘草2.4克，煎汤饮之，一剂即汗出热退，其病若失。其尊人仁山曰，病来甚急，而势甚险，先生治之，药甚轻而效甚速，能不令人倾倒？余曰，此本麻黄汤证，麻黄之效诚速，而执事未必敢用。以此等轻药重投代之，执事不疑，而效亦未尝不速也。

2. 温病

江宁马月樵之夫人，发热有汗不解。医误认为伤寒，用桂枝、麻黄、葛根、柴胡等类，病转剧，口渴引饮，大便溏泄。更医误认为暑湿，用香薷、藿香、青蒿、厚朴等类，势转危。咳嗽咯血，间或神昏谵语，乃邀余诊。脉弦数洪大，此温邪犯肺，津液受灼，邪热不从外泄，内蒸包络，幸未传入，尚可设法。

银花9克，连翘9克，酒炒黄芩4.5克，酒炒黄连0.9克，薄荷 3 克，桑叶 3 克，丹皮 6 克，甘草 0.9 克，天花粉 9 克，石斛 9 克，冬瓜子 12 克，芦根 120 克。

连进 2 剂，汗出热退，神志清楚。再进 2 剂，咳血皆止，大便亦调，惟口干不思饮食，夜寐不甚酣畅。此邪热清而胃阴虚也。南沙参 12 克，麦冬 9 克，石斛 9 克，白芍 4.5 克，甘草 0.9 克。

连进 3 剂，眠食俱佳而康。

3. 中风

广东陈仰园患类中风，头晕面赤，心烦内热，右手足麻木不仁，势极可危。急延余诊，脉来弦滑数大。肝阳化风，挟痰热中络，偏枯已著。治必熄风化痰，清热通络，方可向安。

羚羊角 3 克，川贝母 9 克，天花粉 9 克，川石斛 9 克，陈橘红 1.5 克，僵蚕 9 克，丝瓜络 6 克，桑枝 6 克，淡竹沥 60 克。

连进 3 剂，头眩面赤、心烦内热皆退。右手足仍麻木不能举动。肝风鼓动之势虽平，痰热尚未尽化。照前方去僵蚕，加海蛤粉 9 克，南沙参 12 克，苡仁 12 克，荸荠 5 枚，连进 10 剂，手足皆能运动。照前方加麦冬 9 克，白芍 4.5 克。再进 10 剂，手足麻木方止，步履如常而愈。

4. 噎膈

广西巡抚张丹叔，胸腹作痛，饮食不进，将成噎膈。延余诊之，脉来两关沉弦。此气液皆虚，肝阳挟痰阻胃，气失降令。

吉林参须 1.5 克，北沙参 12 克，白芍 4.5 克，牡蛎 12 克，酒炒黄连 0.6 克，吴茱萸 0.3 克，陈皮 3 克，制半夏 4.5 克，麦冬 6 克，炒竹茹 3 克。

连进 10 剂，胸腹作痛已止，饮食渐进，照方去人参须、黄连、吴茱萸，加吉林参 2.4 克，川楝肉 4.5 克，冬瓜子 12 克。连服 10 剂，纳谷渐旺，每餐能食干饭 1 盏，火腿、烧鸡、虾饼、鱼片，皆能多食而有味，大约收功在指顾间耳。乃偶因动怒，兼食荤油太多，夜间呕吐，所出皆是未化之物，脘痛又作，饮食顿减，从此变端百出，以致不起，甚可惜也。

5. 心悸不寐

广东姚仁峰，心悸不寐，肢麻怯冷，食入作吐。余诊其脉，左弦右缓，中气久虚，湿痰阻胃。

高丽参 3 克，茯神 6 克，白术 3 克，当归 6 克，枣仁 4.5 克，远志 2.4 克，广皮 3 克，半夏 4.5 克，茅术 3 克，木香 1.5 克，砂仁 3 克，炮姜 2.4 克，龙眼肉 3 枚。

连服 10 剂而愈。

三、马培之精外科，善刀针，方药绵密

(一) 临证特点

1. 师古不泥，精于外科

马培之推崇外科学家王洪绪与陈实功的学术思想，对《外科证治全生集》《外科正宗》等皆有研究，但马氏师古不泥，采取批判吸收的治学态度。如马氏曾评价《外科证治全生集》曰："是书务审病因，而辨章阴阳强弱，不失累黍，故世推为善本。"但他同时对其中部分内容则提出不同的看法，有肯定、有否定、有补充。如《外科全生集》中论述"阴疽治法"："治之之法，非麻黄不能开其腠理，非肉桂、炮姜不能解其凝结。"马氏予以肯定，但又补充说"麻黄未溃可用，已溃之后，断不可重开其腠理"；《外科全生集》记载"诸疽白陷者乃气血虚，寒凝所致。其初起毒陷阴分，非阳和通腠，何能解其寒凝？"马氏认为仍应具体辨证，其评曰："白陷者，乃是痰症发于肉里，由于气滞而成。若坚凝附于筋骨者，乃血分受病。必初起红硬有头，方谓之疽，然亦须辨阴阳……毒概指为寒，左矣。须知阳中有阴，阴中有阳，有真寒假热，有真热假寒。如执色白之说，则有色白按之烙手，脉洪数者，其将作疽治软？泥色红之说，其有色红按之不热，脉不洪数者，其将作痈治

欤？若不谙脉理，何能无误耶？"对陈实功的观点，马氏也常提出不同的见解，如在《医略存真》中论述乳岩、乳核治法："陈《正宗》欲用艾灸针刺，此治乳痈之法，非乳岩、乳核之治法也。乳岩、乳核断不可刺，刺则必败且速。"

2. 善用刀针，治法灵活

马培之认为刀针在外科中有重要作用，不应盲目禁止，曰"刀针有当用、有不当用、有不能不用之别，如谓一概禁之，非正治也。如痈疽毒初聚，用针以泄气，可冀消散，毒已成，针之易收口。若令自溃，必至脓腐穿破，疮口卷裔，难以收功"。认为刀针的排脓引流作用，有如治水之疏导，曰"譬之水势甚涨，不为疏导，必致决裂溃败，不可拯援。与其奔冲而患甚，孰若疏利而患小乎"，即说明刀针可有效防止痈脓自溃、伤筋烂骨，避免迁延难治。故马氏认为"刀针故疡科之首务"。

马培之认为刀针的运用应掌握火候，脓成七分即当刺，曰"大凡外疡肿痛者，脓成至七分，即当针刺；若至十分，空陷必大，甚而肤色紫暗，皮与肉离，溃久不敛，遂成败症，故脓成尤宜早刺"。但脓在筋骨之间又不可刺早，谓"皮白而肿，脓在筋骨之间，刺早反泄其气，脓亦难出，必胀至肌肉之上，方可用针。若肿而肤急者，内必是血，慎不可刺"。马氏更指出未成脓时不可刺，曰"若用刀过早，不独有血无脓，而且火毒撑激，肿痛更甚，必致滋生他变"。以上论述皆反映马氏的真知灼见。

另外，马培之的外治方法灵活，常根据临床实际随机应变。如治疗包茎之症，马氏认为"更有溺孔紧小之症，茎梢外皮包裹，马口只有一线可通，溺出胀痛难忍，非用针穿破外皮，则终身疾苦，且不能生育，此又不得不用针之处"，具体方法为"遂用针系芫花线，约六七寸长，先将鸡毛管自孔内徐徐插入，将针入鸡毛管内，顶至皮上，以鸡毛管退出，将针穿过外皮，线打活结，日紧三次，三日系开下口，又穿一条，上下茎头露出"。这虽与现代包茎包皮环切术有所差别，但仍然在一定程度上解决了实际问题。马氏还用"蛛丝缠根"法治疗"肉瘤"；用"喉卡推法"治疗"核卡于喉"，故马氏在外治法多有创造。

（二）用药特色

遣方绵密，用药平和

马培之用药十分严谨，指出"看症辨证，全凭眼力，而内服外敷，又在药力，药性不究，如何应手？"具体处方用药上指出要明晰"何药为君，何药为佐，君以何药，而能中病之的，佐以何药而能达病之理，或炒或煅或姜制或酒浸，或蜜炙或生切，或熟用，或生熟并用，孰升孰降，孰补孰泻，孰为攻伐，孰为调和，孰宜辛凉，孰宜甘苦，孰宜咸寒酸淡，若者养营，若者和卫，若者入于经络，若者通乎脏腑，若者治乎三焦"，皆须"几费经营"。如在治疗烫火伤时，马氏运用"雷真君逐火丹"，并分析曰"服此方大有意义，当归为君，以之和血。黄芪为臣，托其正气，使火邪不致内攻。茯苓泄肺金之热，大黄、黄芩泻阳明之火。甘草解毒定痛。荆、防使火邪仍从外出。屡用屡验，分量不可丝毫增减"，反映了马氏组方之精准。再如论述阴疽治法，马氏语"麻黄未溃可用，已溃之后，断不可重开其腠理"，反映了马氏用药之次序。

此外，马氏反对盲目运用峻猛之药，如论述石疽治法时，《外科全生集》认为"如现青筋者可治，内服阳和汤，外以鲜商陆根捣烂，加食盐些少敷涂"，对此马氏则指出"现青筋者，亦不可治，商陆根虽能溃坚，用之皮腐，入盐更痛，徒伤其肌，徒增其痛，未必能消。只有服补养气血之剂，以解阴凝，庶可保延岁月"。故马氏治疗疾病，处方用药，总是凭借精湛的医术进行合理配伍。

（三）医案萃选

1. 眩晕

泰兴章右，肾水不足，加以操劳，心火肝阳上升。头眩耳鸣，惺忪目花，口鼻火生。拟滋水以潜阳光。

北沙参，天麦冬，丹皮，菊花炭，川斛，石决明，玄参，淮山药，黑料豆，合欢皮。

复诊：一水而以济五火，肾是也。烦劳伤阴，心火肝阳浮越于上，以致眩晕，耳鸣，惺忪，咽干作呛，口鼻火生。进滋水制阳，脉数较静，阴气稍复，阳火较敛。宗前法治。

大生地，北沙参，杏仁，玄参，丹皮，石斛，黑料豆，菊花炭，女贞，牡蛎，黑芝麻，天冬，麦冬，象贝母。

膏滋方，加阿胶、茯神、龙齿、石决明、毛燕，冰糖收膏。

2. 头痛

福建黄左，脾肾不足，心气亦虚，内风萌动，上扰清空，头额肩臂走窜作痛，精神疲困，欠寐，魂梦不安。拟育阴柔肝，兼养心肾。

北沙参6克，当归4.5克，生地9克，丹参4.5克，柏子仁6克，炒白芍4.5克，黑料豆9克，煅牡蛎9克，乌芝麻9克，夜交藤9克，杭菊花2.4克，干荷叶6克，大枣3枚，蚕沙6克。

复诊：肝为风木之脏，需肾水以济之，血液以濡之。血少肝虚，内风萌动，扰阳明，头额昏痛，下午尤甚，肩臂筋脉不得自知，动则作痛，络脉不荣，精神疲困。拟滋水柔肝。

生地9克，当归3克，黑料豆9克，炒白芍4.5克，天麻9克，柏子仁6克，阿胶4.5克，甘菊2.4克，白蒺藜（鸡子黄炒）6克，煅龙齿6克，丹皮4.5克，干荷叶6克，乌芝麻9克，煅磁石6克。

3. 虚劳

满洲奎，心主血而藏神，脾统血而藏意，肝藏血而荣筋。思虑烦劳，心脾营血固亏，而气分亦弱。肺为气之主，肾为气之根。夫营出中焦，卫出下焦，故肾为立命之本。劳则气坠于下，心神不安，四肢慵倦，形神消瘦，口渴便难，中虚营损显然。幸脉息尚和，眠食如常。拟养心悦脾，调中益气。

炙芪，人参，杜仲，枸杞，当归，益智仁，枣仁，熟地，山药，茯苓，炙草，柏子仁，於术，白芍，橘红，法半夏，鹿茸，黑料豆，龙眼肉，大枣。

上药熬为清膏。

4. 呕血

郑，血之为病，其因不一，有火载血上者，有气冲血上者，有脾不统血者。素有饮邪，脾元已弱，中无砥柱，厥逆之气，自少腹上冲，以致血溢。脉弦细右沉，土为木侮，胃气不和，腹鸣胸脘不舒，若投清滋，脾胃必败，谷食必减，脾胃为后天资生之本，最为紧要。拟扶土和中，兼平肝逆。

淮山药，青盐半夏，怀牛膝，北沙参，甜杏仁，橘红，当归，合欢皮，茯苓，白芍，冬瓜子，黑料豆。

二诊：右脉已起，胃气稍和，左部弦而带涩，血虚肝横，络瘀不清。今晨溢血，色红不鲜，多言多动，则少腹气升作呛，上升之气，由于肝木失水土滋培，下焦摄纳无权。宜培土和中，参以摄下。

当归，白芍，淮山药，北沙参，川贝，青盐半夏，龙齿，沙苑，橘红，甜杏仁，黑料豆，丹参。

四、巢崇山擅外科，重经典，尤护胃阴

（一）临证特点

1. 尤精外科，善治肠痈

巢崇山医术全面，精通内外科，尤擅长外科，能以刀针手法治疗肠痈，疗效颇佳，为巢氏医术一绝。更著有《玉壶仙馆外科医案》一卷，是巢氏在上海行医时的外科门诊实录，载有流注、鹤膝风、瘰疬、痔疮等常见外科病案 42 种，其按语简洁、用药精当，对临床工作者有参考启迪作用。此外，巢氏收集先贤秘验方、民间单验方、传统常用成方等 600 余首，编著成《千金珍秘》，其中相当部分为外科用药。

2. 重视经典，善护胃阴

巢氏医术精纯，医理精湛，有时在医案中引用《内经》及先贤经典论述解释病机，进行施治。如辨治关格时尝语："《经》云，一阴一阳结为喉痹，

二阳结则为关格矣"，"《经》云，曲运神机，内伤于心，务夺支节，内伤于肾"。巢氏赞同喻嘉言"人生胃中津液，如自然天沽之气"之说，认为临床中要注重适时护养胃阴。如在治疗便结时指出"盖胃土体阳而用阴，阴复则胃气下降，不惟痞闷可松，即大便亦可随津液之行而解矣"。

（二）创方举隅

1. 圣金散（秘方）
专治喉症并口疳。

荷叶6克，百草霜3克，冰片3.6克，灯心灰4.5克，西黄6克，人中白6克，玄明粉3克，甘草4.5克，硼砂6克，蒲黄4.5克。

研极细末，吹患处。如欲引痰，加牙皂末3克，姜蚕炭3克，和吹之。

2. 六味消风痰散
专消风痰结核。

川郁金9克，五倍子9克，土贝母6克，姜黄4.5克，生半夏9克，生南星9克。

共研细末，白蜜调匀，加陈酒少许，敷患处。

3. 五福散
专治脓窠疥疮。

硫黄（豆腐内煎九次）15克，升药底12克，蝉蜕6克，东丹（炒黑）6克。

各研细末，以明矾150克熔化，拌入药内，急取下，倾入小竹管内，候冷，劈开取出，麻油磨敷。

4. 鹿角散
治妇人乳头生疮汁出，疼痛欲死。

生鹿角 0.9 克，生甘草 0.9 克。

共为细末，用鸡子黄 1 枚，入药搅匀，置铜器中，炙温敷之，日 2 次即愈。

5. 化毒膏（即神效奇方）

专治湿热无名肿毒、痈疽发背及久年瘰疬梅毒，奇效如神。

黄柏 90 克，蝉蜕 54 克，全蝎 90 只，乳香 90 克，没药 90 克，当归 72 克，白芷 72 克，红花 90 克，蛇蜕 4 条，生地 72 克，男发（如蛋大）6 个，蜈蚣 62 条，蓖麻子 36 克，马前子 40 粒，赤芍 90 克。

以上用真麻油 4.5 千克浸 7 日，熬去渣，入炒黄色铅粉 2 千克收膏。其膏用雨水浸，始则数日一换，后则月余一换，随用随取，以免干枯。（原注：有人自膝下至踝烂见骨 30 余年，将此贴至半年，生肌收口，后不复发。）

6. 阳和至宝膏（又名痰块膏）

此与药肆所售者不同。本膏不治火毒疮痒，专治痰毒痰核、瘰疬乳疬、阴毒流注以及外证之色不红者，并皮肉所结之痰块皆治。

鲜紫苏 24 克，鲜牛蒡 24 克，鲜白凤仙 12 克，连根青葱 24 克，鲜草薢 24 克，鲜薄荷 24 克，鲜苍耳草 24 克。

以上 7 味，取叶梗根全草。用麻油 5 千克浸 10 日，煎枯去渣待冷，4 天后再加青防风、荆芥、水红花子、木香、川附子、当归、天麻、穿山甲、陈皮、白芷、川芎、连翘、白芥子、官桂、乌药、草乌、僵蚕、天南星、桂枝、大黄、白蔹、赤芍、生半夏、青皮、蒲公英、青木香各 30 克，熬枯去渣，熬至滴水成珠，入陶丹 210 克，文火收膏，渐温入后药：

制肉桂 30 克，炙乳没各 30 克，琥珀 60 克，芸香 60 克，丁香油 120 克，苏合油 120 克，麝香 90 克共研细末，入膏搅匀，瓷罐收贮。用时，隔水炖化，摊用。修合时宜于夏末，膏必须熬老，如太老，加苏合油不拘多少。

7. 拔疔毒膏

专治疔毒初起，并治无名肿毒。

紫花地丁 60 克，当归（酒洗，以盐渥烂）120 克，大五倍子10 个。

麻油 5 千克煎枯，滤清，以黄蜡收成膏。取少许涂疔毒上，以膏散盖之，半日即退。

8. 神水万应膏

治伤痕及远年疮疖。

麝香 0.9 克，血竭 6 克，明雄黄 9 克，冰片 1.5 克，乳香 9 克，大黄 3 克，没药 6 克，朱砂 0.3 克，陈石灰（愈陈愈佳）9 克。

上 9 味，共研末。先用黄明胶 240 克，捶，入钵内，隔水炖化，将药末和入调匀，用新笔蘸药摊于矾纸上，干后收贮。用时视伤痕之大小，即将膏药剪下，用热水浸软贴之，无不神效。贴后不必更换，愈后膏药自落，毫无疤痕也。

9. 接骨丹

治跌打损伤，接骨如神。

大鳖甲（九轮者，醋煅）1 个，地鳖虫（以当归、红花水拌煨7 日）12 个，生姜末 9 克，自然铜（醋煅七次）9 克，血竭 3 克，儿茶 3 克，乳香 1.8 克，没药 1.8 克，生地炭 3 克。

共为细末，每服 3 克，其骨自接，重者三服立愈。

10. 百岁酒

原按：据原书云，水火既济，真是良方，而制胜全在羌活一味，可谓小无不入，大无不通，非神识神手，不能用此，服之数十年，步履强健神效，或减半试之亦可。

蜜炙黄芪 60 克，大生地 36 克，茯苓 30 克，龟板胶 30 克，肉桂 18 克，抱茯神 60 克，大麦冬 30 克，熟地 45 克，羌活 24 克，川芎 30 克，潞党参 45 克，全当归 36 克，陈皮 30 克，防风 30 克，於术 30 克，五味子 24 克，枸杞子 30 克，大枣仁 1000 克，枣皮 30 克，冰糖 1000 克。

泡高粱烧酒 10 千克，合前药入瓶内，隔水共煮一炷香，或埋土中 7 日更好，每晚随量饮之。

11. 白带年久不愈方

凡白带诸药不能疗者，有湿热之故也。

贯众（去毛、皮、花萼）1 个，以米醋蘸，慢火炙熟。

为末，空心米汁调下 6 克，屡试屡验。

12. 冻疮方

生甘草，甘遂，细辛，吴茱萸。

为末，丸如李子大。每用 1 丸，煎汤洗。

（三）医案萃选

1. 霍乱

某，热伏于内，寒束于外，寒火相并，扰乱肠胃，清浊混淆，升降失司，致成霍乱。刻下吐泻虽止，而胸闷未舒，小溲溺赤。脉来缓弦不扬，苔黄口淡。邪温热未楚，肺胃气机未和也。再从和化一法。

川朴，大腹皮，通草，甘草，扁豆衣，赤苓，陈皮，滑石，蔻仁，姜半夏，佩兰，谷芽，川连（吴萸炒）

2. 燥证

某，前进清金养胃、和肝保肺，自春而夏，颇见奇功，胃口且起。入秋以来，燥气用事，更受时邪，致发红痧。讵自此而后，潮热日来，胃口日减，气急转甚。是因长夏发泄之余，肺气既伤，而又加之以燥。燥则伤肺而肝愈横，以向不胜而乘我之素胜，是为逆矣。逆即肺愈伤而气愈急，音愈低而汗愈多。而汗为心液，液耗则阴伤，阴愈伤而火愈炽。下午即热，舌白似糜，实为可征。脉小弦而数，左腿酸痛，液耗气伤，一惟燥火用事，霜降大节在迩，出入攸关，深以不效为虑耳。

霍石斛，北沙参，肥玉竹，嫩白薇，桑叶，苋麦冬，川贝母，竹二青，叭哒杏，嫩钩藤。

二诊：求援于肺，乞济于胃，胃阴一复，即饷糈可继；肺气一清，则功能制木；如是则心火肝风，想亦不难乎复矣。前则呓语减，神韵渐清矣；二腑通，饮食渐进矣；瘈疭定，神气亦敛矣。况乎舌上津回，亦脉与症符之象，则挽回之机，不尽在求援乞济之间乎？然创痛巨深，残破未修，余波未定，稍有不慎，犹恐为山九仞，功亏一篑耳。

洋参，麦冬，半夏，金斛，川贝，丹参，蛤壳，钩藤，杏仁，竹茹，甘草，橘络，生地，朱黄，枇杷叶。

3. 呛咳

某，气阴并亏之质，肝火最易升腾，外风乘之，引动积饮，肺气滞塞，咳呛气急。曾投散风清热，气急渐平，而咳呛未已，痰多白沫。呛则气火上升，左边头痛，咽喉亦觉干燥。脉小数，左细弦，苔微黄，舌苔微黄尖。火浮于上，清肃不行，有孕在怀。急宜清肃上中，豁痰润燥，不致多呛而牵动胎元也。

沙参，云苓，苏子，杏仁，竹茹，蜜蒌皮，浮石，川贝，白芍，白薇，橘红，紫菀，冬瓜子，枇杷叶。

4. 兜腮毒

罗孩，初诊：风郁化火，火盛生痰，痰火风搏结肺胃，肺气不宣，咳嗽音闭，痰鸣气急，身热不扬。兜腮毒红肿作痛，起自痧子之后，痧火未清，脉小数。孩提气阴薄弱，羌延两月，正气大伤，窃恐正不胜邪，邪不外达，有内闭厥逆之虑。症颇棘手，勿泛视之。姑拟清热透邪，轻开上焦。

淡豉，金银花，前胡，蒌皮，茅根，薄荷，桑叶，杏仁，赤苓，牛蒡子，甘草，连翘，竹茹，川象贝，山栀，僵蚕，枇杷叶。

二诊：昨投清热透邪，轻开上焦，诸皆轻可，音亦较开，痰毒肿硬亦退，咳仍未已，痰不易出，稍有气急，脉数身热。痧子之后，阴伤未复，邪热未清，肺胃升降失司。再以存阴透邪，肃降肺胃。

淡豉，川象贝，杏仁，郁金，山栀，蒌皮，茅根，甘草节，薄荷，桑叶，银花，前胡，竹茹，枇杷叶，牛蒡子，冬瓜子

五、巢渭芳重时机，精舌诊，用药精准

（一）临证思路

1. 长于时病，注重时机

巢渭芳医术全面，临床善治各科疾病，尤长于时病。时病传变迅速，消耗人体正气迅速，故巢氏认为"治时病贵在不失时机，尤须审证求因，药有专任。片面求稳每致贻患，一味求全反将掣肘，皆不足取法"。巢氏还对"冬不藏精，春必病温"给出解释，认为"盖冬不藏精，其人非特操持过度，即阴液又不足，心火炎上，痰气内阻，因气未大馁，渐渐深入，当其时一触不发耳，势必至春，阳气宣泄，卫气外薄，搏结伏邪而发病见症"，并认为温病与伤寒循经传变有别，往往一开始即出现热象，"温邪一现，即白苔粗糙，又有光剥而绛者，危在朝夕险象，最恶辛凉，宜甘寒大剂救阴"。

2. 精于舌诊，反对刺舌

巢渭芳对舌诊颇有研究。他认为白苔最难明晰，伤寒湿邪之苔，与虚弱之症不得同日而语。盖白苔有病进之晕暗干白，有病退之豆渣浮白，根蒂已松。或白如布，或如伏邪久郁之粉白者，极险。尚有粗白、细白之苔，症见壮热汗多者，均白虎症也。又有白如垒瘰，始终厚刺，不变黄黑，乃痰火内蒙所致。所以痰多之辈，苔最难化。而久病风湿之症，苔底光薄，上罩如白

粉，散如星点。亦有白如雾露之浮地面者，为气阴并伤之症。另外，巢氏认为"冬不藏精，春必病温"之舌苔白干与"循阶级次第而进之"的"伤寒传经之苔理"绝不相同，认为温邪一现，即白苔粗糙，又有光剥而绛者，必须引起足够警惕，以免延误病情。

巢渭芳反对针刺舌本，认为舌为心苗，一身之精灵荟萃之地，脾主散精，肾主灌输，有所发病，心火痰热最多。如"舌尖生紫泡，舌底起僵子，一经刀针，总未见痊，甚至成舌岩而殆者"。并举出所见实例，有一病患因生气受辱，"激动肝火，舌尖左半生紫泡，有一医针破渗血，两日后乃翻花，秽水淋流而殃"。

3. 辨证准确，明察秋毫

巢渭芳，辨证精细，善于从细节发现疾病的本质，能从同中求异，捕捉病机。如"田某""谢某"二人同患时病，舌苔皆白，谢某生而田某亡，门人不解，巢氏做出解释，曰"谢某以新感冬邪，憎寒壮热，有汗不解，骨骱疼痛，脉浮而缓，舌苔晦白满布，乃伤寒初入太阳之经也"，而"田某以伏邪为病，自秋分起，延至霜降后，外形未怯，正气内匮，苔色薄白满布，干刺无津。脉芤，久病不宜也"。

巢渭芳对外科疾病钻研亦深，他认为背痈、发背临床当区别看待，辨证清楚。背痈者，始起顶尖根盘开阔，焮肿闷痛。发背者，初则平坦微肿，渐生红白点粒，按之始知痛，溃烂无正脓，甚则腐近背骨，腐肉层层而揭，为外科之重症也。背痈则不然，可以刀溃出脓，过背者仅少见，以其为阴中之阳证耳，治之较易。

（二）用药特点

巢渭芳用药特点沿袭孟河费氏、马氏轻灵醇正的风格，用药依然是平淡中见神奇，长于深湛的医学理论功底，不以标新立异，炫人耳目。对有些疾病的处理，又有自己的风格。如对于急症时病，强调把握时机的重要性，提出"治时病贵在不失时机"，认为温病"温邪一现，即白苔粗糙，又有光剥而绛者，危在朝夕险象，最恶辛凉，宜甘寒大剂救阴"；对于外科重症，如发背的治疗，给予内外兼施，如有一病患，"发背始生左脾俞间，白泡十余枚，溃延腰际，逆行右肩项，呻吟不宁，年逾六旬"，病情危急，"料无痊理"，巢氏"外以去腐丹，继进海浮散，搽发背膏，日进别直参三钱……"。

（三）医案萃选

1. 春温

西庄巢勤保孙，年十六，父早亡，依祖父为生。是年仲春感冒，先寒热似疟，继而但热无汗，越三朝邪入膜原，身躁狂言，脉大，舌中黄腻。此体质不足，虚风实邪相搏，化燥之潮也。时已二鼓，延渭芳出视，以钩藤、羚羊片、杏仁、银花、枳实、桑叶、连翘、淡芩、石菖蒲根、芦根，另以玉枢丹0.6克药汁冲进，诘旦来言，大势已退。原方改轻再服1剂，全起矣。第是症也，值春气宣泄，苦凉峻剂与至宝丹均在禁例。

2. 温热

辛丑年四月中旬，敝乡孙川之妻巢氏，年将三十，得温病旬余，神昏谵语，胸腹拒按，苔黄而腻，脉细右弦实，大便时溏。其公婆视为祟病，不可医药，延越两日，送居补山寺避养。神气日益不支，呻吟不安。延他医治之，进鲜生地、石膏，病势益甚。随邀余诊，诊脉视舌如前。即行大承气汤两剂，霍然而退。余曰：此非祟也，乃邪结胃腑，再迟三日无救矣。其父母信佩之至。凡用承气汤，必需脉实证实，否则不能轻用。再则服承气汤后，病人中阳必伤，须加意调养，否则虚恙丛生，变端百出。

3. 湿温

丁东山长郎，典业中缺也，值中秋行赏佳节，豪饮太过，患湿温一候，始则头重，蒸蒸发热，胸痞，有白瘖布于两膺间。彼宅与渭芳只隔一巷，初以淡渗化湿，舌色全布白苔，中有细黑点一条，证属湿热夹滞，将入膜原之明征耳。叠以前方加川郁金、雅连等不见退步，目珠微晕红，化燥之机虽见，甘凉濡化颇难，进陷胸汤至的，而黄连用至9剂，依然若是。东山夫人素任渭芳，往时调治其次及东山温病，未有或瘥，极见重也。一日诊毕，曰：先生药可有误否？渭芳屹然，回忆药肆执斋盍之徒，伪品必多。东山夫人亲至别肆购来真雅连4.5克，用锤杵碎，撒去前者换之，立时煎服。次晨到舍间，言其药误之实情，夜半热顿退，得微汗而臭。趋而视之，大便亦不溏，舌色浮黄少津，足征乡僻贫民，害于救不及者少，殆于伪药者比比皆是，悲夫！

4. 吐血

戊申，冬月中旬，本城，有邱姓之子，年已三旬，经营药业，贪恋女色，喜饮烧酒，每每逾垣求好，后竟将此女私偕夜遁。心为之掉栗，胸中微痛吐血，始而一二月一次，至冬大咯，成碗而出，色初鲜，稍缓即凝块不泽，药苦无效，邀余诊之。急予大剂西潞党参、西血珀、生地、炮姜、五味、白芍、怀膝炭、归身炭、马兜铃、茯神、龙眼肉。3剂知，20服止。

5. 腹痛奇病

靖江薛某某，患腹痛当脐，四围板硬，腰俯不能仰，即伛偻若跬步，知病甚奇，先由海上诸名手诊视罔效，继至镇江西医疗之，匝月间费药资200余元，未见动静。谷少形羸，因寓某旅馆，其馆主早年患疝气为渭芳治愈，故听说来孟。诊两手脉沉而数，知外疡也。然则延绵两载，肠胃垢结有如斯蕴酿耶？再再窃问，据云有戚庆事，乃口腹不慎，途中寒雨，外冒所致。渭芳见病属实，脉正尚未馁。始则微攻其瘀，以制军、桃仁、木香、归尾、红花、牛膝、麻仁、生草、新会皮、赤芍、降香。间两日一诊，已服药近两月，问其所苦，彼答曰："已稍稍获效矣。时届霜降将过，请拟一方回里。"则亦听其携方而去，即嘱："引中有巴豆霜0.6克，如大便解后即去之。"讵料到靖后畏方之猛，怯不敢服，来春正月，二次旅孟再诊之。渭芳自觉愧对，彼仍不以为然也，其意中颇为信任。又倏忽间五月矣，即面嘱底里，如果避嫌畏药，君之疾恐成痼症，今日之方有保和丸，乃香岩天士法也，宜啜两次药汁过下，能大便畅通一下，始有进步，否则渭芳亦谢不敏矣。彼始俯噉毕，顿时腹胀痛若失，所下皆坚硬垢粒，意气大爽，腰背皆直。去巴豆霜，调理一旬，脐中津出黄水，数日而愈。前日所服方不计外，而渭芳所手立之方，已有123页，此亦世所稀见之奇疾耳。

六、丁甘仁治外感，辨内伤，皆有创见

（一）临证思路

1. 擅治外感热病，融和伤寒温病

丁甘仁对外感热病深有研究，深研《伤寒论》，并吸收温病学派之精华，

熔伤寒温病于一炉。他深谙仲景学说，对后世伤寒学派著作如《伤寒集注》《六经定法》等皆有研究，临证精通六经辨证，主张辨治外感热病，先定六经，再按经施治。同时，丁氏认为除《内经热病论》外，温病经典《温热经纬》《温病条辨》等也应研读，故其主张将温病学派思想与伤寒学派思想相结合，融会贯通，互相联系。伤寒、温病同为外感热病而立法，不应对立地看待，在处方用药时更应因人因时制宜，不可囿于伤寒温病方的界定。如在治疗风温时，丁氏既使用清热化痰、生津达邪的时方，还常根据病势病位深浅，使用麻杏石甘汤、白虎汤等经方。

对于具体瘟疫，丁氏理论与治验皆十分丰富。如治疗烂喉丹痧，其自述"临证 20 余年，于此症略有心得，诊治烂喉痧不下 1 万人次"。烂喉丹痧，类似"猩红热"病，传染性强，病情重，甚者朝发夕死，夕发朝亡。此病多发于冬春，多急骤出现咽喉红肿腐烂，全身皮肤发出痧疹，可兼见有咽关白腐，舌质红绛，脉象滑数或细疾。丁氏认为本病"透痧为第一要义"，病程可分为三期，初期在气，重在透痧，方用解肌透痧汤化裁；中期在于气营，重在清营，方用凉营清气汤化裁，但仍不能忘透，若红痧尚未出齐，宣透之药不妨多几味，若红痧基本出齐，说明邪气大部分以随痧透出，则宣透之药当减，而清热滋阴之品不妨多用，此中分寸，最为关键；末期头身红点渐回，咽喉疼痛减轻，舌质红绛苔少，逐渐以解毒为主，方以石膏汤合地黄汤为主化裁。

2. 治内伤杂病有创见

著名中医学家颜德馨曾指出，丁甘仁先生辨治内伤杂病，功底深厚，匠心独运，如胃以通为补、宣肺气以疏肝、补精必安神等治法，对后学颇有启迪。

六腑以通为顺，丁氏治疗胃痛，亦强调通法的重要作用，认为胃以通为补，无论虚实寒热，皆当运用，但要恰当加减变化。"暴痛属寒，久痛属热，暴痛在经，久痛在络"，故在具体运用通法时，当有通气、通血、温通、寒通之别。气痛用金铃子散，夹瘀用旋覆新绛汤，寒重佐肉桂、煨姜，热盛佐连、萸、山栀，痛极以苏合香丸通气救厥。除此以外，胃虚痛也可使用"胃以通为补"思想，但要注意与补益药相配伍，如丁氏曾以小建中汤与小柴胡汤、妙香散合方补通结合治疗虚寒气滞型的顽固胃痛，获得良效。

丁氏治疗郁证，不囿于疏肝理气的套法，他根据《内经》"诸气愤郁，皆属于肺"的论述，指出肺主一身之气，对人体气机的通畅有巨大作用，通过宣肺法，可调理周身气机，亦可起到疏通肝气的作用，故对疏肝解郁治疗无效的郁证，丁氏常常以"宣肺气以疏肝"的思路取效。

丁氏在治疗遗精、不育等男科疾病时，提出"补精必安神"，认为治肾还需治心。丁氏认为心主神明，主明则下安，主不明则十二宫危，心神的旺盛对肾藏精的生理功能有很大的影响，指出"心藏神，肾藏精，精藏于肾而主于心，心君泰然，肾精不动，是为平人"，"气阴两亏，坎离失济，心虚易动，肾虚不藏，神动于中，精驰于下"。故治疗时重视安神，并规劝病人怡情养志，保持健康的心态。

（二）用药特点

用药和缓，善用轻剂

丁甘仁继承费伯雄醇正和缓、归醇纠偏的学术主张。故其处方亦以轻灵见长，一者少有峻猛之药，二者用药剂量也轻。有学者统计，在丁氏常用的400余种药物中，泻下药共12味，而甘遂、红大戟、黑白丑毒性较大的药物仅出现1次。故丁氏用药讲究火候分寸，如治疗郁证时，认为肝脏易动火化风，"不可过用风药，风能助火，风药多则火势有更烈之弊"，故多选辛凉轻清之药，以通气解郁清热，如薄荷、桑叶、菊花、银花、枇杷叶等。

在处方用药方面，丁氏把先贤徐之才"轻可去实"治法发挥得淋漓尽致，认为用药需要针对具体病情，而不是一味加重药量，指出"临证中第一要估计患者体质的强弱；第二要酌量病势的轻重缓急；第三对患者的居处习惯、饮食嗜好等也要作适当考虑。在投药无效时必须细究其因，是因药不对症，还是药不胜病，然后加以变动"，认为"看到使用重剂而不能见效，药量无可再加而又无法可施之时，可以运用轻可去实之法，改用轻剂，或有转机之望"。

（三）医案萃选

1. 咯血

方先生，水亏不能涵木，木火升腾，阳络损伤则血上溢，吐血又发，咳呛内热，脉象濡数，舌苔薄黄，两颧红赤，虚阳上僭，颇虑缠绵增剧。姑拟养阴柔肝，清肺去瘀。

蛤粉炒阿胶6克，生牡蛎12克，丹皮6克，茜草根6克，侧柏炭4.5克，仙鹤草9克，川贝母9克，甜杏仁9克，淮牛膝6克，鲜竹茹4.5克，白茅花3克，蚕豆花露（后入）180克，葛氏十灰丸（包煎）9克。

二诊：阴分本亏，春令木旺，木火升腾，阳络损伤则血上溢，吐血又发，咳嗽内热，不时颧红，苔薄黄，脉芤数无力。昨投养阴柔肝、清肺去瘀之剂，尚觉合度，仍守原意出入，尚希逸山道兄明正。

蛤粉炒阿胶6克，生牡蛎12克，丹皮6克，川象贝各6克，茜草根6克，仙鹤草9克，瓜蒌皮9克，甜杏仁9克，淮牛膝6克，侧柏炭4.5克，鲜竹茹4.5克，白茅根（去心）2扎，茅针花3克，葛氏十灰丸（包）9克，蚕豆花露（后入）180克。

2. 喉痧

郭世兄，疫喉痧4天，痧子虽布，额鼻不显，发热得汗不多，口干不多饮，泛泛呕恶，舌干燥无津，脉象濡滑而数，项颈痧毒偏左肿硬疼痛，咽喉焮红，内关白点。风温疫疠之邪化热蕴袭肺胃，厥少之火上升，阴液暗伤，津少上承。自服蓖麻油，大便溏泄，亦热迫湿泄也。症势非轻，急宜生津、清温而解疫毒，尚希明正。

天花粉9克，京玄参4.5克，薄荷叶2.4克，大贝母9克，蝉蜕1.5克，荆芥穗2.4克，熟石膏9克，甜苦甘草各1.5克，炙僵蚕9克，银花12克，连翘壳9克，板蓝根6克，鲜竹茹叶各4.5克，鲜茅芦根各30克。

二诊：疫喉痧5天，痧子布而渐多，身热得汗不畅，口干不多饮，咳嗽，腑行溏薄，项颈结块疼痛，舌质淡红，脉象濡滑而数。疫疠之邪，化热生痰，逗留肺胃，厥少之火升腾，阴液暗伤，津少上承，还虑增剧。仍宜辛清解疫毒，尚希明正。

天花粉9克，京玄参4.5克，薄荷叶2.4克，蝉蜕1.5克，荆芥穗2.4克，甜苦甘草各1.5克，金银花9克，炙僵蚕9克，连翘壳9克，生赤芍9克，大贝母9克，板蓝根6克，鲜竹茹叶各4.5克，鲜茅芦根各30克。

三诊：疫喉痧10天，痧已回，昨有鼻衄如涌，名曰红汗。身热较轻，不欲饮，舌质红绛无津，项颈颊车结块，肿硬疼痛，势成痧毒，虑其酿脓。痧火由气入营，逼血妄行，痰热蕴结阳明之络，血凝毒滞，还虑增变。今宜生津清营，解毒清温，尚希明正。

鲜石斛9克，天花粉9克，京玄参4.5克，川象贝各6克，冬桑叶6克，粉丹皮6克，生赤芍9克，板蓝根6克，甘中黄2.4克，金银花12克，连翘壳9克，犀角片0.9克，鲜竹叶30张，鲜茅芦根各30克。

3. 中风

黎左，两年前右拇指麻木，今忽舌强语言謇涩，右手足麻木无力，脉象虚弦而滑，舌苔薄腻。此体丰气虚，邪风入络，痰阻舌根，神气不灵。中风初步之重症也，急拟益气去风，涤痰通络。

生黄芪15克，青防风3克，防己6克，生白术6克，全当归6克，大川芎2.4克，西秦艽4.5克，竹沥半夏6克，枳实炭3克，炒竹茹4.5克，炙僵蚕9克，陈胆星2.4克，嫩桑枝9克，再造丸（去壳研细末化服）1粒。

5剂后恙已见轻，去再造丸、枳实，加指迷茯苓丸9克吞服。

4. 膏方

张先生，每冬必咳，气急不平，天暖则轻，遇寒则甚，此阳虚留饮为患也。阳为天道，阴为地道，人生贱阴而贵阳。《经》云：阳气者，若天与日，失其所则折寿而不彰。素体阳虚，脾肾两病，肾虚水泛，脾虚湿聚，水湿停留，积生痰饮，年深不化，盘踞成窠，阻塞气机，据为山险。上碍肺金右降之路，下启冲气上逆之机，不降不纳，遂为气急。饮为阴邪，遇寒则阴从阳属，虎借风威，遇暖则阴弱阳强，邪势渐杀矣。痰饮生源于土湿，土湿本源于水寒，欲化其痰，先燥土湿，欲燥土湿，先温水寒，书所谓外饮治脾，内饮治肾也。肺主气，胃为化气之源，肾为纳气之窟。肺之不降，责之肾纳，肾之不纳，责之火衰。欲降其肺，先和其胃，欲纳其肾，先温其阳，书所谓上喘治肺，下喘治肾是也。证属阳虚，药宜温补。今拟温肾纳气，温肾则所以强脾，和胃降逆，和胃功兼肃肺。但得土温水暖，饮无由生，胃降金清，气当不逆，气平饮化，咳自愈矣。证涉根本，药非一蹴能治，仿前贤方乃三思而定，略述病由，以便裁夺。

别直参90克，云茯苓120克，潜於术90克，清炙黄芪90克，清炙草24克，炙远志肉30克，大熟地120克，川桂枝18克，五味子（淡干姜12克同捣）24克，熟附块30克，川贝母90克，甜光杏90克，蛤蚧尾（酒洗）5对，砂仁末24克，范志曲90克，陈广皮30克，仙半夏90克，旋覆花（包）4.5克，代赭石（煅）120克，补骨脂60克，核桃肉（二味拌炒）20枚，炙白苏子60克，淮山药90克，山萸肉90克，福泽泻45克，厚杜仲90克，川断肉90克，甘杞子90克。

上药煎4次，取极浓汁，加鹿角胶120克，龟板胶120克，均用陈酒炖烊，白冰糖250克，溶化收膏。每早服9克，临卧时服9克，均用开水冲服。如遇伤风停滞等，暂缓再服可也。

七、余听鸿善守方，不拘泥，内外并治

（一）临证思路

1. 立定主见，效不更方

余氏在疾病的诊疗过程中，强调以识症为第一，守方是其一大特色，曾言："治病之方法，要立定主见，不可眩惑，自然药必中病。有一方服数十剂，一味不更而病痊者，非老于医者不能也。"恰与其师费兰泉的诊疗特点

相契合："所以方药对病，如指南之针，心中断不可疑惑，倘服三四剂不效，即更他方，病深药浅，往往误事。吾令其服 40 剂，而病可瘥，胸中早有成竹也。"在著作《诊余集》中，便记载有不少面对疑难重症时，余氏立定主见的验案。如治友人沈芝卿阴斑泻血一案，患者症见遍身红斑聚集成块，发根上逆，大便血利滑泄，手足拘束，面红目赤，坐不能卧舌干绛，脉沉不迟。服阴药则利下，服阳药则面红目赤。当时诸多医家坚持认为还是应服阴药，然余氏经过深思熟虑之后，认为服用阳药虽然加重了面红目赤的症状，但患者大便滑泄下血，脉沉不迟，血脱则气亦脱，血脱先固气，恰是应当予以温补。遂力排众议，投以重剂附子理中汤而愈。事后言之："幸病家能信余而不移，而余亦能立定主见而不移。若一或游移，进以寒凉养阴之品，不死何待？虽雪深三尺，日夜踌躇，衣不解带者半月，亦劳而无功。此治病当胸有成竹也。"又如治常熟县南街面店内某童一案，该子冬日坠河，因家贫无衣，遂着湿衣于灶前烘干，湿热之气由此入肌，此后面浮足肿，腹胀色黄 3 年。余氏以济生肾气汤法投之。时值酷暑，众人皆谓肉桂、附子不相宜。余氏坚持己见，嘱服 6 剂，而后服参苓白术散 10 余剂而愈。由此可见其立定主见、守方用药之一斑。

2. 博采众方，不拘一格

早在学徒时期，余听鸿便熟读中医经典，为之后的临床实践打下了坚实的基础。其善用仲景方，尝以小建中汤合附子理中汤治疗虚斑亡阳，以桂枝加龙骨牡蛎汤治疗阴阳并脱，以附子理中合桂枝加龙骨牡蛎法治上下并脱，以五苓散治暑风厥痉等重症；又尝以黄连汤治关格呕吐，真武汤治肾虚痰升气喘，乌梅丸治肝厥、久痢、呕吐，桂枝加龙骨牡蛎治久疟寒热往来、盗汗、自汗，竹叶、石膏、白虎、猪苓汤等治三消，猪肤汤治久咳音喑下痢，黄连阿胶汤治风热下痢便血，五苓散治湿疝脚气等杂病。余氏又好收集各类验方，在其医案中，便载有用黄土包山芋煨熟治疗脾虚泄泻；费伯雄以梨汁治疗食参目盲；常熟吴恒和茶铺老太太以苏木煎汁，冲入陈酒、童便治疗产后血晕等法。

有了学徒时打下的基础，其在临证中更是加以发挥，而不拘于成见。余氏多次强调："见病治病，随证立方，是为真的。专信陈言，拘执寒凉，偏于温补，即非上工。"又言："治病贵看症用药，不可拘于成见。如时邪之吐泻，泥于仲景之三阴证，用四逆、理中等法，其误事尚堪设想乎！"在李姓妇湿聚便血一案中，始为泄泻鲜红血，他医进以白头翁汤，服后洞泻不止。余听鸿视之，冷汗淋漓，舌灰润，色如烟煤，肢冷畏热，欲饮水而不能，言语时清时蒙。言之为太阴湿聚，宜治以温燥，兼之淡以渗湿，拟胃苓汤加山楂炭、炒黑干姜。一剂患者神志稍清，再更方投二三剂而愈。事后自评："此症本不甚重，此方亦不甚奇，若拘于方书，误用寒凉，难免呃逆、虚痞、呕哕、汗冷、肢逆，恶候丛生，往往不救。甚矣，辨证之难也。"足以展现出余氏对中医辨证论治的运用自如。

3. 内外兼顾，寒温融合

孟河医派多以内外科见长，余听鸿作为孟河传人，亦是如此。他认为："外证之阴阳虚实，总归内科一理；虽云外症，实从内出。"其著作《外科医案汇编》中记载："今时内外各专其科，外科专仗膏丹刀针，谙内症者少；内科专司脉息方药，谙外症者不多。病家每遇大症，或兼感冒寒热，疑外科不谙内病，延内科用药立方，每致内外两歧，彼此相左，当表反补，宜托反清，内症未平，外症变端蜂起，攻补错投，温凉误进，贻害匪浅。"其治疗齿衄一案中，初以肉桂 1.5 克，研末饭丸，先空心服下，食以粥糜，再进甘凉咸寒滋降，再将生附子、麝香作饼，贴左足心涌泉穴。一剂血止，两剂而愈。其他所载如前阴、胃痛等案，均有内外治并用的临床实践。

余听鸿博采众长，认为伤寒、温病应当融合，且在临证中不断强调这一点。常熟百岁坊戴姓女凤凤，酷暑时节饮井水后觉胸中痞闷，明晨忽腹中气上冲，痛则痉厥，目珠上反，角弓反张，四肢抽搐，时厥时苏。余氏见此深思良久，认为其"热时饮冷，阳气内伏，阴寒阻格于上，阳欲升而不得，阴阳之气，逆乱于中，犯脾胃则为吐泻，犯肝胆则为痉厥"。用药当温凉并用，方能奏效，遂拟方：桂枝 3 克，羚羊角 6 克，干姜 1.5 克，川连 1.2 克，吴茱萸 1.2 克，钩藤 9 克，木瓜 6 克，天麻 3 克，僵蚕 9 克，竹沥 30 克，石决明 30 克，姜汁 1.5 克。一剂抽搐止，后服调肝脾药 20 余剂而愈。其在腹痛肝厥一案中言："夫温病之厥，关乎手厥阴者，多宜寒凉；寒病之厥，关乎足厥阴者，多宜温凉并进。"该立论在当时那样的时代、地域背景下，属实难能可贵；在中医分科愈发精细的当下，亦值得我们深思。

（二）用药特点

余听鸿好用仲景方，在《诊余集》中便多次记载其以经方化裁挽救重症病人的案例，如用桂枝汤加干姜、人参治疗阴斑热陷，用当归四逆汤加吴茱萸、生姜加味治厥阴伤寒，用白虎汤合竹皮、竹叶治产后中暑等。其用药深得孟河医派和缓之意，常用药多为茯苓、山药、桂枝等平淡之物，但平淡之中足见功底之深厚。正如其在脾泄一案中评论："此等平淡之方而去疾者，妙在空灵，直在有意无意之间耳。为医立方，能到此平淡，亦不易耳。"此外，他对药物的双面性亦有深刻的认识，多次强调药必中病："药能中病，大黄为圣剂；药不中病，人参亦鸩毒。服药者可不慎乎！"

（三）医案萃选

1. 阴阳并脱

丹阳贡赞溪，在琴开豆腐店。始以温邪，有王姓医专以牛蒡、豆豉、柴胡、青蒿等，已服 10 余剂，阴液已尽，阳气欲脱，狂躁咬人，神志昏愦，痉厥皆至，舌黑而缩，牙紧不开，病已阴绝阳亡。余即进以复脉法，去姜、桂，加鸡蛋黄大剂灌之。不料明晨反目瞪口张，面青肉僵，脉沉而汗出如珠，四肢厥冷。余曰：阴回战汗，阳不能支，欲脱矣。不必诊脉，先炊炉燃炭，急以桂枝龙骨牡蛎救逆法大剂，别直参 9 克，白芍 9 克，甘草 3 克，龙骨 12 克，牡蛎 30 克，淮小麦 30 克，大枣 9 克，茯神 6 克，煎之。先灌以粥汤，含不能咽，即将药煎沸灌之，稍能咽，缓缓尽剂。不料至晡汗收而遍体灼热，狂躁昏厥，舌黑津枯。余曰：阳回则阴液又不能支矣。仍进复脉去姜、桂法，生地 30 克，阿胶 9 克，麦冬 15 克，白芍 9 克，炙草 3 克，麻仁 12 克，鸡蛋黄 2 枚。服后至明晨，依然汗冷肢厥脉伏，目瞪口张不言语。余曰：阴回则阳气又欲脱矣。仍服前方桂枝救逆汤。至晡依然舌黑短缩，脉数灼热，仍用复脉去姜、桂法。如是者三日，症势方定。此症阴脱救阴，阳脱救阳，服药早温暮凉。若护阴和阳并用，亦属难救，故不得不分治也。后服甘凉养胃 20 余剂而愈。治此症余挖尽心思，余素性刚拙，遇危险之症，断不敢以平淡之方，邀功避罪，所畏者苍苍耳。

2. 湿痹

常熟大市桥王姓，年二十五六。面色青黄，足肿如柱，胀至腰，腰重不能举，足软不能行，其父背负而至。余问曰：此症起于何时？答曰：已一年有余，服药近100剂，鲜效。余诊其脉，涩滞不利，下体肿胀，足弱不能行，腰重不能举。余曰：此症虽未见过，揣其情，即黄帝所谓缓风湿痹也。《金匮》云：着痹，湿着而不去，腰中如带五千钱。《千金》云：脚弱病，总名谓之脚气，甚则上冲心腹，亦能致命。此症服补剂，往往气塞而闭者甚多，服表药而死者，未之有也，断不可因久病而补之。余进以活命槟榔饮方，橘叶12克，杉木片30克，陈酒90克，童便60克，水2碗，煎至1碗，调入槟榔末6克。服后将被温覆而卧，遍身汗出如洗，肿退一半。再服1剂，汗后肿即全退，足渐能步履。

复诊，更《本事》杉木散方加味，杉木片15克，大腹皮6克，槟榔6克，橘皮、橘叶各6克，防己6克，附子1.2克，酒60克，童便60克，服3剂，病痊。其父曰：药价极廉，不及百文，4剂即能愈此一年余之重症，神乎技矣。余曰：药贵中病，不论贵贱，在善用之而已。

古人之方，不欺后学，所难者中病耳。如病药相合，断无不效验者。

3. 热极似寒

夫热极似寒之症，最难辨别。余诊同乡赵惠甫先生之孙卓士，是年9月间，忽起呕泻，邀余诊之，进以芳香理气，淡以分泄。至明日，舌苔白而转红，脉滞而转滑，呕吐已止，再进以辛凉甘淡，存阴泄热。至黄昏忽然发狂，持刀杀人。至明日，阖家无策。余曰：热透于外，非泻不可。即进以三黄石膏法，黄连9克，黄芩15克，黄柏15克，大黄60克，石膏60克，栀子18克，淡豆豉18克，煎浓汁2大碗。余曰：多备而少饮，缓作数次服之。服一杯，即泻稀粪，又服一杯，又泻稀粪，连服4杯，连泻4次，神志稍倦，狂躁略减，药已尽过半矣。扶之使睡，呓语不休，如痴如狂。即进以存阴清热之剂，生牡蛎120克，元参60克，麦冬60克，细生地60克，金石斛60克，鲜竹芯30克，石膏60克，竹沥60克，鲜沙参120克，大剂灌之，即能安寐。明日醒，仍呓语，神志或浑或清。后每日服竹叶石膏汤1剂，西洋参

4.5 克，麦冬 1.5 克，石膏 30 克，鲜竹叶 12 克，姜半夏 4.5 克，生甘草 3 克，知母 9 克，粳米 60 克。此方共服 20 余剂，而神气亦清，呓语亦止。此症共服石膏 600 多克而愈。病由呕泻而起，《内经》云：热迫下注则为泻，胃热上沸则为吐。所以呕泻一症，亦有热秘呕泻，不可不防也。壬寅年之吐泻，有服凉药冷水而愈者。治病贵看症用药，不可拘于成见。如时邪之吐泻，泥于仲景之三阴证，用四逆、理中等法，其误事尚堪设想乎。

4. 大便秘结

常熟西门虹桥叶姓妇，正月间血崩，经蔡润甫先生服以参、芪等补剂，血崩止。余于二月间到琴，邀余诊之。胸腹不舒，胃呆纳减，余以异功散加香砂、香附等进之，胸膈已舒，胃气亦苏，饮食如常矣。

有 40 余日未得更衣，是日肛中猝然大痛如刀刺，三日呼号不绝，精神困顿。有某医生谓生脏毒、肛痈之类，恐大肠内溃。后邀余诊，余曰：燥屎下迫，肛小而不得出，即进枸杞子、苁蓉、当归、麻仁、柏子仁、党参、陈酒、白蜜之类大剂饮之。明晨出燥屎 3 枚，痛势稍减。后两日肛中大痛，汗冷肢厥，势更危险。他医以为肛中溃裂。余曰：如果肛中溃裂，何以不下脓血？《经》曰：清阳出上窍，浊阴出下窍。此乃清气与浊气团聚于下，直肠填实，燥屎迫于肛门，不得出也。当升其清气，使清阳之气上升，则肠中之气可以展舒，而津液可以下布。蜜煎、胆汁虽润，亦不能使上焦津液布于下焦，进以大剂补中益气汤加苁蓉、枸杞子、煎浓汁两碗服之，又下巨粪如臂，并燥屎甚多肛中痛已霍然，后服参苓白术散十余剂。

5. 滑胎

余在师处见一施姓妇，年未三旬，每受妊至三月，即小产，已经三次。是年受妊近三月，恐其又滑，就诊吾师。此妇面色㿠白，而略兼青色，口淡不渴，饮食不能克化，脉细濡而形寒。吾师进以附桂八味汤，服 10 余剂，面色稍红，饮食稍进。谓其夫曰：不必服药，惟每日服附桂八味丸 9 克，服至临产，自然母子俱安。后果无恙。余问师曰：方书所载，胎前忌热，产后忌凉，胎前忌泄，产后忌补，何以此妇胎前反多服热药？师曰：譬如瓜果结实，贵在天气之温和。人之养胎，亦贵阴阳调和。人之体热火旺而滑胎者，如瓜果方结，曝日亢旱，雨露少滋，自然叶萎而果落，故宜用凉药以润之，使热去而果自可保。寒体滑胎，如花后结果，阴雨日久，天气寒凉，无阳和之气，果亦不克长成，故服热药，使其阳气舒发，阴寒去而果乃可保。若拘于成书治病，即无从下手矣。况安胎本无成方，热者清之，寒者温之。气血不足者固之补之，气血有余者理之和之。所谓大匠诲人，能与人规矩，不能使人巧也。

八、邓星伯治内病，辨外病，传承发扬

（一）临证思路

1. 内科崇"和、缓、平"三法

邓星伯推崇孟河医派和、缓、平三法，临证常用开上、疏中、泄下三法治疗内科相关疾病。时病方面，在深谙历代温病学著作外，更推崇其师马培之《务存精要》一书，治病喜从三焦论治。他常说用药如用兵，用之得当，药味虽少，性味平和，辄能中病，同样能起沉疴，这点对虚弱病患者更为适宜。

邓星伯对金元四大家的学术思想多有了解，认为其各有特长，同时各有发挥。他欣赏李东垣的《脾胃论》，又称赞张景岳对朱丹溪"阳常有余，阴常不足"持不同论点，认为"阳不常有余，而阴常有不足"之说；对张从正汗、吐、下三法，他认为虽只能用于藜藿之辈，其思路可用于临床诊治，有邪应当先去邪气，邪气去则正气复；对刘河间开上、疏中、泄下三法多有心得，临床诊病治疗亦常用此三法。

对咳嗽一症，邓星伯认为纵有感受外邪、内伤七情、外邪与内伤共存致病，但总不离肺经。用药宜取宣肃两法，然宣肃皆有温清之别，邪未尽者，应于肃肺药中加入宣肺药物，方有成效。

对于肝病，邓星伯则推崇王泰林《西溪书屋夜话录》中关于肝病的论述，他认为书中对于肝病的论述虽言简而意详，乃明清以来独树一帜之作。

2. 外科承马培之特色

邓星伯与马培之素有交游，对马培之《医略存真》《外科集腋》尤为欣赏。他在外科治疗中，对于虚弱的患者，重视胃气的顾护，常养其胃阳、理

其胃气；而对外疡中最为常见的痈和疽，他尤重视其阴阳的判别。

邓星伯认为，大部分外疡均由内病酝酿而生，治疗需考虑周详，尤其痰注（约今结核性脓肿）更需留意，切不可单纯从外疡出发论治，否则贻误病情，假以迁延，不易收效。

在外科的临证治疗中，邓星伯运用熨烫、刀戳等手法尤为精湛。对于肠蕈，他先用药线结扎，再用熨斗烫落，手法轻巧灵活，常为人称颂。

同时邓星伯注重历代医家的经典著作，对陈实功《外科正宗》、高锦庭《疡科心得集》多有钻研。

（二）用药特点

邓星伯临床遣方用药继承马培之，崇尚清淡平和；治疗上，不分内服外用，皆以收效清灵快捷为要。他治疗肺系病症时，处方使用频率较高的药物包括甜杏仁、茯苓、炒竹茹、海浮石、石斛、浙贝母、栀子、白前等，这些药物药性多为平和，且大多具有清热化痰的功效。结合上述药物搭配，不难看出邓星伯在治疗肺系病症时兼顾脾胃，用药平和，中病而无过矣。

（三）医案萃选

1. 内科杂病

（1）虚损

壬男，宜兴。病后气阴两虚，脾肾并亏，一时难以恢复，入夏以来，多行伤气，触怒伤肝，肝气化火，激动肺胃脉络，喘咳又甚，复见咯血，两脉细数，软弱无力，腹痛便溏，泛泛作恶，际此盛夏，湿土司令，酷热在迩，滋阴助湿之药，且从缓治，姑拟降气化痰，疏肝运脾和胃，分化湿热法，以取经旨，必先岁气，毋伐天和之义。

南沙参9克，象贝母9克，茯苓神各9克，川石斛9克，款冬花（炙）4.5克，碧玉散（包）12克，旋覆花（包）4.5克，光杏仁9克，广橘白3克，枇杷叶（去毛包）3片，竹茹（炒）4.5克，鲜荷梗（去刺）0.3米。

二诊：病久阴伤气怯，肺、脾、肾三经俱亏，途中舟次冒风，肺气不肃，咳呛作恶，腹痛便溏，内热缠绵，盗汗溱溱，胃纳不馨，胸痞脘闷不舒，还宜养阴肃肺，化痰和胃，佐撤邪热。

嫩白薇 4.5 克，茯苓神各 9 克，神曲（包）9 克，南沙参 9 克，薄橘红 4.5 克，广郁金 4.5 克，光杏仁 9 克，款冬花（炙）6 克，焦山楂 9 克，淮山药 12 克，浮小麦（包）12 克，竹茹（炒）4.5 克。

（2）咳嗽

施男幼，戚墅堰。伤风咳嗽，不咳则已，咳则逆声不歇，甚则见血。治以清肺化痰，摄血止咳。

前胡 4.5 克，海浮石 6 克，瓜蒌炭 6 克，蝉蜕 3 克，蛤壳 6 克，川石斛 6 克，苦桔梗 3 克，光杏仁 6 克，石决明（先煎）12 克，玄参 6 克，黑山栀 6 克，鲜生地（洗打）6 克，藕节炭 4 枚。

（3）哮喘

钱男，苏州。寒哮有年，交冬即发，迩因感冒风邪，又增头额昏晕，胸痞脘闷心跳，咳喘难卧。治宜疏邪清肺，化痰降气止咳。

前胡 4.5 克，炙白前 4.5 克，宋半夏 6 克，蝉蜕 3 克，光杏仁 9 克，新会皮 4.5 克，白蒺藜 9 克，象贝母 9 克，海浮石 6 克，蛤壳 12 克，郁金 4.5 克，陈胆星 6 克，荸荠（打）4 枚。

2. 时病

（1）温病

许，宜兴。春温夹湿，身热汗出发斑，温邪热毒留恋不清，症经七旬，热退未楚，尾闾穴席印疮破溃出脓，腿足屈而难伸，两脉弦数，正气日虚。治以养阴清热，化毒生肌。

南沙参 9 克，大贝母 9 克，黑山栀 9 克，川石斛 9 克，苦桔梗 3 克，制僵蚕 6 克，天花粉 9 克，京玄参 9 克，金银花 9 克，六一散

（包）12克，生薏苡仁12克，肥知母4.5克，丝瓜络（炙）9克。

（2）暑病

钱，浙江。暑邪夹湿，寒热自利，舌质红绛，苔色灰腻，唇干。脉数而糊，延有风动痉厥之变，急为清暑利湿。

磨犀尖（冲）1.2克，广郁金9克，福泽泻9克，香青蒿4.5克，赤苓15克，天花粉9克，鲜石斛12克，净连翘9克，益元散（包）15克，钩藤（后入）12克，荷叶梗4.5克，川通草2.4克，竹叶卷芯9克，白荷花露30克。

二诊：热势稍退，便溏亦减，曾透白痦，均是佳象，惟舌苔灰腻未化，唇干未除，兼以咳嗽，痰咯不爽，正虚邪实，仍宗前方加味治之。

羚羊片（入煎）1.5克，鲜石斛15克，川贝母9克，西洋参（另煎冲）3克，云茯苓12克，粉丹皮6克，香青蒿4.5克，净连翘9克，黑山栀9克，福泽泻9克，荷叶梗4.5克，枇杷叶（去毛包）3片，川通草2.4克，鲜稻叶9克。

三诊：热势续退，苔色渐化，便泄已止，惟自述心神不宁，此阴气先伤、阳气独发之象。再拟养阴清热利湿。

黑玄参9克，北沙参9克，云茯神9克，金石斛9克，粉丹皮6克，黑山栀9克，霜桑叶9克，川贝母9克，福泽泻9克，天花粉9克，淡竹叶9克，枇杷叶（去毛，包）3片。

3. 外科

（1）目翳

韩，苏州平望。肺胃湿热，留恋不化，鼻右患成湿疮，两目红肿，右眼起星，两脉洪数，幼年当此。治以清肺平肝，明目祛翳。

前胡4.5克，木贼草4.5克，牛蒡子6克，桑叶6克，粉丹皮4.5克，夏枯草9克，真滁菊3克，黑山栀9克，川石斛6克，夜明砂（包）6克，石蟹15克。

二诊：肺胃湿热未清，肝火时欲上越，鼻旁湿疮破碎，痛痒，目红起星，两脉洪数。再拟清肺平肝，分化湿热。

白蒺藜9克，粉丹皮6克，制僵蚕6克，真滁菊4.5克，钩藤（后入）9克，夏枯草12克，小木通3克，川石斛9克，石决明（先煎）15克，木贼草4.5克，晚蚕沙（包）9克。

（2）唇疮

刘，常熟太仓。上唇起疱，红肿破碎脂水，痛痒相兼，鼻窒涕脓。治以清热消肿止痛。

前胡4.5克，薄荷头（后入）4.5克，川黄柏4.5克，黑山栀9克，粉丹皮6克，肥知母4.5克，真滁菊6克，天花粉9克，淡黄芩4.5克，净连翘6克，淡竹叶9克。

二诊：唇疮红肿较减，破碎未敛，鼻窒涕脓带血，风热逗留肺胃未化也，再宗前意出入。

霜桑叶9克，苦桔梗3克，夏枯草12克，真滁菊4.5克，粉丹皮4.5克，淡黄芩6克，薄荷头（后入）4.5克，黑山栀9克，大贝母9克，淡竹叶9克，连翘壳4.5克。

三诊：唇疮已愈，鼻窒未宣，涕流黄浊，有时带血。此系风热蕴伏脑户，清浊失乎升降所致。再从前意出入。

薄荷头（后入）4.5克，霜桑叶9克，黑山栀9克，辛夷花3克，苦桔梗3克，大贝母9克，真滁菊3克，粉丹皮4.5克，苍耳子6克，淡茶叶9克，藿胆丸（吞）4.5克。

九、贺季衡崇经典，重脾胃，用药机灵

（一）临证思路

1. 尊崇经典，知常达变

贺季衡自幼聪明而勤奋，学徒期间已熟读中医经典，后尽得其师马培之

真传。一生精勤不倦，勇于实践探索，尝言："学无止境，医学精微深奥，非浅者所易窥。"基于对经典的深谙，其辨证强调知常达变，即认为"六经""三焦""卫气营血"等均可作为辨证纲领，但需知常达变，而"八纲"皆可适用。言之："知常不知变，犹之'刻舟求剑'；知变不知常，犹之'无的放矢'。""常"为疾病由表及里、由上而下传变的一般顺序；"变"则是超越一般传变的特殊次序，如六经传变的"越经""直中"等，又如温热病中"逆传心包""伏邪外透"等。

古往今来，多数医家认为伤寒和温病派分两系，泾渭分明。贺氏认为："要知伤寒与温病，皆受'六淫'之邪为病，按其见证不同，皆可分别按纲以求证，谓其相得益彰则可，欲其截然分界，似无必要。"格局之大，足见其对经典研读及对知常达变的运用程度之深。

2. 博学广识，辨治精确

受孟河医派的影响，贺季衡一生博览群书，博采众方，而不拘囿于一家，且重视实践，知行合一。观其医案，多为辨证分析为先，立法用药随后。其对内伤杂病，先辨阴阳盛衰，再辨寒热虚实。病情复杂者，先辨致病之本，再定寒热虚实，治本依据乃定。在信息采集过程中，其重视四诊尤其是望舌苔的作用，如治李男暑湿一案，依据患者舌苔由白滑到白腐再到白腻的变化，认为虽然大腑迭通，但舌苔未见好转，湿浊弥漫，遂投苦温芳化之剂而愈。

贺氏对疾病的轻重缓急亦有精确的把握，对"急则治其标，缓则治其本"的应用颇为精当。如治杨竺秋霍乱一案，患者暑热为寒邪束缚，中阳骤失健运，泄下如注，四肢厥冷，遂亟为通阳化浊之法，未果，更以回阳救急之法；待四肢回温，风涛已定，化险为夷之后，垂绝之孤阳固复，且阴液告竭未充，用培补阴气之法善后。主次先后，当机立断，可见其辨治之精确。

3. 重视脾胃，培补后天

贺季衡居于丹阳，此地气候潮湿，故邑人多易感受湿邪，中焦脾胃易为困阻。且贺氏接诊之患者，多为疑难杂症乃至重症，亦多伴有脾胃内伤，正如李东垣在《脾胃论》中所言："脾胃之气既伤，而元气亦不能充，诸病之所由生也。"故其十分重视以调理脾胃为切入点，或顾及脾胃之气，且临床上往往能够奏效。如在法左血症案中，患者肝肾之精血大亏，分泌失职，心阳木火未平，肝肾虚逆之气将窜于络。拟填补肾阴，宣调络气；第二次出诊，患者又增胃呆食减，吐食吞酸，或泛辣味，余氏分析其"脾虚其阳，肾虚其阴，分泌无权，瘀浊留于髓道，清浊混淆。刻增木来侮土，肝胃不和，曲直作酸，填补下元，势难安受"，遂以泄木安土法先令胃和，后增清调养胃之剂，待至舌苔渐起，胃气渐生，再考虑调摄下元；此后患者复诊数次，无不兼顾胃气。此外，贺氏对脾胃的重视还体现在他对先后天之间关系的认识，他认为脾胃乃后天之本，且为气血生化之源，故当肾之先天之本不足时，亦可通过调补后天脾胃以巩固先天。

（二）用药特色

1. 药性醇正轻灵

贺季衡继承了孟河医派用药醇正轻灵的特点，其用药轻巧和缓，却能屡起沉疴，颇有"四两拨千斤"之效。而醇正轻灵之意，一是选药多为普通平淡之物，但必经过深思熟虑，无一味多余，恰如费伯雄所言："不求无功，但求无过，若仅如是，是浅陋而已，庸劣而已，何足言醇正！"二是中病即止，不过度用药，待患者病情好转后，多是教以饮食调养或予以丸散等以善后。

2. 剂型丰富多样

贺氏用药之剂型，除常规煎剂外，还有丸、散、膏、丹、代茶剂等，另有涤饮散、龙泉散、搽洗疮方、咽痛吹药散等特色制剂，且临床上常将不同剂型的药物联合使用。

3. 重视炮制引经

临证处方中，贺季衡非常重视药物的炮制方法。经过炮制的药物，可以减轻毒性或增加药力；且同一药物经过不同的炮制方法，其功效亦发生了改变。如萧左中风一案中，患者手足麻木不仁，贺氏认为系内风鼓动痰浊袭入脾络而来，遂处方中所用潞党参用姜水炒制，以增加其祛风散寒通络之效。此外，药物经过不同的炮制方法可以起到引药入经的效果，如醋制可以入肝，盐炒可以入肾，土炒可以入脾等。贺氏在处方中，常按照病位及药物本身的性味归经添加药物，从而达到引方入经，如用枇杷叶入肺，加竹叶、莲子等入心等。

4. 倡导药食并用

贺氏倡导药食并用，他既将一些食物加入到处方之中，又经常把饮食疗养作为患者后期康复的主要手段。如赤痢兼有胃纳不佳者，可运用红曲，肝经热厥少腹攻冲者可食雪羹汤（荸荠加陈海蜇）。另有秋邪生燥吃荸荠，咳嗽痰鸣冲莱菔汁等诸多方法。

（三）医案萃选

1. 不寐门

汤左（江阴），水亏于下，火浮于上，火水不交，阴与阳违。惊悸不寐，头眩耳鸣，间或梦泄，气从上逆则脘闷咽梗，背俞作胀，气火不两立见端。左脉弦数而细，舌红无苔。业经数月，速效难图。用药：

大生地，云神，青龙齿，生牡蛎，上川连（猪胆汁炒），远志肉，大麦冬，旋覆花，大白芍，生熟枣仁（各），白蒺藜（盐水炒），青果（杵）。

二诊：日来虽能安寐，而仍易惊悸，气从上逆则脘胁胀满，或作痛，甚则后达背部，咽为之梗。脉仍弦细左数，右寸关滑，舌起白苔。一派痰气搏结，虚阳上升之象。势无速效可图，拟十味温胆汤出入。用药：大麦冬、旋覆花、白蒺藜、陈皮、川贝母、法半夏、炒枳实、黄郁金、云神、煅龙齿、秫米、佛手花。

2. 中风门

丁左，猝然偏中，左肢不用，呛咳痰极多，气逆则作呃，胸闷便结，口喝于右。脉细滑左濡，舌苔滑白满腻。湿痰阻络，肺气不利也。势尚未定，先当化痰降气，以通络脉。用药：

白苏子，莱菔子，炙僵蚕，白附子（姜汁炒），大杏仁，净橘络，竹沥夏，旋覆花，川贝母，云苓，姜汁，竹沥。

二诊：调治以来，类中左肢渐能活动，无须策杖而行。独左手背尚有肿意，举动无力。脉濡细而滑，舌苔薄白。阴气渐复，络脉未荣。守原义更进。用药：别直须、净橘络、络石藤、千年健、稽豆衣、金石斛、制豨莶、秦艽、肥玉竹、云苓、桑枝、丝瓜络。

3. 咳嗽

薛男，呛咳多痰，胸次仄仄不畅，胃纳渐少，幸未寒热，脉细数而滑，舌红苔白。风邪犯肺见端，法当宣肃。

前胡6克，大杏仁9克，法半夏9克，瓜蒌皮9克，白桔梗4.5克，紫苏梗6克，象贝母9克，薄橘红6克，炒薏苡仁15克，枇杷叶9克。

二诊：呛咳虽减，胃纳未复，日来鼻仄不通，胸腹作胀，是加感新寒所致。

前胡4.5克，白桔梗4.5克，炒枳壳4.5克，新会皮6克，炙桑皮9克，姜皮1.2克，白苏子3克，象贝母9克，法半夏9克，旋覆花（包）6克，枇杷叶9克。

三诊：呛咳已止，胸次未舒，胃纳未复，脉小数，舌红。新邪已解，肺胃未和，当再和中肃肺。

南沙参9克，炙甘草3克，焦谷芽12克，大砂壳3克，瓜蒌皮9克，枇杷叶9克，大杏仁9克，炒薏苡仁12克，陈橘皮4.5克，云苓12克，法半夏9克。

4. 头痛

朱男，右眉棱骨久痛，来去如电光之迅速，右牙关开合则牵引，不能饮咽，脉弦细，舌红苔白。水亏木旺，风阳上扰，窜入脉络而来，业经已久。先以滋水潜阳，熄风解痉。

大生地15克，生石决明（先煎）30克，杭菊炭6克，白蒺藜12克，甘杞子6克，炒僵蚕6克，粉丹皮6克，明天麻4.5克，大白芍6克，生牡蛎（先煎）30克，灵磁石（煅，先煎）12克。

另：杞菊地黄丸90克，每服9克，开水下。

二诊：右眉棱骨久痛，来去如电之迅速者已退，牙关开合及饮咽亦利，多言亦无妨，脉之弦象亦折，舌白转黄。风阳初潜，当再滋水抑木，更谋进步。

大生地 18 克，生牡蛎（先煎）30 克，甘杞子（盐水炒）6 克，杭菊炭 6 克，明天麻 4.5 克，大白芍 6 克，清阿胶 6 克，稽豆衣 12 克，白蒺藜（盐水炒）12 克，肥玉竹 15 克，云苓 9 克，灵磁石（煅，先煎）12 克。

三诊：右眉棱骨痛，来去如电，及牙关开合牵引，不得饮咽者俱退；惟右额及发际尚有余痛，久而不清，脉弦细而滑，舌苔腐白。风阳日潜，痰浊未清也。

大生地 18 克，竹沥半夏 4.5 克，甘杞子（盐水炒）6 克，杭菊炭 6 克，白蒺藜（盐水炒）12 克，生牡蛎（先煎）24 克，明天麻 4.5 克，炒僵蚕 6 克，净橘络 2.4 克，云苓 9 克，灵磁石（煅，先煎）12 克，荷蒂 4 个。

十、谢利恒重养生，精辨治，用药便验

（一）临证思路

1. 重视养生，讲究方法

谢利恒平素非常重视养生，认为养生当先养性，养性当先养心，如其著作《家用良方》中所言："人有一团太和之气，则邪疬不能入；有一片诚敬之心，则物欲不能侵。明乎此理，可与言卫生。人不可无暇，亦不可多暇。多暇则邪念亦来。所谓逸则生淫，淫则体坏也。善用暇者，莫如看书。经史百家之外，如古人诗话、尺牍、法帖、书画谱、稗官野史，与凡明令卜筮、农圃种植，以及现今之游记杂志，科学书籍。愤懑时阅之，可以和平心气；闲暇时阅之，可以怡神益智。""凡劳心过甚及善怒多欲者，皆足以助火而戕命，是以宽容恬静，多享大年；性急躁怒，宜切戒之。"又言："心欲常静，体欲常劳，得此一端，皆足以享大年。今人常使心劳而形逸，与天然之生理绝对相反。此疾痛夭折之所多也。"认为多暇、易怒、劳心皆会酿生疾病，

恬淡虚无方为正道。

谢氏推崇栽花、煮茗、扫庭等合理适度的健康运动，提倡静坐这一养生之法，他说："静坐观空，照见一切是非毁誉利害，譬如泡影，当下消亡，一乐也。烦恼当前，一时不能排遣，便另寻畅快事以借境调心，二乐也。常不如我者，巧自宽譬，三乐也。宿孽见逢，不可逃避，欢喜领受，四乐也。家庭和顺，无交谪之言，五乐也。日与竹石鱼鸟相亲，常使有悠然自得之趣，六乐也。高朋良友讲开怀出世之谈，七乐也。毋以病为苦，毋以死为患。常令胸次宽平，襟期洒落，八乐也。"他对剧烈运动持以否定态度，认为"力所不能举之物而强举之，往往有因此致血管断裂而成内伤诸症者，不可不慎"。

2. 勤求博采，善于积累

谢利恒自幼熟读经典，且遍览各类医书，孜孜不倦。年轻时即走遍大江南北，积累了丰富的社会阅历。悬壶之后，其格外注重临床经验的积累与整理，遇到他医有独到技艺时，必定虚心求教。在临床中善于观察，对病人的体质、病因等皆有独到的见解。基于平素丰富的积累，其诊病多辨证准确，药必中病，疗效甚佳。

3. 辨治精确，各有侧重

谢利恒治疗内科杂病，侧重对脾胃的调理，推崇李东垣从脾胃论治之法，而又不拘泥于一家，擅用醒脾、开胃、理气、宣化诸法；治疗妇科疾病，重视调肝，以疏肝气、养肝阴二法为主，方多以逍遥散化裁；治疗时疫，从湿邪下手，治以开泄腠理、通畅大便，且化湿必须化痰，常用指迷茯苓丸、雪羹汤等方。

（二）用药特色

擅用验方单方

谢利恒一生著作颇多，而自恐不逮，故鲜有医案、医话留世。然所作《家用良方》可窥其方药精华之一斑。如服用蓝靛汁，可治中蜘蛛毒；用石上青苔或芋梗叶擦患处，可治中胡蜂毒；用甜桔梗240克，加水六碗煎成两碗分两次服，或灌活羊血或羊油，可解断肠草之毒；饮醋可解多食鸡蛋后胀闷；饮糯米泔水一盏可解多食鸭蛋后胀闷；等等。该书中亦载有诸多验方，如治产后子肠不收，以醋0.9克，冷水七分和喷产妇面上，一喷一缩，三喷即收，或用蓖麻子14枚去壳，捣膏涂于头顶心，或以皂角末吹鼻中，嚏作立收；治产后乳汁不通，可以黄芪15克、当归7.5克，白芷7.5克，水酒各半煎服，乳通而不多者加七星猪蹄一只以水浓煎，去面上浮油食之；以荆芥穗去根研末，每服9克，以童便调服，可治妇人产后惊风；以焦麦芽30克、枳壳6克煎服，可回乳；自创疟疾丸治疟疾（且方中重用青蒿，可见其见识之深）；将盐橄榄一枚沸水冲泡代茶饮，可用于解纸烟醉晕。如此验方单方，不胜枚举。

（三）医案萃选

1. 月经不调

裘右，阴虚血少，不能养肝，肝火上升，头昏心悸，胸闷食少，月事不调，大便艰难，舌中干黄，脉来弦数。先予调和肝胃：

稽豆衣9克，焦白芍9克，左金丸（包）1.5克，炒川贝母9克，橘白络各3克，炒枳壳4.5克，嫩钩尖6克，绿萼梅3克，鲜柠檬9克。

二诊：调和肝胃，腻苔略薄，头昏心跳，食少便坚未除。从前法加味：

稽豆衣9克，焦白芍9克，左金丸（包）1.5克，江枳壳4.5克，炒川贝母9克，橘白络各3克，姜汁炒竹茹9克，绿萼梅3克，方通草3克，鲜柠檬9克。

三诊：调和肝胃，已见效机，头昏心跳诸恙均减，经水来临，血瘀并见；阴虚血亏之质，须防肝强肆虐，冲任不调。治以柔养之法：

当归身9克，杭白芍9克，稽豆衣9克，醋炒柴胡2.4克，栀子仁9克，牡丹皮6克，广郁金4.5克，香附末6克，炒白术6克。

2. 虚损

胡左，年甫弱冠，胸脘迫窄，痰涎常滞，咳呛易作，舌苔黏腻不化，遗泄频仍，初有梦而后无梦，形体羸瘦，精神颓败。心肾久亏，君相之火不藏；肺有痰湿，未宜偏补，丸方缓调。拟方：

大熟地150克，煅牡蛎150克，黑料豆120克，女贞子30克，粉丹皮45克，川黄柏45克，建泽泻（盐水炒）60克，车前子（盐水炒）90克，云茯苓60克，焦白术60克，远志苗45克，川贝母45克，抱木茯神60克，湘莲子（连心）150克。

上药共为细末，以肥玉竹60克煎汤泛丸，如梧桐子大，每晚淡盐汤送下9克。

十一、杨博良采众长，通各科，平淡神奇

（一）临证思路

1. 博采众长，择善而从

杨博良先生博览各家医籍，辨证施治溯本《黄帝内经》，治法方药归宗《伤寒杂病论》，蓄采众长，择善而从。先生遣方用药师古而不泥古，始终秉承孟河医派特色，据证择法，知药善用，灵活组方，兼收并蓄民间单方、验方、秘方。

2. 精通各科，擅治疑难

杨博良先生视野开阔，对外感六淫、内伤杂病、妇科、幼科、外科、五官科均有造诣。外感、妇科、幼科遵其师邓星伯家传，曾手录邓师亲手整理的《务存精要》，临证接诊大量六淫时病患者，并积累了大量脉案。妇科擅长调理月经及治产后病，治法以疏肝运脾、调和木土、兼顾冲任为主；孕期忌用破血、峻猛之品；用药善于配伍气分药与血分药。幼科善治痧麻、厥证、咳嗽、积滞等，主张投以肃肺运脾、化痰导滞法；用药剂量较内科用药缩减至1/2或1/3；因考虑小儿"纯阳之体"，易伤阴津，应时刻留意阴液耗损，避免使用燥热之剂。此外，杨氏精通外科，曾手录马培之先生的《外科集

腋》，并喜读马氏点评的《外科证治全生集》，遂得其真传。外科疾患无论发于身体何部，均投以内服汤药，疗效显著。杨氏曾得明代无锡喉科名家尤仲仁后人家传秘本心要，指出喉、齿之治，不应拘泥于局部治疗，而要注重整体调节，方可收阴平阳秘，精神乃治之效。

（二）用药特色

1. 知药善用，灵活化裁

杨博良熟知本草药性功效，临证灵活化裁，药无虚发，秉承孟河医派特色。用药注重使用道地药材，喜用药引子，善用鲜药，重视药物炮制、讲究对药佐治，注重煎法、讲究服法等，真正做到了马培之在《医略存真》中云："古人治一病，立一方，何药为君，何药为佐，君以何药而能中病之的，佐以何药而能达病之里；或炒，或煅，或姜制，或酒浸，或蜜炙，或生切，或熟用，或生熟并进；孰升孰降，孰补孰泻，孰为攻伐，孰为调和，孰宜辛凉，孰宜甘苦，孰宜咸寒酸淡；若者养荣，若者和卫，若者入于经络，若者通乎脏腑，若者治乎三焦，皆几费经营配合而成，大有精意存乎其间。后之学者，必穷究前人用意之所在。"

2. 用药和缓，平淡神奇

杨博良用药多为平淡缓和之品，剂量轻盈，但药无虚发，应机配伍，灵活组方，临证多药到病除甚或起死回生。如针对外科疾病，先生用药多为平淡常用之品，不过翘、柴、栀、蒌、夏、陈、归、芍等，适当佐以角针、甲片、丝瓜络、银花、炙乳香等外科用药。据统计，《杨博良医案》中膏方平均用药少至17味，煎煮3次去渣，仅用上好冰糖收膏，未用阿胶、鹿角胶、鳖甲胶等。膏滋以补益肝肾，健脾和胃为主，常用熟地、丹参、白芍、玄参等养阴之品，以及白术、黄芪、党参、茯苓等健脾补气之品。遣方用药力诚大补，用药和缓，简练经济。

（三）医案萃选

1. 胃脘痛

许左，据述病情，中脘作痛，拟方暂服。

炒紫苏梗 4.5 克，藿香 6 克，佩兰 6 克，砂仁（后下）1.2 克，郁金 6 克，茯苓 9 克，青、陈皮各 4.5 克，乌药 3 克，通草 1.5 克，左金丸（包）2.5 克。

二诊：脘痛作恶，大便不解，小溲短赤，脉寸关弦数，右部沉滞，舌苔黄腻。此心无主宰，胃失冲和，皆因气郁痰滞，阻于中州，升降失司，治拟疏肝解郁，理气化痰。

药用川连吴茱萸（各取等份同打）各 1.5 克，盐半夏 6 克，桔梗 2.5 克，枳实 4.5 克，茯苓 12 克，瓜蒌 12 克，莱菔子 9 克，木通 3 克，鸡棋子 9 克。

三诊：药后脘痛减轻，但食入即吐，大便燥坚。此因气郁化火，治拟理气化痰，佐以通降。

川连、吴茱萸（各取等份同打）各 1.8 克，瓦楞子（先煎）15 克，郁金 6 克，知母 9 克，贝母 3 克，蒌仁 12 克，莱菔子 9 克，橘皮 2.5 克，炒枳实 6 克，紫苏子、苏梗各 4.5 克，姜竹茹 3 克。

四诊：脘痛复作，此气虚络空，横行络间，不易图治。

左金丸（包）2.5 克，青皮 2.5 克，瓦楞子（先煎）18 克，蔻仁（后下）1.5 克，橘白、络各 3 克，生枳壳 3 克，炒远志 3 克，炒白芍 9 克，抱木茯神 9 克，炙草 1.5 克，竹茹 6 克。

2. 经闭

周。体质素虚，胸腹胀闷时作，胁楚不止，经事不调，经停半年有余，腹不大，下腹部常感重滞，纳食日减，脉沉滞。皆由肝气郁滞，心气不畅，脾胃虚弱，不能化精微以生气血。此素体日虚，瘀浊停滞，经闭不通，属虚中夹实之证。治拟温调疏畅为主，拙见如是，是否待酌。

全当归 4.5 克，法半夏 4.5 克，川芎 3 克，青、陈皮各 6 克，炒枳壳 4.5 克，炒延胡索 6 克，紫苏梗 6 克，泽兰 6 克，制香附 6 克，小茴香 1.5 克，泽泻 4.5 克，生姜 2 片，玫瑰花 2 朵。

二诊：药后经行颇畅，色殷而多，今仍淋漓不尽，脉濡数。此体虚者恐其血随瘀下，正气涣散，而为脱厥之变。慎之为要！

西洋参 3 克，当归 4.5 克，川芎 2.5 克，炒白术 4.5 克，黑栀 6 克，牡丹皮 4.5 克，茯苓、神各 9 克，地榆炭 9 克，黄芩 4.5 克，清炙草 1.5 克，炒泽泻 3 克。

3. 虫痛

吴幼。胃强脾弱，中气不运，腹满便溏；坐致湿郁伤脾，甚则虫生，或吐或泻，已数次发作，此为本病；近感咳嗽不解，外风犯肺，脉形浮滑带数。先肃肺气，而和脾胃。

前胡 4.5 克，桔梗 1.5 克，生枳壳 4.5 克，法半夏 4.5 克，杏仁、薏苡仁各 9 克，砂壳（后下）1.5 克，煨槟榔 6 克，炮姜炭 2.5 克，使君子 9 克，焦谷、麦芽各 9 克。

二诊：咳嗽痰多，吐出颇畅，肠鸣腹痛，按之有形，似觉移动，虫积交阻未化；大便溏薄，脾阳虽运，完谷不化。再以运脾阳，和中气，兼以杀虫。

苍术 3 克，白术 4.5 克，法半夏 4.5 克，陈皮 4.5 克，大贝母 6 克，紫苏子、紫苏梗各 4.5 克，茯苓 9 克，炙姜皮 3 克，山楂炭 9 克，大腹皮 6 克，使君子 6 克，生、熟薏苡仁各 9 克，焦谷、麦芽各 9 克。

4. 肿胀

杨幼。先泻后痢，色赤，痛下不爽，下肢浮肿，按之没指。气化不及州都，纯阳之体，脾气失运，湿热内郁。先从脾胃调治。

青蒿 6 克，紫苏梗 3 克，大豆黄卷 9 克，苓皮 15 克，陈皮 3 克，炒枳壳 4.5 克，冬瓜皮 12 克，车前子 9 克，生薏苡仁 9 克，通草 1.5 克，藕节炭 15 克，红扁豆花 3 朵。

二诊：痢下已止，浮肿未减，苔化微黄，小溲短少。湿热未清也。

大腹皮 9 克，桔梗 1.5 克，炒枳壳 6 克，苓皮 15 克，黑栀皮 6 克，滑石 9 克，车前子 9 克，蒌皮 9 克，椒目 10 粒，蟋蟀 1 对。

十二、徐相任严治学，辨霍乱，创制新方

（一）学术态度

治学严谨，师古不泥

徐相任行医长达50余年，毕生潜心研究医学，至老不怠。他虽师出费绳甫，却又不局限于费氏一家之学说，所读之书目自《灵》《素》以降，通贯古今历代医家学说，以此可见他不拘泥于任一学说，而强调要融会贯通，折中而善用之。他认为，学习中医，不应对古人的学术思想和理念照搬全收，而应全面把握，要切实根据古人所处的特定时代背景来进行思考分析，切不可不加深思，将想当然的理论误认为是古人的特长特色。以朱丹溪、张景岳、王孟英为例，徐相任认为金元以来各家，世人只知朱丹溪主凉润，张景岳主温补，王孟英主清化，以至后学，皆囿于或凉、或温、或清一法，虽可取一时之效，其流弊亦非浅矣。故可见各家之学说流传百世者，皆有其师承，或地域之不同，或气质之互异，而各家学说独到之处，皆在精微，故学习时应治学严谨、立法有方，不拘一家之言，通贯古今，择善而从。

（二）临证思路

1. 辨证霍乱，温阳固脱

徐相任临证早年以治疗外感时疫病为主，尤其对霍乱的辨治有独到见解。他分析王孟英的霍乱论，认为盛暑湿热秽浊之气熏蒸和食滞风邪而成吐利，都是发于夏季的时症，只是较其他时节发作更为急重，并非真霍乱。真霍乱应是阴寒直中三阴，属于阴寒证，而非热证。三阴同病必会吐痢不止，四肢厥逆、阳气暴脱，而秽浊食滞只是其兼症，因此徐氏认为"霍乱是阴寒症而非热症，其危象是脱而非闭"，故回阳固脱乃治疗霍乱时的切急要务。徐氏还认为"无湿不成霍乱，无寒霍乱不危险，命门阳气不失守，霍乱不至于死"。

2. 理虚补偏，随证机变

徐相任在内伤杂病的诊疗方面擅长于理虚，虚可致阴阳的偏盛或偏衰，

因此，他强调扶阳固阴，阴平阳秘以不至偏颇为患。临证中善于养阴，同时注意顾护胃气，遇到危急患者时，他勤于思辨，用药精简，故多可化危为安。

（三）用药特点

1. 创制新方，专治脱疫

徐相任根据多年治疗霍乱的临床经验，自拟脱疫诸方，包括理中定乱汤、回阳来复丹、三矢定乱汤等，并撰写《脱疫证治》一书。

其创制的新方理中定乱汤由熟附子、炒苍术、白术、连皮茯苓、川厚朴、槟榔、藿梗、佩兰、广木香、陈皮、老生姜组成，主治霍乱吐泻初起，因大吐大泻之后导致的阳气渐微、阴寒内盛，故用大辛大热之附子，以振一身之阳而驱阴寒；苍术、厚朴、茯苓则燥湿运脾，加以藿梗、佩兰、槟榔辟秽化浊；佐以木香、橘红以和中顺气，再加老姜温中止呕。霍乱或吐泻后的形气不支、多冷汗、四肢厥逆，可加肉桂、补骨脂以补命门之火，温暖脾阳；温中涩肠可配吴茱萸、煨肉果；祛瘀行气可辅以五灵脂、青皮、橘红；扶元阳、温脾肾、祛寒湿可用别直参、黑附片、白术；导浊行滞、温中燥湿加晚蚕沙、两头尖、伏龙肝。

2. 治疗虚损，轻清滋润

徐相任在治疗虚劳、肺痨（气阴虚弱）者，症见肌肤时有蒸热，面红唇赤，咳嗽或咳血，遗精，大便时干时溏，小便色赤时，认为燥热在上，以至肺胃之阴干枯，灼液成痰，因此纳呆、蒸热、痰多、溲赤，此皆化源不足所致，而非下焦湿热，故必滋养化源，清浮热而化燥痰，养胃阴以舒胃气。遣方用药上继承费氏用药轻灵的特色，如南沙参、冬青子、冬虫夏草、瓜蒌皮、川贝母、冬瓜子等；清热则以甘寒首物，代苦寒伤阴之品，不用苦寒伤阴之品；胃阴不足者常投北沙参、石斛、生白芍、稽豆衣、太子参、生谷芽、生甘草等。同时他喜用毛燕煮汤代水煎煮上药，盖因毛燕能滋阴润燥，补而能清，为调理虚损之上品。

（四）医案萃选

1. 肺肾亏损案

患者，男性，高年体肥面白，心肾素亏，面浮足肿，便溏汗多，神志似明似昧，脉象空虚，呼吸微弱。根本动摇，姑予摄纳之剂，亦以温补为摄纳之用耳。

别直参、黄附片、生菟丝子、甘枸杞各115克，刀豆子30克，天生术9克，肉桂（以饭为丸吞）1.5克。

二诊：仍用温补中下之法。

方拟：吉林参15克，瑶桂3克，龙骨（先煎）60克，黄附片30克，关（鹿）茸1.5克，黑锡丹（吞）9克。

三诊：汗止神清，便溏亦止，惟脉象软弱之极，仍宗前法。

方拟：吉林参3克，龙骨、黄附片各30克，鹿茸1.5克。

2. 虚劳案

盛左。先天不足，自幼多病，年来问学，复习功课，肺家愈弱，易受外感，时常发热，易起难止。幼年便酒，后来大便转结，又增跗肿。去腊起咳呛不止，迩来又加失红，先鲜后淡，遗泄，口干，苔净舌红，蒸热不退，脉细无力，面红唇赤。势将入损，挽回之法，切忌发散、利湿、温燥消痰，而宜清养五脏之阴，润肺开胃，但能纳旺、血止、热退即佳。

南沙参、北沙参、穭豆衣、冬瓜子各12克，冬虫夏草、冬青子、乳茯神、川贝母各9克，竹叶心、生瓜蒌皮各6克，石斛、生白芍各4.5克，生谷芽30克，生甘草1.5克。另毛燕（绢包）3克，煎汤代水。

二诊：失血暂止，胃口略醒，未能多纳，夜寐颇安，咳痰略稀，痰尚不爽，日间热势稍轻，夜来则重，脉稍有力，小溲极赤，肺热颇重。

前方加地骨皮6克，干芦根1枝，竹叶心加至9克。

三诊：右脉转虚浮为沉细，左脉亦较收敛，虚热干咳，俱见减轻，舌色光红，小便略长而淡，大便内未畅，眠食略有进步。大凡虚损之病，用药必须持以长力，以渐制胜。

前方去北沙参、茯神，加原洋参3克，川百合、鲜竹茹各4.5克，火麻仁、丝瓜络、全瓜蒌各9克，霍斛易以铁皮石斛18克，谷芽增至60克。

后续诊10余次，服药100余剂而愈。

3. 红斑满身案

右某。向来血虚肝旺，升多降少，大便不利，不发热而红斑满身，面赤升火不寐，频频发厥作呕，宜滋水涵木。

龙骨、牡蛎、珍珠母各30克，川连1.5克，木瓜9克，生白芍15克，鲜竹叶9克，陈阿胶9克，鸡子黄2枚。

二诊：斑回厥止，头眩、心跳皆减，知饥思纳，得食尚安。但夜寐不酣，大便未解，舌苔花剥，面赤升火，脉象微弱。阴血本虚，肝阳上亢之势未平。

原方去木瓜、竹叶，加鲜沙参30克，麦冬15克，女贞子30克，知母12克。

三诊：厥逆未作，大便自解，纳有进步，惟胃嘈，心跳，汗出升火，不寐，再以前法出入。

西洋参4.5克，龙骨12克，牡蛎30克，麦冬15克，鲜沙参30克，白芍15克，五味子1.5克，女贞子30克，阿胶9克，鸡子黄2枚。

4. 遗精案

某男，弱冠青年。潮热遗精，盗汗不寐，颇类痨症，但舌苔薄腻，他医予六味加地冬做汤，服后感觉室闷。徐氏认为此阴虚而胃不清，须轻剂清润，兼和胃气。

南沙参9克，石斛9克，冬青子12克，稽豆衣9克，陈橘红3

克，京川贝 6 克，浮小麦 15 克，糯稻根 30 克，地骨皮 9 克，白莲
须 9 克，冬瓜子 12 克，生谷芽 12 克，鸡内金 9 克。加减旬月而安。

十三、陆渊雷融新知，贯中西，善用经方

（一）学术思想

1. 提倡中医科学化

陆渊雷先生倡导立足中医，借鉴西医优势之处，两者互为补充，使中医
科学化，从而更好地继承和发扬中医。他在《改造中医之商榷》中指出：
"中医不欲自存则已，苟欲自存，舍取用科学别无途径。"并在《答黄劳勉》
一文中强调："医药所以救疾苦，免夭折，人命至重，苟有良好方法，当一律
研究采用，不当存中西医门户之见，更不当与保存国粹、提倡国货并为一谈。
是以仆之志愿，欲冶中西为一炉，使中医研究西医之科学原理，使西医采用
中医之简效疗法，盖不但望中医得西法而言归实际，亦望西医得中法而更有
进步也。"可见陆氏认为科学不分中西，是一种能够发展中西医，并与世界
医学交流的手段。因此，他主张通过打破旧说，用现代医学知识解释中医学，
创刊、撰写文章等方式实现中医科学化。

2. 融中贯西，病证结合

众所周知，中医强调辨证，西医侧重辨病。陆渊雷先生在《伤寒论今
释·卷一》中言："学者须知病之与证，实不相蒙。研究病理当从病，或从
其病灶，或从其病菌，或从其所中之毒，西医所论详矣。商量治疗当从证，
有自觉证，有他觉证，望闻问切及按腹所得，仲景所论是矣。中医多以证候
为病名，其病名既不当，故古医书之以病分类者，其说愈烦，则其失愈远，
以其不知病灶病菌，而谈病理故也。西医近日之趋势，似欲每病得一特效药。
然药之特效于病者，至今绝少，以其轻视审证。而必欲治疗原因故也。"因
此，陆氏认为应该将中医辨证与西医辨病相结合，并将传统中医的医疗技术
与西方科学研究方法相结合，才能更有效地指导临床治疗。正如他说："余之
治医也，主以汉师训诂，远西科学。读汉唐古书，博考深思，去其浮空执滞，

为之疏通互证。向之中西画若鸿沟者，窃不自量，辄欲糅合为一。故方术则中土，理法则远西。"因此，陆氏主张以西医义释中医理也为当今中医的发展指明了方向。

3. 善用经方，融会新知

陆渊雷先生对《伤寒论》有其独特的见解，如陆氏认为《伤寒论》六经之名非《内经》六经理论之延续，并通过两者六经提纲证、传变次序、阳明与少阳先后之异进行辨别。陆氏十分推崇经方学说，认为凡是仲景所详说的，即是用药标准。临证用方做到古方今用，灵活化裁，屡起沉疴。

陆氏对于外感伤寒、内科杂病均可对证灵活运用四逆汤化裁。如对患有胸闷心悸、纳呆、脉迟细，属心脏衰弱者，四逆汤加红参、白术、茯苓等补气之品，以温阳补气；若心悸易醒，脉细弱而有歇止，四逆汤合生脉饮及平肝安神之品，以补气养阴安神；至于咳嗽气喘，日久阳虚脉弱，陆氏常以四逆汤加参须、蛤蚧尾二味另煎冲及止咳化痰之药，以扶正祛邪。对于中焦脾胃之病，凡脾胃虚寒、腹胀嗳气、口腻苔垢、脉微弱，合旋覆代赭汤加减，若见洞泄肢冷、完谷不化、肠鸣腹痛、腹胀背寒、脉迟细，则合四君子汤加减以温补脾肾。慢性肾炎见阳虚水泛、手足浮肿、腰背酸痛、脉弱苔白者，四逆汤加桂枝、泽泻、猪苓等，以温阳化气利水。对于周身风湿疼痛，伴消化不良，脉细苔薄者，以四逆汤合白术、蕲蛇、全蝎、薏苡仁、羌活、独活等同用。

由此可见，陆氏善于对经方灵活应用和化裁，辨证用药，推陈出新。

（二）用药特色

陆渊雷用药喜用经方之药，对于许多仲景经方药物的临床运用深有研究，如四逆汤，陆氏认为："仲景于亡阳虚脱之证，必用生附子配干姜，甚或依证更配以人参""四逆汤为强心主剂"，又谓"干姜与附子俱为纯阳大热之药，俱能使机能亢进。惟附子之效遍于全身，干姜之效限于局部，其主效在温运消化而兼及于肺。故肺寒、胃寒、肠寒者，用干姜；心脏衰弱，细胞之生活力退减者，用附子"。又云："仲景于阳虚证，心脏衰弱不甚者，则用炮附子，量亦不大"。

此外陆氏除了擅长运用经方，亦重视以单味药的独特功效配合方剂、证型，辅助治疗疾病的次要症状。如他善用太子参，并有"陆太子"之称谓。陆氏通过研习日本伤寒派泰斗吉益东洞的药证，并通过临床实践证实"桔梗排脓"的药证，与现今用桔梗治疗咳嗽，寓意相同。

（三）医案萃选

1. 肺痨

杨先生。51岁，肺结核第3期证候明确，咳痰带血，晡时发热，手指鼓槌形。左肺尖浊音、鼓音皆见。大便难，脉弦数，舌胖白。治用青蒿鳖甲汤合清骨散化裁。

> 银柴胡6克，炙紫菀9克，炙款冬6克，知母6克，炙鳖甲9克，炙款冬6克，茜根炭6个，炙草3克，青蒿（后下）4.5克，川贝母9克，煅牡蛎（碎）24克，石钟乳9克，杏仁9克，炮姜炭1.5克。
>
> 二诊：3期肺结核服药2剂，潮热与血俱愈，不可谓意外之效。今晨口渴，痰后如脓。脉弦数，舌色白而质胖，当兼开胃，胃纳好，便延年。
>
> 银柴胡9克，白蔻仁（后下）3克，炙紫菀9克，款冬花6克，炙鳖甲9克，太子参6克，桔梗4.5克，炒白及（研末吞）4.5克，青蒿（后下）3克，陈皮6克，赤白芍各4.5克，炙草3克，川连1.5克，川贝母9克，石钟乳12克，云苓12克。

2. 咳喘

朱先生。初诊恶性疟愈后，咳嗽月余不已，夜间剧，昼日瘥。脉数疾而细，舌淡白，中间向裂纹，血少，心脏弱。此《金匮要略》苓甘五味姜辛汤证，病属阴亏血少，水饮为患之咳嗽，治拟消饮止咳，养血利湿。

> 云苓15克，干姜3克，薏苡仁15克，炙草3克，姜半夏12克，五味子3克，川贝母9克，细辛（后下）3克，茅白术各（生

用）4.5克，杏仁9克。

二诊：咳嗽已愈，今唇燥裂起疱，而舌白腻，是里湿外燥，用药颇多考虑，治拟健脾养血。

原方去苓甘五味姜辛汤，加当归6克，北沙参9克，天花粉9克，瓜蒌仁（研）9克，远志肉6克，川贝母9克，薏苡仁15克，茅白术各6克，炙甘草2.4克，炒党参9克，高良姜3克。

三诊：临食颇快朵颐，食下乃觉不适，呼吸胸口不舒。舌色非常淡白，脉亦软，此寒湿，治拟温阳化饮法，宜真武汤化裁。

黑附块12克，炙甘草3克，炙款冬9克，生姜（铜元大）4片，茅白术各6克，陈皮9克，炙紫菀9克，白芍9克，姜半夏12克，象贝母9克。

3. 带下

史夫人。小月后匝月，仍带下黄绯。腰酸痛，精神困惫。脉甚细，舌苔白。此带下病之吃带，属阴血亏虚证，当从血虚治。

生熟地各12克，归身9克，绵贯众9克，炒乌贼骨9克，生西芪9克，川芎4.5克，椿皮9克，炙甘草3克，白芍9克，白薇6克，薏苡仁15克。

二诊：红色已净，带下未止，精神不振，时时心烦，寐则多梦。脉细弱，舌色淡，治拟补心脾，振阳气。

生芪12克，川芎4.5克，木香（后下）2.4克，桂圆肉18克，炙甘草3克，当归9克，炙远志肉6克，生熟地各15克，椿皮9克，太子参9克，枣仁（研）9克，黑附块9克，薏苡仁15克。

三诊：心烦遂止，带下亦稀，精神渐好，能安寐。脉乃细弱，舌白淡不委，仍须补血强心之法。

大熟地24克，生芪15克，炙远志肉6克，桂圆肉18克，生怀药（碎）15克，归身6克，枣仁（研）9克，椿皮9克，黑附块9克，云苓12克，木香（后下）2.4克。

四诊：得补血强心之药，精神颇振，前数日月期乍见乍止，色却正，前方中须除治带收敛性药。

生熟地各 12 克，赤白芍各 3 克，泽泻 9 克，炒延胡索 3 克，川芎 4.5 克，生白术 9 克，黑附块 6 克，当归 9 克，云苓 12 克，制香附 4.5 克。

4. 鼻窒

马先生，初起伤风多涕，今涕已少，惟鼻不通利，不闻香臭。偶步行劳动，则乍有知觉，旋又塞。西医诊断为慢性鼻炎（茸鼻），此病内服药效相对缓慢，今试外治之法。此鼻窒之鼻窍瘀滞证，治拟通窍除滞。

枯矾 6 克，藜芦 3 克，细辛 6 克，辛夷（炒黑）4.5 克，南瓜蒂 4.5 克，牙皂（炙，存性）4.5 克。

上共研细末，入梅片 0.6 克，再研匀，入瓷罐勿泄气，实时作为鼻烟搐鼻，卧时尤宜多搐，有多涕出勿怪，不可内服。

十四、邹云翔治肾病，重肾气，调养结合

（一）学术主张

1. 从肾论治，内外兼顾

肾对于人体是一个极其重要并且具有众多功能的脏器，它是先天之本、生命之根。邹云翔认为：肾在人体的作用至关重要，是全身脏腑功能的生化之源，对人体的生长发育、预防疾病、健康延年等诸多方面有非常重要的意义。肾所藏之元阴元阳是人体最宝贵的物质，肾的气化是人体最重要的功能，因此保护好肾的功能，可以促进生长发育、在减少疾病的同时提高疗效，从而祛病延年。

邹云翔对肾病，尤其是肾炎发病的原因，认为虽有先天不足、后天失养、六淫侵袭、药毒损害、七情所伤、劳倦过度、房事不节、素体肾虚等诸多方面的原因，却都不外乎内、外两因。内因以人之肾气为主，外因则是外感六淫、疮毒之邪、肾毒药物等方面。一个人肾气充足，不论内因、外因，也不

会发生肾病，此即与《素问·刺法论》中所述"正气存内，邪不可干"以及《灵枢·百病始生篇》中"风雨寒热，不得虚，邪不能独伤人"相应。肾气不足之体，在外感或内伤侵袭之下，病邪即可乘虚而入以至肾炎的发生，而此也与《素问·热论篇》中"邪之所凑，其气必虚"相应。这里邹云翔所述之"肾气"，应指个人的体质，泛指肾的气化功能。

因此维护肾气，加强肾脏的气化功能，是邹云翔治疗肾病的根本之所在。邹氏维护肾气，主要从两方面入手。一是在用药上常辅以益肾之品，同时根据病人的特定表现运用扶正祛邪之法。二是主张忌用伤害肾气的药物和方剂，避免苦寒、辛凉药物用之太过，使用时注意剂量及配伍。西药中抗生素及磺胺类药物等导致伤肾的药物，也要慎用、少用，尽量避免使用。

2. 专病专治，整体调节

邹云翔很早就运用活血和络、运行气血的方法治疗肾病。该法运用范围甚广，急慢性肾炎、肾性高血压、多囊肾、肾功能不全等诸多肾脏相关疾病均可辨证而用之。

有上呼吸道感染、丹毒或皮肤化脓性疾患病史的病人，如果肾气不足，易于发生肾炎。在辨治过程中应注意病因病机的把握，重视原发疾病的控制及预防，对肾炎的治疗就会相对顺利，反之治疗效果相对较差。如因急性乳蛾红肿引起的急性肾炎，邹云翔常从风热蕴结咽喉论治，治以疏风清热、利咽解毒，遣方用药以玄麦甘桔汤合银翘散加减；若因皮肤疮疡引起的急性肾炎，则多诊断为疮毒内攻性肾炎，治以清宣解毒、祛风利湿，以麻黄连翘赤小豆汤加减治之，皆取良效。

邹云翔向来还重视脾胃功能的保护，认为病者有胃气则生，无胃气则死。临床上用药也强调脾胃的调理，强后天以养先天。凡脾胃虚弱者，邹氏均从健脾和胃入手，喜用甘缓和络之法，同时认为医生如厨师，用药配伍须注意调味以适合患者。平时亦慎用苦寒败胃之方药。

肾与其他脏腑均有着密切联系，所以在辨治肾脏相关疾病时，邹云翔认为不能拘泥于肾，而应注意整体疗法，辨证施治。

肾病易反复发作，故应注重护理。邹云翔常以"三分服药，七分护理"的观念来强调病房护理及病人自我护理的重要性。

（二）用药特点

用药灵活，内外兼施

邹云翔在治疗肾病方面，用药与方法上十分灵活，常用陈葫芦、泽泻、大腹皮、车前草、赤小豆利水行气，用黄芪、党参、炒山药、白术、茯苓、薏苡仁补气健脾渗湿，用附子、肉桂、鹿茸、巴戟天、杜仲、淫羊藿、川椒目温补命门，用龟板、熟地黄、枸杞子、山茱萸滋养肾阴。在临床遣方用药上常佐以益肾之品，如川断、桑寄生、杜仲、枸杞子、地黄等，同时避免使用过于苦寒、辛凉之品，必要用时，当注重配伍，如黄柏与苍术同用，知、柏常配肉桂，川连配吴茱萸等。

邹云翔同时注重活血和络之法在肾病中的应用，常用药物有当归、桃仁、红花、怀牛膝、参三七、干鲍鱼、紫丹参、茺蔚子、益母草等。他根据反佐疗法及泻南补北的理论，创制导阳归肾汤（大生地黄、败龟板、川石斛、大麦冬、黑玄参、生蒲黄、炒黄柏、川黄连、肉桂粉、生甘草）治疗肾性高血压，凡属心营肾阴不足、虚阳无制、浮越于上者均适用。

邹云翔在治疗高血压、失眠等病症时常运用内服、外贴之法。内服方药，外用多以附子或葱、蒜等捣烂贴涌泉穴。治疗急性黄疸喜用金银花解毒退黄；同时他也通过比较发现天竺黄对脑炎病人具有特效。

（三）医案萃选

1. 急性肾炎

张某，女，12岁。全身浮肿，尿量减少已10余天。浮肿先见于眼睑，继则遍及全身。低热微咳，大便不实。脉浮大，苔薄黄。尿检：蛋白（+++），红细胞（0～1），白细胞少许。体温38℃，血压146/100毫米汞柱。此乃风邪袭于肺卫与水相搏所致。疏风宣肺以散其上，渗湿利尿以消其下，俾得上下分消，水势孤矣。

净麻黄1.2克，光杏仁5克，紫苏子5克，紫苏叶1.5克，青防风3克，生黄芪15克，莱菔子5克，云茯苓15克，生薏苡仁12

克，陈橘皮3克，生姜皮3克，炙内金3克，厚杜仲9克，川续断5克，车前子（包）9克，生甘草1克。

二诊：水肿已退，低热亦除，大便调实。惟纳谷不振。尿检：蛋白（+），血压138/96毫米汞柱。风水已去，当责在脾肾，拟扶脾益肾为治。

黑芝麻5克，拌炒苍术2.4克，法半夏5克，炒陈皮3克，生炒薏苡仁各3克，川断肉4.5克，云茯苓9克，焦白芍9克，炙内金3克，焦六曲3克，炒枸杞子12克，潞党参9克，香橼皮4.5克，厚杜仲9克，焦麦芽3克，焦谷芽3克。

以上方加减服20余剂，血压降为正常，尿检蛋白阴性。随访2年，未见复发。

2. 慢性肾炎

许某，男，24岁。水肿一年，经治消长反复，于1963年10月住入某医院，入院前曾服用过激素，一度水肿消退，但不久又反复。入院后诊断为慢性肾炎，经用胃苓汤、五皮饮、麻黄加术汤等方治疗，并用泼尼松一疗程，效果不稳定。1964年5月8日，患者口干不欲饮，脘腹嘈杂不适，时泛黏液，腹胀膨大（腹围93厘米），小便量少，每日650毫升左右，面浮，下肢按之凹陷，有时大便溏薄，苔白腻，脉弦滑。脉证合参，认为水肿与肺脾肾有关，但腹大经久不消者，多属肝络有瘀阻，治当温肾运脾，化瘀通络。

金匮肾气丸（包煎）12克，全当归9克，生黄芪15克，青防风5克，炒党参12克，炒白术15克，北沙参12克，白蒺藜9克，炒赤芍9克，单桃仁9克，杜红花5克，淡附片900毫克，茯苓皮24克，陈广皮3克，生姜皮3克，小红枣（切）7个。

二诊：药后小便量增多，每日在2000毫升左右，腹胀减轻。感头昏微痛，精神疲乏，右胁略痛，药合，宗原方扩大其制。

金匮肾气丸（包煎）12克，制附片1.5克，生黄芪15克，青防风5克，炒党参15克，炒白术15克，茯苓皮30克，生炒薏苡仁米各5克，全当归12克，赤白芍各（炒）9克，单桃仁9克，杜红花 9 克，陈广皮 5 克，北沙参 12 克，生姜皮 5 克，白蒺藜 12 克。

上方服 15 剂，尿量每日在 2000 毫升左右，水肿全部消退，腹围缩至 66.5 厘米，胃纳增加，日进食物 500 克以上，精神渐振，已能下床活动，继用健脾化湿，柔肝养肺调理，巩固疗效。

十五、秦伯未重经典，寻规律，强调辨证

（一）学术观点

1. 重视经典的学习

秦伯未在研习中医的过程中深感学习经典的重要性，故注重对经典的学习研究，尤其是对《黄帝内经》的研究。秦伯未将《黄帝内经》进行了细致的剖析和整理，将《黄帝内经》原文按照西医学的体系将之分为生理学、解剖学、诊断学、方剂学等 7 章内容。秦氏还将《黄帝内经》理论广泛地应用于临床指导，并撰写了专门研究《黄帝内经》的相关著作。由于秦氏在《黄帝内经》上的深厚造诣，所以获得了"秦内经"的美誉。

2. 强调辨证论治的核心地位

20 世纪 60 年代初期，中医界出现了忽视中医基础理论，强调对单方、验方的应用，甚至按照西医的检查结果直接开具处方的风潮。在这样的背景下，秦伯未提出辨证论治是中医处理疾病的程序和方法，认为中医是依据临床表现，通过四诊、八纲做出诊断和治疗的过程。在这一过程中包含着丰富的经验和完整的体系。另外；秦伯未提出辨证不是一成不变的，而是动静结合的过程。他提出在认清当前疾病所处证候的同时，又要根据疾病以及病情的变化，做出及时的调整，并以整体观念为指导，以气血津液、八纲为本。秦氏以此为依据，创立了十四纲要辨证，为中医学者提供参考。另外，秦氏也不否定对病的主治法、主方、主药，他认为在此基础上，根据疾病的变化，灵活加减用药，亦可以收到较为良好的效果。

3. 要求继承与发扬并举

秦伯未在长期的临床与教学实践中体会到，中医对很多疾病的认知以及

成熟的体系以及经验，应该予以继承。若失去了对传统经典理论的继承，那么中医就成了无源之水，无根之木。然而秦氏提倡的继承并不是完全地照搬前人的经验，而是批判地继承，取其精华去其糟粕。秦氏尤重视医案医话的整理研究，并且善于在临床实践中总结前人经验，提纲挈领，去芜存菁，以更好地指导于临床。秦氏提出要多读书、多临证，广博多参，不囿于一家之言，是为学医的不二法门。他提倡学习中医，不仅要学习医学知识，而且要学习文史知识，以提高自身文化修养，如此，方可化医之河湖而为江海，取用不竭。在医德方面，秦氏告诫学生做人要有人格，看病要有医德；贫莫贫于无才，贱莫贱于无志，缺此不可为良医。

4. 探究疾病的证治规律

秦伯未在温病、肝病、水肿病、腹泻、溃疡病、心绞痛等疾病的研究上富有新意，具有很高的造诣，探求其治疗的规律。例如，在治疗水肿病上，秦氏总结出了发汗、利尿、燥湿、温化、逐水、理气等六大原则，并列举了兼证变化的应变原则以及代表方剂。秦氏提出的关于"水肿病"的理、法、方、药验之于临床，都取得了较好的效果。对于腹泻的治疗上，秦氏以暴泻、久泻为纲，以虚、实两类加以分类，提出虚者属于内伤，浅者在脾，深者及肾；实者属于病邪，以湿为主，并兼夹寒、热、食等。并提出了化湿、分利、疏散、泄热、消导、调气等实证治法，以及健脾、益气、升提、温肾、固涩等虚证治法。

5. 正确认识中西医结合

秦伯未主张运用西医的诊断与中医的治疗相结合的方法。秦氏认为西医的诊疗技术有助于了解疾病的性质、发展以及转归，但是同时他又主张西医的诊断仅是参考，对于疾病的诊疗应在中医基础理论的指导下进行，要对中医充满信心。反对依据西医的诊断而做出中医处方的做法，更反对以西医取代中医的做法。秦伯未的这些认识，对于现在的中西医结合仍有积极的指导意义。

（二）用药特点

1. 用药轻灵

秦伯未师从江南名医丁甘仁，继承了孟河医派用药以轻灵见长的特点。

其表现有二，其一是用药多以清宣通透类药物为主，少用险峻攻下类药物。如秦氏自创治疗白㾦的"氤氲汤"就是以一味豆卷为君药，又在宣透的基础上佐以清化。其二是方剂药量较轻。秦氏组方，极少用大方峻剂，一般药量极轻，然而验之于临床却有奇效。

2. 善用对药

秦伯未治疗疾病，善于应用对药。处方上常用当归和白芍、厚朴和苍术、半夏和陈皮等进行组方。这些对药的应用，既是秦氏对中医经典的继承，又是其在临床实践中的应用发挥。如当归、白芍的应用，多用于治疗血虚类疾病，厚朴、苍术的应用增强其行气化湿的功效，多用于气滞湿阻之证，半夏、陈皮同用，取二陈之意，增强燥湿化痰之功。

3. 喜用膏方

秦伯未擅于应用膏方调治慢性疾病和虚劳病。秦氏提出应用膏方调治虚劳病时，应遵守二宜三忌的原则。二宜：一宜补肾水，用滋阴甘寒之品，如保阴、六味、左归之类，补阴以配阳；二宜培脾土，用甘药以建中气，化生精血，为治虚劳之良法。三忌：一忌滥用桂附等药引火归元，耗伤肾水真阴；二忌理中温补，使阳益亢、阴益竭而致胀满不消；三忌参芪助火，使肺脉受病。

（三）医案萃选

1. 肝胆系统医案

（1）疟疾

张左。疟疾一月，间日而发，脉来弦硬，舌苔厚腻，边尖淡红，二便不畅。

　　软柴胡2.4克，淡黄芩4.5克，制锦纹9克，中川朴2.4克，江枳实4.5克，煨草果4.5克，老苏梗4.5克，青陈皮各4.5克，生甘草1.5克。

（2）寒热

杨右。面色黄白，寒热如疟，腰酸胁胀，腹中隐痛，脉缓弱，舌质红。

软柴胡 4.5 克，炒条芩 4.5 克，宋半夏 4.5 克，清炙草 1.5 克，白蒺藜 9 克，制香附 4.5 克，延胡索 4.5 克，川楝子 6 克，生姜 2 片，大枣 3 枚。

注：宋半夏：是苏州宋公祠半夏，公私合营前一直在〔……〕吴地医案中常见〔……〕

〔……〕，两目白〔……〕

绵茵陈 4.5 克，黑山栀 4.5 克，赤猪苓各 9 克，车前子 9 克，关木通 4.5 克，福泽泻 9 克，生薏苡仁 12 克。

2. 心脑系统医案

（1）失眠

徐左。失眠多时，记忆薄弱，脉细数，舌苔薄黄而质绛。

川雅连 1.2 克，陈阿胶 4.5 克，生鳖甲 24 克，酸枣仁 9 克，北秫米 4.5 克，北五味 0.9 克，夜交藤 4.5 克，生熟地各 9 克，莲肉 10 粒，10 帖。

二诊：生熟地各 9 克，制何首乌 4.5 克，陈阿胶 4.5 克，生鳖甲 30 克，女贞子 9 克，净连翘 9 克，辰砂拌酸枣仁 9 克，大麦冬 9 克，灵磁石 9 克。

（2）惊恐

林某，盗汗畏冷，心悸多恐，时作悲愤之感想，睡后胃部有豆粒上冲，头目昏晕，感寒即咳，吸烟则呕。病已 7 年，难求功效。

当归身 4.5 克，炒白芍 4.5 克，稽豆衣 4.5 克，潼沙苑 9 克，熟酸枣仁 9 克，青龙齿 6 克，煅牡蛎 15 克，浮小麦 9 克，炒竹茹 4.5 克，广郁金 4.5 克。

（3）多汗

陈母。产后服生化汤加荆芥、牛膝，汗流不止，遂成自汗证，迄今数载，体质虚弱，每至天寒，迭服固气药无功。

绵芪皮 4.5 克，炒党参 9 克，炒归身 4.5 克，炒白芍 6 克，酸枣仁 12 克，北五味 1.5 克，沙苑子 9 克，女贞子 9 克，煅牡蛎 18 克，浮小麦 9 克，糯稻根 9 克。

3. 脾胃系统医案

（1）胃病

靳某。10 年前染患胃病，饮食后胸膈阻塞，但不呕吐。今年加剧，每月██████，███，████，████████████，████████

刺蒺藜 9 克，软柴胡 0.9 克，薄荷炭 1.5 克，延胡索 4.5 克，川楝子 4.5 克，路路通 6 克，制香附 4.5 克，广郁金 6 克，沉香曲 6 克，炒薏苡仁 9 克，山楂肉 9 克，玫瑰花 3 朵。

（2）肠鸣

某工人，1 年前得肠鸣证，百药不效，余无所苦。

潞党参 9 克，生白术 9 克，清炙草 2.4 克，姜川连 1.2 克，炒条芩 4.5 克，淡干姜 4.5 克，炒枳壳 4.5 克，炒陈皮 4.5 克，炙升麻 0.9 克。

（3）腹满

徐某。每日饮食后，腹必微满，满则手足酸软，肋骨、胸胁、肩背、脊背时常刺痛，食物最忌荤腥，肉类皆难下咽。

潞党参 4.5 克，枳术丸 9 克，清炙草 1.5 克，陈广皮 4.5 克，春砂仁 2.4 克，清炙芪 4.5 克，炒当归 4.5 克，六神曲 9 克，香橼皮 4.5 克，软柴胡 0.6 克。

4. 肺表系统医案

（1）咳嗽

司马君。去岁因劳，寒热咳嗽，时愈时发，拖延至今。面色失荣，四肢倦怠，咳时在去秋，今春现在曾下3次黑粪，脉虚，舌苔白腻。

莱菔子4.5克，炒枳实4.5克，仙半夏4.5克，苏子霜9克，炙款冬4.5克，中川朴1.5克，炒当归4.5克，青陈皮各4.5克，炒泽泻9克，炒牛蒡9克。

（2）哮喘

张左。哮喘，初用定喘汤暂止，后历进冷哮小胃丹、射干麻黄汤、五虎汤、小青龙汤俱无效。

人参须1.5克，山萸子9克，仙半夏4.5克，旋覆花4.5克，诃子肉2.4克，炙款冬4.5克，代赭石4.5克，白果5枚，清炙草1.5克，五味子0.9克，青铅六味丸9克。

（3）咳喘

李幼。麻瘄后，寒热三日，无汗咳喘，喉间痰声辘辘，卧时惊惕屡屡。

净麻黄1.5克，嫩射干2.4克，生石膏9克，苦杏仁9克，桑白皮3克，熟牛蒡6克，江枳实3克，生甘草1.5克。

5. 肾脏系统医案

（1）骨痛

贾某。年57岁，周身骨节疼痛，四肢拘挛，坐卧不能转动，难以步履，已历2年余。

大熟地12克，川桂枝1.5克，全当归4.5克，桑寄生9克，厚杜仲9克，伸筋草6克，羌独活各2.4克，川断肉9克，酒秦艽6克，潼沙苑9克。

（2）遗精

毛君。病遗精多载，医均作虚损治疗，前岁制膏方调理，颇见绩效。无何春残重发，且兼痔疮，缠绵至冬，来诊于余。

大生地9克，龙胆2.4克，关木通4.5克，京玄参9克，焦川柏4.5克，全瓜蒌9克，生牡蛎24克，焦山楂4.5克，京赤芍4.5克，生甘草2.4克。

（3）虚损

张右。午后形寒，胃纳减少，盗汗头晕，惊悸难寐，脉左细弱而右弦。

生潞党参9克，生熟地各9克，沙苑子9克，清炙芪9克，酸枣仁9克，牡蛎24克，熟女贞子6克，炒橘皮4.5克，灵磁石9克，胡桃肉2枚。

6. 妇科系统医案

（1）经闭

奚女，年二十。因婚姻不称意抑郁成疾。初则饮食少思，继则月经停闭。医用通经不效，将半载，发热咳嗽，脉细数无力。

当归身9克，白芍9克，阿胶9克，沙苑子9克，南竹叶4.5克，枸杞子9克，黑芝麻9克，穞豆衣6克，玉竹9克，女贞子9克，旱莲草9克，甘菊花4.5克。

（2）血崩

张右。年近六秩，忽然血崩，有如坏都，汩汩不止。面色㿠白，神志昏迷，手足时寒，头颠恒晕，脉象微细，舌焦枯。

吉林参（冲）30克，煅牡蛎30克，煅龙骨30克，乌贼骨（醋炒）30克，清炙芪30克，伏龙肝30克，侧柏炭15克，五味子6克，大麦冬30克，大熟地30克，清炙草9克，炙升麻6克。

（3）不孕

王右。生育一事，虽本天地之自然，亦未尝不可以人力补救。今结婚三载，未曾受孕。

　　大生地 9 克，湖丹皮 6 克，地骨皮 6 克，赤白芍 6 克，夏枯草 4.5 克，银花炭 4.5 克，紫丹参 15 克，炒牛膝 6 克，藕节 2 枚。

十六、章次公重"心力"，治杂症，擅用重药

（一）学术态度

治学严谨，勇于创新

章次公师从江南名医丁甘仁，故其学术思想主要受孟河医派的影响。章氏既学习《伤寒论》的六经辨证方法，又研究明清时期兴起的温病学派思想。针对寒温之争，章氏认为寒温乃是一个完整的医学体系，不应该人为割裂，彼此之间没有不可逾越的鸿沟。温病以卫气营血为纲，察舌按脉，归纳证候，全凭客观事实。这与仲景划分六经有异曲同工之意。

对于中西医的关系，章次公力求两者结合，提出"发皇古义，融会新知"的思想，主张中医应该吸收西医的长处，尤其是诊断方法，并提出"双重诊断，一重治疗"的主张，为中医的创新发展提供了思路。

（二）临证思路

1. 治疗重症，心力为要

《黄帝内经》曰："心者，君主之官，神明出焉。"心为五脏六腑之大主，因此章次公在治疗危重疾病时尤注重对心力的保护。特别是在温热病中，病势迁延不愈，正邪交争，若心力不健，正气不支，则极易发生晕痉厥脱之变。辨证之要，则在于观神色、察舌脉。若神色萧索，脉来频数或沉细甚或脉微欲绝等，则必须着力强心扶正，补阳以固阴。在用药上，常常甘寒、甘温两者同用。除此之外，章氏还喜用六神丸，认为其对强心固本有奇效，故每用于热病重症之中。

2. 疑难杂症，擅用附子

章次公擅用附子治疗各种疾病。载于医案中，运用附子治疗的病种达数十种，包括湿温、温疫、痢疾、疟疾、水肿、头痛、便秘、哮喘、黄疸、失眠、泄泻等心、肝、脾、肺、肾五大系统证候疾病，此外在治疗妇科、儿科的疾病中，章氏亦多用附子取效。在其医案中，除吐法外，其他 7 法附子均有涉及。由此可见章氏诸多灵巧，见识非凡。

3. 胃病诊治，辨病为先

章次公治疗疾病，多以辨病、辨证相结合，既从整体着眼，又重视局部病灶。尤其在胃病的诊治中，更是注重这一原则。如章氏从胃痛是否有节律，是否呕吐酸水，得食后是否痛减等方面，判断是否为消化性溃疡，在此基础之上辨证是否为胃阴亏虚，然后酌用叶天士养胃阴治法。对于溃疡型胃病，章氏主张不能离开溃疡这一前提，无论制酸、温中、止痛都应该注意保护、修复胃黏膜。

（三）用药特点

1. 实践验本草

章次公对本草深有研究，对于诸家之说难以相互印证者，多以实践进行验证。如对柴胡一药，著作记载其功效有三：一祛瘀，二解热，三泄下。章氏在实践中确定，在较大剂量应用柴胡时，其解热的作用较强。对于葛根的应用，章氏不囿于"耗胃液"之说，大剂量应用以解肌祛热。在对栀子应用中，章氏认为其止血尤为特长。应用望江南治疗热病便秘，证明其和缓可靠。

2. 擅用虫药

章次公擅用虫药，取其搜风剔络之功，治疗内科多种疑难杂症。如蜂房、蕲蛇用于治疗风湿痹痛；蟋蟀、蝼蛄、土鳖虫等用于治疗积聚肿大；蜈蚣、蝎子等用于治疗顽固性头痛等。章氏对于虫类药物的应用，积累了宝贵的经验，对后人具有重要的借鉴意义。

3. 喜用全真一气汤

全真一气汤出自《冯氏锦囊秘录》一书，是由人参、熟地黄、麦冬、五味子、附子、牛膝、白术等药组成。此方为参附汤、生脉散合方，章氏不仅用此方治疗水肿、胃酸过多等疾病，而且对于热病，即使高热昏厥，仍坚持使用该方以挽回颓势，可见章氏对此方理解独到，胆识过人。

（四）医案萃选

1. 肝胆系统医案

（1）肝风

张某，男。以经验言之，脉沉微者，用温补，脉弦硬者，当滋肾。滋肾药利小溲一也，降低血压二也，增加营养三也。

丹皮、萆薢各 15 克，牛膝、茅根、泽泻各 30 克，猪苓、鲜生地各 24 克，菟丝子、白芍、桑皮各 12 克。

二诊：肾脏病患者，血压必高，高则两脉弦硬如石，高之日久，当然引起心脏病。

泽泻、茅根各 30 克，猪苓 24 克，萆薢、冬葵子、牛膝、白芍各 12 克，石韦、萹蓄、桑皮 9 克，蝼蛄 3 克，研末吞。

三诊：两脉愈重按愈有力，即古人所称之牢脉、革脉。喘不能平卧。利小便亦降低血压之一法。

干地黄、葫芦瓢各 30 克，牛膝、桃仁泥、泽泻各 18 克，丹皮、猪苓各 12 克，桑皮、萆薢各 9 克，石韦 15 克。

（2）眩晕

施某，男。胃与脑神经之联系至密；今头眩、胸闷、欲呕，乃脑弱而影响及胃者。

天麻 6 克，左金丸 3 克，石决明 15 克，穞豆衣、云茯神各 12 克，紫苏子、旋覆花、沙苑、菊花各 9 克。

2. 脾胃系统医案

（1）泄泻

徐男。恶寒发热，3 日后更见腹痛泄泻，喻氏逆流挽舟之法，本为下痢夹表而设，其实治泄泻亦可用。

荆芥、防风、葛根、白芷、柴胡各4.5克，升麻2.4克，羌活9克，桔梗3克，枳实炭、大腹皮、神曲、山楂末各9克，煨姜2片。分2次吞。

（2）便秘

高女。平素有习惯性便秘，此番6日未大便。大凡暴秘可泻，久秘不可泻。泻药能取效一时，停药则复秘如故。面色不华，脉软，用药以振奋肠机能。

全当归、杭白芍、生麦芽各12克，生白术、薤白头、鸡内金各9克，广木香6克，半硫丸（分3次吞）9克，炙甘草3克。

二诊：服上方无效，肠之蠕动陷于麻痹状态，予千金温脾饮。

党参、熟大黄、元明粉（分冲）各9克，干姜、炙甘草各3克，熟附块（先煎）6克，全当归12克。

3. 心脑系统医案

（1）冠心病

陈女。胸闷不舒，饮食后干哕不得通彻，将近1年，下肢肿亦久不消，实基于心力之微弱，宜其用健胃药无效。

炙甘草24克，炮附块15克，云茯苓12克，生白术、怀山药、补骨脂、姜半夏各9克，肉豆蔻6克，五味子4.5克，安桂2.1克。

（2）神经官能症

梁男。夜难成寐，多梦心悸。古人以为肝虚，以肝藏魂故也。凡补肝之药，大多有强壮神经之功能。

杭白芍、当归身、潼沙苑、抱茯神、明天麻、炒枣仁、柏子仁各9克，大熟地、穞豆衣、黑芝麻各12克，炙远志4.5克。

二诊：寐为之酣，悸为之减，但多梦则如故。

方用：大熟地18克，杭白芍、当归身、潼沙苑、抱茯神、山萸肉、菟丝子各9克，五味子、炙远志各4.5克，夜交藤12克，左牡蛎 30 克。另首乌延寿丹 90 克，每晚服 9 克。

4. 肺表系统医案

（1）感冒

曹左。形寒骨楚，风寒束于太阳之表，腠理不得疏泄也。不更衣七日。仲景有桂枝汤加大黄之例，今师其意。

> 桂枝（后下）、生锦纹（锉细末分 2 次冲服）、粉甘草各 3 克，生麻黄 2.4 克，蔓荆子、羌活、晚蚕沙各 9 克，郁李仁 12 克，杏仁 18 克。

（2）哮喘

陶左。咳逆倚息不能平卧，平卧则喘促，不能须臾耐。此当鉴别其为痰饮，抑为肾不纳气。夫咳喘一症，在肺为实，在肾为虚。今病者苔白腻，脉浮，当从肺治。

> 蜜炙麻黄 2.4 克，光杏仁 12 克，粉甘草 3 克，白苏子、桑白皮、莱菔子（研冲）各 9 克，陈广皮、白芥子（研冲）各 4.5 克。

5. 血证医案

（1）便血

陈某，男。以便后挟血为主症，其便并不干燥，血之将作，腹必疼痛，凡腹痛而下血者，总是肠有炎症。

> 生地榆、槐花炭、当归、白芍、银花炭、白头翁、秦皮、藕节、白槿花、旱莲草各 9 克，仙鹤草 12 克。另：脏连丸 30 克，分 10 次早晚吞。

（2）咳血

陈某，男。面目黧黑，不应见于弱冠之年。曾病瘰疬，今复逐渐消瘦，其病根潜伏久矣，咯唾鲜血，特病之暴发者耳。

淡秋石、小蓟、淮牛膝、京墨汁 15 克，鲜生地 60 克，白及片 9 克，旱莲草、阿胶（蛤粉炒）各 24 克，鲜藕汁（分二次入药中）30 克。

十七、丁济万平阴阳，调寒热，诊法独特

（一）学术主张

改革教育，道术并行

丁济万在丁甘仁创办上海中医专门学校，改革中医教育的基础上，进一步加强对中医教育方法的革新。丁氏在课程的设置上增加了西医课和公共课，主张学生中西医汇通，不拘一格，将中医师承教育与院校教育相结合。丁氏主张"道无术不行，术无道不久"，他认为医道一途需要医术发挥作用，若无良好的医德，则不能成为良医，则医术难施，医道不行。

（二）临证思路

1. 阴阳平衡，不宜偏胜

丁济万熟谙《黄帝内经》，对其中强调的"阴平阳秘"的法则十分尊崇。丁氏在诊治危重病人时强调辨明阴阳。并认为阴阳之要，贵在平均，阳欲上浮，有阴以涵之则不浮；阴欲下脱，有阳以吸之则不脱。二者相互为用，不可偏胜，否则阳胜则致阴病，阴胜则致阳病。治之之法，丁氏提出，对于阴不敛阳，但滋其阴；对于阳胜克阴，但祛其热。总之，以阴阳平衡为要。

2. 寒温一统，热病尤长

丁济万继承了其祖父丁甘仁寒温统一的学术思想，诊疗疾病时，不拘伤寒、温病之别，全以舌脉辨证，并将卫气营血辨证方法与伤寒六经的辨证方法统一起来，在遣方用药时，将温病常用方药与伤寒所载方药联合加减运用，并取得了出人意料的效果。丁氏尤擅长热病的诊治，在治法上灵活多变，不拘内服外用，深得丁氏家传。

3. 治疗杂症，调肝为先

丁济万善于治疗各种疑难杂症，且多从调肝、治肝立论。其常用的治疗

原则包括平肝潜阳、疏肝理气、养肝柔肝。对于脘腹胀痛的治疗上，丁氏认为多是由于肝旺脾弱、肝气横逆、气滞不通所致，故治疗上应平肝降逆以治其本，再加健脾和胃之品。另外，在对头痛、妇人月经病等疾病的诊治上，丁氏提出其病机都应责之于肝经。

4. 治疗血证，补虚泻实

丁济万认为，气虚和火热是血证的主要原因。因此对于血证的治疗上，丁氏强调补虚泻实。血证中，先咳后吐者，治宜清肝肺而祛瘀；先吐后咳者，治宜益肾，柔肝清肺；暴吐血以祛瘀为主；久吐血以养阴为主。治疗便血时，常采用益气养阴，清热凉血止血等法。并根据临床经验，总结出了止血急救的验方。并在止血之后，补虚扶正，逐步调养。

（三）用药特点

丁济万崇尚孟河大医费伯雄的醇正和缓、归醇纠偏的学术风格。用药亦多以和缓、轻灵为主。故被医界同道称为"轻灵派"，所谓"轻"是指药物之性缓而量微，"灵"是指所选药物既能发挥治疗疾病的功效，又无留邪伤正的弊端，能够择其要而用之。故丁氏在处方用药上，讲求"轻可去实"，不追求矜奇炫异。例如丁氏在治疗湿热客表之证时，常选用豆卷、滑石等甘淡轻灵之品，既可外散表邪，又能内除湿邪，共奏通达宣利之功。治疗湿温病时，惯用藿香、佩兰、泽泻、滑石、薏苡仁、茯苓皮、砂仁、白扁豆等药物，且用量较轻，多则9克，少则1.5克。

（四）医案萃选

1. 肺表系统医案

（1）肺炎

程某。恶寒发热，外感风邪，腠理闭塞，邪伏不出，久郁化热，熏蒸于肺，肺炎叶举，肺主清肃其令不能下行。

净麻黄1.5克，生甘草1.5克，象贝母9克，生石膏9克，薄荷叶2.4克，连翘壳9克，光杏仁9克，轻马勃2.4克，淡豆豉9

克，黑山栀6克，马兜铃3克，冬瓜子9克，活芦根0.3米，淡竹沥（冲）30克。

（2）感冒

石某。恶寒咳嗽头痛且胀，胸闷泛恶，苔腻脉浮滑。

紫苏叶3克，嫩柴胡4.5克，薄荷叶2.4克，光杏仁9克，枳实炭3克，桔梗3克，象贝母9克，水炙远志3克，荆芥穗3克，莱菔子6克，姜竹茹3克。

（3）风温

张某。风温伏邪挟痰热交蕴，肺胃为病，肃降失司，形寒身热头胀骨楚，咳嗽胸肋牵痛，咯痰不爽，苔薄黄脉濡滑，特拟清疏风温而化痰热。

清水豆卷12克，抱茯神9克，象贝母9克，净蝉蜕4.5克，江枳壳3克，冬瓜子9克，嫩柴胡4.5克，苦桔梗3克，鲜竹茹9克，薄荷叶2.4克，光杏仁9克，干芦根30克。

2.脾胃系统医案

（1）痢疾

罗某。痢下黄赤相杂，腹痛隐隐，里急后重未除，舌质光，脉濡小而滑。形色萎黄，阴虚脾弱，湿热郁于曲肠，虚中夹实，今宜培中扶土，清化湿浊。

土炒当归9克，抱茯神9克，条芩炭4.5克，白扁豆衣9克，江枳壳3克，采云曲6克，戊己丸3克，春砂壳2.4克，干荷叶1张，焦白术4.5克，银花炭9克，荠菜花炭12克。

（2）霍乱

寒邪直中三阴，吐泻交作，脉沉四肢逆冷，烦躁不安，口渴不欲饮，拟通脉四逆汤加减，驱内胜之阴，回外散之阳，以冀阳光普照则阴云自散。

干姜炭、六神曲、制川朴、大砂仁、猪胆汁、川桂枝、陈广皮、炙甘草、姜半夏、熟附片、葱白。

（3）痞满

郭太太。病后中虚，复因受寒挟痰饮留恋，脾胃运化失司。平常陡然脘腹作痛，气塞，面部热红，汗多，肢冷，大便不实，舌苔薄腻，脉象濡小而滑。土虚则木旺，肝气乘势横逆，虑其增剧，急宜温通化饮，平肝和胃。

肉桂心（研末冲服）0.3克，姜半夏9克，淡吴茱萸1.2克，熟附块1.8克，陈广皮3克，春砂壳2.4克，生白芍4.5克，乌梅炭1.5克，云茯苓9克，清灵叶1.2克，煨干姜1片。

3. 心脑系统医案

（1）中风

王某。类中，口眼㖞斜，面部左麻，皮肤浮肿，舌薄腻，质红，脉弦滑。外风引动内风，挟痰湿上扰，虑其增变，特拟清泄风阳而化痰湿。

明天麻、朱茯神、黑穞衣、竹沥半夏、枳实炭、潼沙苑、炒杭菊、炒竹茹、嫩钩藤、生石决明、黛蛤散、青盐陈皮、风化硝、荷叶边。

（2）眩晕

顾某。营血亏耗，肝阳上亢，头晕眼花，脉弦小，治拟养阴平肝和胃潜阳。

生白芍6克，朱茯神9克，嫩钩藤9克，穞豆衣6克，水炙远志3克，陈佩兰4.5克，杭菊花4.5克，酸枣仁9克，丝瓜络6克，潼沙苑6克，荷叶边1.5克。

（3）头痛

郭某。咳嗽已止，头痛牙亦肿痛，肝胃之火易升，再拟育阴清解。

霜桑叶9克，朱茯神9克，嫩钩藤9克，滁菊花6克，生甘草

2.4克，冬瓜子9克，光杏仁9克，苦桔梗6克，炙僵蚕9克，川贝母6克，干芦根（去节）30克，荷叶边30克。

4. 肝胆系统医案

（1）臌胀

钱右。大腹渐胀，食入更甚，舌苔薄腻，脉弦小而滑。肝旺脾弱，气滞湿阻，虑其成臌，宜健运分消。

生白术6克，金铃子9克，采云曲9克，连皮苓12克，春砂壳9克，谷麦芽9克，陈广皮3克，制香附9克，生熟薏苡仁9克，大腹皮9克，陈葫芦瓢12克，青橘叶9克。

（2）咳血

陆某。阴虚肝火犯肺，阳络损伤则血上溢，咳嗽吐血，血色紫红，舌薄黄边绛，脉弦数，当宜养阴凉肝，清肺祛瘀。

京元参6克，生石决明30克，怀牛膝9克，冬桑叶9克，茜草根6克，甜光杏9克，粉丹皮3克，侧柏炭4.5克，川象贝各6克，黛蛤散30克，旱莲草9克，仙鹤草4.5克，十灰丸1包，蚕豆花露30克。

5. 肾系统医案

（1）遗精

王某。咳嗽未止，屡屡滑精，舌薄腻，脉濡数。燥邪痰热，肺肾阴亏，再拟清燥润肺助清相火。

霜桑叶、抱茯神、金樱子、光杏仁、水炙远志、白莲须、川象贝、冬瓜子、盐知母、干芦根。

（2）疝气

汤某。厥气失于疏泄，挟湿热下注，偏疝坠胀疼痛，已经载余，舌薄黄脉濡滑，宜疏泄厥气而化湿热。

柴胡尾、小青皮、陈橘核、炒赤芍、制香附、苦桔梗、川楝子、春砂壳、路路通、延胡索、荔枝核、青橘叶。

（3）尿浊

王左。小溲夹浊虽减未止，尿时管痛，湿滞瘀精中阻膀胱，宣化失司，再拟甘淡渗湿。

粉萆薢、川黄柏、生薏苡仁、飞滑石、肥知母、荸荠梗、梗通草、瞿麦穗、海金沙、生甘草梢。

十八、姜春华创学说，研瘀证，方药灵变

（一）学术思想

1. 截断扭转学说

姜春华在《叶天士的温病、杂病的理论与治疗》一文中提出了温病要截断的新理论，并对叶天士的学术思想进行了评析。姜氏认为医者不仅要认识温病卫气营血的发展规律，更要及时截断或扭转疾病的发展，以防病情进一步传变。姜氏擅长汲取各家所长，并在临证中形成自己的学说，截断理论正是中医学术的继承与发展。如温病不必等到气分才能清气，也不必等到营分才用犀角（替代品）、羚羊角（替代品）等药物。对于疾病治疗，姜氏主张根据病情的主次缓急，及时采用分层扭转法，有效地阻止病情蔓延。同时，他强调截断扭转要与辨病辨证结合，合理运用病证相应的药物。

2. 辨病与辨证相结合

姜春华较早地提出了辨病与辨证相结合的理论，认为辨病辨证的源泉是整体观与动态观。姜氏指出要正确地理解与处理辨证论治中的学派纷争。脏腑辨证与以方统病合之则兼美，离之则两伤。辨证论治与为病寻药两者均需重视，不能偏废。姜氏强调中医学术的发展有赖于中医辨证与西医辨病的结合。同时，姜氏对辨证分型、异病同治、同病异治也有独特的见解，他主张辨病论治与辨证论治相统一。

3. 治病求本，应变自如

《素问·阴阳应象大论》云："治病必求其本。"姜春华认为人之所以生病，是机体阴阳有所偏倚。一般而言，六气是正常的气候，不应致病，但当六气有所偏，就变成了六淫，则能致病；机体内的阴阳也会发生偏颇，一旦平衡被打破，就会致病。因此，姜氏认为阴阳和则无病变，阴阳偏倚，则疾病生。治病求本就是使不平衡恢复到平衡状态，纠正偏胜，调节阴阳。正所谓"谨察阴阳所在而调之，以平为期"。同时，在治疗上应观察病症的转变，阴阳进退，邪正消长。医者要善于应变，证变则治法方药随之改变，需根据治病求本、标本缓急、病情的轻重转变来具体辨证施治。

4. 疑难杂病综合治疗

姜春华认为疑难杂病要把握系统观念、综合原则、综合调节这 3 个关键。历来中医学把人体与外界环境视为一个整体，把疾病看作是病因作用于人体的整体反应，即天人相应论。现代医学从不同角度阐释人体的整体观，如免疫学说、内分泌学说、细胞学说、受体学说等。姜氏主张从多学科、多因素、多层次、全方位地考察疾病的病因病机，并对疾病的转归有一个系统的认知。在此基础上，须运用综合的原则，对疑难杂病进行辨证论治，具体包括辨真假、辨缓急、辨主次等。此外，综合调节在治疗方法上主要包括持重和应机。前者是指在明确病机的前提下，须坚持治法方药，而不是轻率易法，必致前功尽弃；后者是指治疗方法应该随着证候的变化而转变。

（二）用药特色

1. 瘀证研究与活血化瘀

姜春华提出产生瘀血的原因主要包括 8 种：一由于气，二由于寒，三由于热，四由于伤，五由于治疗不彻底，六由于出血后，七由于情绪，八由于生活失宜。对于瘀血的症状和体征，姜氏从疼痛、出血、寒热、自觉腹满、腹内热如汤火、少腹硬满急结、病理性肿块物、神经精神症状、燥渴、唇舌鼻皮肤指爪诸候、大小便、脉候十二方面进行论述。在治疗上采用活血化瘀法，遵循古方今用，灵活运用仲景方药。并结合临床，拟定了活血清热法、活血解毒法、活血益气法、活血补血法、活血养阴法、活血助阳法、活血理气法、活血攻下法、活血凉血法、活血止血法、活血开窍法、活血利水法、活血化痰法、活血通络法、活血祛风法、活血软坚法、活血攻坚法及活血通阳法。

2. 不拘经方，活用时方

姜春华认为："《伤寒论》六经虽不必统百病，但其中辨证论治的精神、法则却可应用于百病，而其中的方药更可广泛应用于各种疾病，并非伤寒只治伤寒，也非古方不适用于今日，只在如何理解六经中的辨证精神，以及方剂组合的主要作用，明乎此，则多病可用一方，一病也可用多方。"姜氏指出医者须研习经方的主治及药物的用法与功效，并熟练掌握它们的配伍作用。同时，对于经方与时方之争，主张择善而从，既不拘泥于经方，也灵活选用时方。

3. 寒热攻补药可配伍

姜春华认为从药物所作用的人体病证来考虑，寒药、热药、攻药、补药可以同用，药物各尽其能，攻者必攻强，虚者必补弱。各疾病有其脏腑经络之归属，药物亦有所长。如脏虚腑实者人参、大黄同用，则人参补其脏虚，大黄泻其腑实；如附子泻心汤，大黄、黄芩、黄连与附子同用；又如柴胡加龙骨牡蛎汤，方中黄芩、干姜、肉桂、人参、大黄，寒热攻补同用。正如张隐庵所云："寒热补泻兼用，在邪正虚实中求之。"

（三）医案萃选

1. 慢性肾炎

王某，女，38岁。患者慢性肾炎4年，常因感冒咽痛诱发，出现血尿、蛋白尿。上周高热，咽痛，医院尿检示：红细胞（＋＋＋＋），尿蛋白（＋＋＋）。中西药物治疗后，高热已退，但仍低热（37.8℃），刻下：咽喉红痛，尿检结果同前，神疲乏力，面色萎黄，眼周虚肿，尿频且色赤，舌质淡，苔薄黄，脉浮濡则数。此正虚风邪外客，热毒扰动肾络证，治拟益气清解，透泻肾络。

黄芪15克，党参15克，白术12克，防风9克，银花9克，连翘9克，僵蚕9克，蝉蜕6克，六月雪15克，玉米须15克，地丁草 15 克，茅根 30 克。

7 帖，水煎服后咽痛低热皆除，尿检红细胞、白蛋白均明显减少，原方去银花、连翘，续进 7 帖，余恙亦除。续服 14 帖后停药，病未复发。

2. 慢性阻塞性肺气肿

王某，男，68 岁。患者哮喘反复发作 15 年，春夏轻，秋冬剧。近来哮喘持续发作，心悸气急，张口抬肩，呼吸困难，端坐不能平卧，夜间咳痰多而不爽，畏寒发热，头汗多，胁下胀满，四肢不温，下肢浮肿，按之不起，尿少色清，唇舌青紫，苔白腻，脉沉细而数。体检：体温 37.4℃，面浮发绀，桶状胸，心率 135 次/min，心音低，呼吸 40 次/min，两肺布满哮鸣音，并可闻及湿啰音。X 线胸片示：两肺透光度明显增强，膈低，运动弱，双肺纹理粗，呈网络状，间隙模糊不清。西医诊断为喘息性支气管炎继发感染、慢性阻塞性肺气肿。中医证属脾肾阳虚，气不摄纳，肺失宣降。治拟温阳益气，健脾助运，肃肺化痰。

熟附子 15 克，桂枝 9 克，仙茅 9 克，淫羊藿 9 克，黄芪 15 克，五味子 9 克，白术 9 克，茯苓 15 克，大腹皮子各 9 克，百部 9 克，老鹤草 9 克，防风 6 克。

7 帖，水煎服后，诸症减轻，苔薄腻，脉细滑，原方去五味子、白术、大腹皮子，熟附子改为 9 克。7 帖，水煎服，另服蛤蚧 30 克，白参 15 克，五味子 30 克，研细末，每日 2 次，每次 3 克。

服上方后，肿退，咳止，喘少，舌淡红，苔薄，脉细滑，改用益肾纳气，固本培元法。

生熟地黄各 9 克，当归 9 克，五味子 9 克，仙茅 9 克，淫羊藿 9 克，黄芪 9 克，党参 9 克，蛤蚧 6 克，碧桃干 15 克，茯苓 9 克。

每日 1 帖，另服左、右归丸各 6 克，每日 2 次，长期服用。

3. 慢性肝炎

谢某，男，41 岁。患者有慢性肝炎史，乙肝表面抗原阳性 1 年余，肝功能检查正常，时有肝区刺痛，大便溏，脉弦细，苔中白厚。此肝虚气郁，脾虚湿困证。

太子参 15 克，五味子 6 克，全瓜蒌 15 克，柴胡 9 克，延胡索 9 克，苍术 9 克，茯苓 9 克，羊蹄根 15 克。上方连服 2 个月后，表面抗原转阴，随访 1 年无复发。

4. 肺炎

汪某，女，37 岁。患者因发热、寒战、咳嗽、胸闷等症，诊断为右下肺炎。多种抗生素治疗未见好转，发热、咳嗽更甚，胸片复查同前诊断。患者停用西药，请姜春华会诊，刻下：咳嗽剧烈，咽喉痒痛，痰黄，气急，胸闷，胸痛，发热 38.4℃，鼻旁爆热疮，纳食尚可，口干，大便不畅，苔黄，脉浮滑数。此初起风热上受，旋则痰热蕴肺，无形邪热，已成有形，搏击气道，清肃失令，治拟清肺、化痰、截咳。

鸭跖草 15 克，开金锁 15 克，鱼腥草 15 克，黄芩 9 克，百部 9 克，南天竺子 6 克，天浆壳 3 只，马勃 3 克，酢浆草 9 克，旋覆花（包煎）9 克，全瓜蒌 15 克，生甘草 6 克。

7 帖，水煎服后热退咳止，余亦无不适。肺部 X 线片示：右下肺炎已吸收，续予以清肺养肺之剂调理 7 日，病愈。

十九、高仲山用经典，解"伏邪"，融会中西

（一）学术主张

1. 重视经典，学以致用

高仲山十分推崇《黄帝内经》，他认为《黄帝内经》总结了周秦以来的医疗经验，形成了一套体系完备的中医理论及治疗原则，其理论体系从哲学层面来说，是整体观与恒动观的有机结合。高氏毕生除致力于研究《黄帝内经》外，亦是伤寒大家，他认为《伤寒杂病论》确立的辨证论治原则是张仲景一生的临床经验总结，作为第一部理法方药比较完备的辨证论治专著，《伤

寒杂病论》囊括了六经辨证法、八纲辨证、脏腑辨证的内容，为后世辨证论治奠定了基础。

2. 融会中西，互补共进

高仲山早年一直关注和思考中医学的未来发展。他虽坚持中医，但对中医学固有的弱点并不讳言，也不排斥西医，而是以十分开明的态度倡导中西医互融共进。新中国成立后，高仲山作为中医界泰斗，积极主张中西医互相取长补短，他大声疾呼："夫一国之文明，不能自动改进，实国人之大羞也。循此以推，吾国医学，不能自起奋斗，发挥改进，更或鄙视疏忽，势必陷于绝境。"

高仲山鼓励后辈勿对西医有偏见，应积极掌握现代医药学检测手段和科研思维，为我所用，丰富发展中医学和中药学。他认为中医学术的发展不能脱离时代的进步，尊崇岐黄，效法仲景，虽有家学可承，但不可故步自封；应博采众长，邃密医理，探幽阐微。修习中医者，应远读《内经》《难经》，精研《伤寒》《金匮》，近习《温病条辨》等专著，最重要的是要验于临床，不能有学无识而为藏书之箱匣。高仲山认为，中西医的根本差别是思维方式的不同，所以在临床思维方法上，主张建立两套各自独立的思考习惯，用中医的理论指导辨证论治，用西医的化验检查解释对现代疾病的认识。

（二）学术思想

1. 新解"伏邪"说，擅治热病

关于"伏寒化温"而导致"伏邪发病"之说，历来以成无己、王叔和为首的倡导者多取《黄帝内经》所述"冬伤于寒，春必温病"（《素问·生气通天论》）和"藏于精者，春不病温"（《素问·金匮真言论》），并分别理解为"冬伤寒邪，而不即病，则潜伏于内，至春化热成温"，以及"冬不藏精，则阴虚而生内热"，总结起来就是——"冬伤于寒，冬不藏精，皆属少阴伏气温病"。在这样的推论、引申过程中，存在着明显的偏颇、片面之处。高仲山详考《内经》，指出前人常忽视了"冬不按蹻，春不病温"。冬季"伤寒""不藏精""按蹻"都是温病形成的原因，三者有相通、共同之处。进而，高仲山认为"冬伤于寒，春必温病"应该解释为："冬伤寒邪，治必发汗，汗泄则气阴两伤，至春遂易感风热而成温"；"藏于精者，春不病温"则从反面说明了"冬日闭藏，不当疏泄，否则精气不固，至春易感风热而成温"。随之，高仲山还对新的解译法从文理和医理角度做出了补充诠释："或说冬伤于寒之'伤'字，正如孟子死伤勇，予伤惠之伤，当作太过解。冬三月天气过寒来春必然暴热，人在气交之中，感成温病；至感于精者之'精'字乃指大气言，如恒阳不息，冬无冰雪，而桃李反花只类，人当其时，疏泄太甚，至春阳气发生，津液不足，遂生内热，非于肾藏之精也。"最后，依据上述推理并结合现代医学生理学和流行病学知识，高仲山得出的结论是：

其一，"大抵人之所以不病，赖有抵抗力，这抵抗力，简单言之，便在能藏精。所以阳复之时，盎然有生气，就是这所藏之精为之，是为生理上的形能之事。故冬不藏精，即冬时无抵抗力，而寒胜太过，至春无以应发扬的气候，便是生理的能力支绌，但不至于死罢了。"

其二，"抵抗力薄弱，我们也可以说内部有弱点，惟其内部有弱点，于是外邪得以乘入。所以同是溽暑，同是冱寒，有病有不病，即根据在内部有弱点没弱点。所谓"伏气"二字，也仅表明他从前有过病而有弱点在里面，并不是真的有邪伏内。"

2. 化痰通络，解除疑难

痰饮，是人体水液代谢异常的病理产物。一般以稠浊者为痰，清稀者为饮。痰又分为有形之痰和无形之痰。外感六淫、七情内伤或饮食劳倦等因素，导致脏腑功能失调，气化不利，水液代谢障碍，停留而为痰饮。痰饮既是病理产物，同时也是诸多疾病的继发病因。古有"百病多由痰作祟"之说，说明其致病范围极其广泛；又有"怪病多痰"之论，言其致病症状和体征多有怪异难解之处。

瘀血，是体内血液停积形成的病理产物，多指因运行不畅，而停滞于脏腑经络的血液。瘀血最主要的原因在于气机的郁滞。"气为血之帅"，气的升降出入推动血液在脉道中运行。《金匮要略》有云"血不利则为水"，瘀血也会引发水液代谢障碍。

在诸多疑难杂症中，痰浊壅塞和瘀血阻滞都是极为重要的病理机制，且二者常互为影响。高仲山在半生临床实践中，极为敏锐地观察到诸多疑难杂症均存在"湿痰死血"，故临床多用化痰通络法为治。

处方如下：

化痰通络散：麝香、白附子、制南星、羌活、白芷、生川乌、明天麻。

化痰通络膏：以化痰通络散适量，炼蜜调和为膏，外用。

（三）用药特色

1. 规范配药，普及标准

古人为我们留下了大量的成方佳品，但随着时间的推移，加之历史条件所限，难免出现传抄之误，甚至多有遗漏或失传。高仲山针对这一现象在编撰《汉药丸散膏酒标准配本》时，每个配本都注明其本名、亦名、坊间用名等；每个配方都追溯到最初出处，即出自何书、何人所创。这就有效防止了不同配本的混淆。如牛黄清心丸一药，原出自宋代《太平惠民和剂局方》，原方仅8味药而后人将仲景名方薯蓣丸加入其中，使得寒热错杂，失其本义。所以高仲山在《汉药丸散膏酒标准配本》中，每方必载药品组成及剂量，在此基础上还对不同书籍或配本的药物组成及剂量做比较，结合临床疗效，参合诸家经验，择优录之。并在附录中记载了药物炮制特性和禁忌，如"制药须知制炒之法，各有所宜。如酒炒则升提、姜炒则温散、用盐可入肾且软坚、用醋可注肝而收敛、童便除劣性而降下、米泔去燥性而和中、乳能润枯生血、蜜能甘缓益元、土炒借土气以补中州、面煨抑酷性勿伤上膈、黑豆甘草汤浸并能解毒和中、羊猪脂涂烧使其渗骨易脆、去穰者免胀、去心者除烦。炮制合法，药效方能神速。"

2. 补脾养血，温养为先

脾胃居于中焦，脾主运化，胃主受纳，二者相为表里，主司升降，为后天之本，气血生化之源。高仲山治妇科病重视脾胃，无论是治疗闭经、经漏，还是胎动不安及产后诸证，处处顾及脾胃，以资化源。常用四君子汤加黄芪，四君子汤属甘温补益之剂，参、苓、术、草、芪甘温和缓，温养、温运、升提、固摄。高仲山治疗产后恶露不绝，或崩漏，常以归脾汤为主方，取其甘温补脾益气、固冲止崩摄血之方意。若崩漏由脾寒不能摄血所致，取归脾汤、胶艾汤和《金匮要略》经方黄土汤化裁，以归脾汤加艾叶、阿胶、伏龙肝主之。大虚者宜十全大补汤，加阿胶、续断、升麻、炮姜、枣仁、山萸肉主之。若崩漏由肝火所致，症见善怒口苦，头痛目眩，胁腹胀满，脉来弦数者，宜归脾汤加栀子、丹皮、柴胡、白芍、五味子之类，以补脾清肝，或丹栀逍遥散加牡蛎、阿胶等主之。高仲山言明，崩漏虽为血病，而实则以气虚为主因也，尤以脾气虚弱不能摄血最为常见，故治以归脾汤常获奇效。如治产后血崩，乃脾虚不能摄血归经所致者，高仲山更重大剂归脾汤之应用。

（四）医案萃选

1. 内科疾病
（1）喘证
李氏，女，60岁。痰鸣哮喘，呼吸抬肩，发热，神昏，脉象沉滑，势濒危险。前症多年，交冬必发。

嫩前胡6克，子芩6克，橘红6克，苦梗6克，桑皮6克，款冬花6克，京玄参6克，蒌仁6克，甘草6克，大寸冬6克，杏仁6克，芦根6克。

清宁散4.5克同煎。

（2）肺痨
高某，男，30岁。咳嗽气喘，痰稠如脓，形销骨立，骨蒸自汗，脉象浮滑，势甚沉重。前症2年，曾经多次咯血。

前胡6克，生地12克，蒌仁6克，苦梗6克，川连1.2克，杏仁6克，玄参6克，子芩6克，橘红6克，寸冬6克，桑皮6克，芦根6克，甘草6克。

2. 外科疾病
（1）肠痈
金某，男，54岁。盲肠部坚肿疼痛，脉象沉滑，势甚沉重。前症5日。

野纹军12克，蒌仁9克，冬瓜仁15克，粉丹皮15克，桃仁15克，枳实6克，薏苡仁15克，橘红6克，油朴6克，玄明粉（共包2包，每次冲服1包）4.5克。

（2）骨痨

黄宋氏，女，41 岁。胸部瘘疮，腐溃不敛，牙龈糜烂，大腿疼痛，骨蒸发热，脉象沉滑。前症多年。

金银花 6 克，当归 6 克，川贝母 6 克，连翘 6 克，橘红 6 克，乳香 6 克，天花粉 6 克，甘草 6 克，没药 6 克，防风 6 克，白芷 3 克，鸡苏散 12 克。

3. 妇科疾病

（1）痛经

潘某，女，24 岁。月经后期，色黑质稀，经期腰痛畏寒，胃脘痞满，大便干燥，烦躁易怒。经后头痛，浮肿。舌红，脉沉弦。

当归 10 克，白芍 10 克，川芎 10 克，香附 10 克，干姜 10 克，陈皮 10 克，乌药 10 克，茴香 10 克，坤草 10 克，延胡索 10 克，甘草 10 克，紫苏叶 5 克。

（2）闪挫伤胎

王姜氏，女，29 岁。妊娠 2 个月，闪挫伤胎，腹痛下坠，腰腿痛，血分已动，脉象虚革，势将流产。常习流产，流产 2 次。

当归 6 克，川贝母 6 克，枳壳 6 克，川芎 4.5 克，甘草 6 克，艾炭 6 克，白芍 6 克，油朴 6 克，菟丝子 6 克，生芪 15 克，川羌 3 克，芥炭 4.5 克，鹿角胶 6 克。

二十、干祖望重整体，用药活，融西贯中

（一）学术主张

1. 重视整体观念

整体观是中医学特色的重要组成部分。干祖望认为中医学的整体观主要包括机体内部的统一、机体与外界环境的统一。中医通过五行生克、十二经

络等手段将人体的五脏六腑、四肢百骸、五官七窍、皮肤毛发、经络气血等，联系成一个不可分割的有机整体。干氏认为肾精不足，髓海空虚是导致耳聋、耳鸣的根本病因，并强调五脏一体观，从肾与其他脏腑的相关性出发，间接治疗病变脏腑，每获良效。此外，天人相应的整体观是奠定中医学的主要思想基础。干氏强调在临床遣方用药须效法自然，根据四时气候的变化而择药。如夏季湿浊困脾，脾运化失司，津液不能输布濡养咽喉，导致咽喉干燥，不可盲于养阴生津，适得其反。而应考虑四时气候变化对人体的影响，治拟健脾化湿，使脾司其职，津液上承咽喉部，则咽干即解。因此，干氏指出临证过程中，整体观念贯穿始终，才能更好地发挥中医优势。

2. 强调辨证论治

辨证论治是中医特色的核心与精髓，是中医学区别于其他医学体系的辨治方法。其在望闻问切四诊参合的基础上，明确病因病机，确立治疗原则，并予以遣方用药。正如干祖望强调中医治证不治病，因而形成了同病异治和异病同治的临证思路。只有在诊治过程中做到辨证论治，兼顾整体与局部病变，才能明确疾病的病因病机。在此基础上辨证用药，不仅体现了中医特色，而且疗效显著。如由脾胃虚弱，则运化失司，不能输布水谷精微，上承濡养耳周，导致耳鸣、耳聋，予以健脾升清治法，每获良效。

3. 提倡融西贯中，发挥优势

中医与西医是两种不同的理论体系，虽不能相互衡量，但能取长补短，共奏良效。干祖望指出中医对一些疾病的疗效确实不如西医，对某些疾病的疗效可与西医相提并论；还有一些疾病，中医疗效显著，而西医却很棘手，或者根本没有治疗方法。因此，如何融西贯中，发挥中医学的优势，是发扬和促进中医特色的重要方面。比如西医现代化的检查手段日新月异，中医在辨证论治的基础上，结合西医的检查手段，将其变成我们的辨证依据，进一步完善辨证内容，对弘扬和发展中医特色是大有裨益的。如西医检查可直接观察到患者声带的情况，并与中医学辨证论治相结合，如色鲜红治拟清热凉血为主；色暗红治拟活血化瘀为主；声带息肉、结节治拟化痰散瘀，亦可结合手术治疗。这样不仅保持了中医特色，而且充实了辨证内容，有利于提高疗效。

（二）用药特色

1. 善用益脾药

干祖望十分推崇李东垣《脾胃论》的学术思想，指出"七窍以脾胃本"的观点在咽喉病诊治中的重要性，正如东垣《脾胃论》曰："饮食入胃，先行阳道，而阳气升浮也。浮者，阳气散满皮毛，升者，充塞头顶，则九窍通利也。"干氏认为耳鼻喉需要清阳之气的濡养，若脾胃虚弱，湿热内生，湿困脾运，水谷精微不能上承清窍，浊阴上潜，则五官诸窍致病。因此，清阳不升，诸窍失濡；脾胃健运，诸窍濡养。干氏善用脾药，临床以参苓白术散、四君子汤、异功散、补中益气汤等方药为主，旨在健脾升阳。此外，干氏临证强调顾护脾胃，脾胃为后天之本，即使在治疗重症或必须投以苦寒之品时，常配伍药性平和的甘寒之品。

2. 用药轻灵，药味精准

干祖望主张用药轻灵，投药不在多而在于精。干氏尤其遵循"上焦如羽，非轻不举"的治疗原则，并认为疾病的治疗有赖于药，而药有利害之弊，用之不当，会导致机体的失衡。因此他的处方一般不超过 10 味药，用药剂量大都不超过 10 克。此外，干氏熟知药物的四气五味、性味归经、升降浮沉等特性，能够精而准地匹配与病证相对应的药物。如薄荷、山豆根、前胡、牛蒡子治疗风热致疼；蒲公英、芦根、天花粉、生石膏、大青叶治疗风热致燥；黄精、玉竹、石斛、玄参、沙参治疗阴虚致燥；黄柏、知母治疗虚证作痒；木蝴蝶、血余炭、凤凰衣、白蜜、鸡子清治疗声音嘶哑等。

3. 喜投引经药

耳鼻咽喉，居位最高，药力常难以到达。因此干祖望认为除了选择紧扣其证的药物，还应配伍引经药，靶向病所，提高疗效。如桔梗、马勃为治疗咽喉病的引经药；辛夷、白芷为治疗鼻病的引经药；苦丁茶、柴胡、夏枯草为治疗耳病的引经药；升麻、藿香为治疗口腔病的引经药。干氏主张健脾胃、升清阳为治疗五官疾病的根本，故常配伍升清阳的升麻、柴胡、葛根，并酌情加入菖蒲、防己、木通、路路通以通窍。

（三）医案萃选

1. 干燥性萎缩性鼻炎

吴某，男，60岁。去年初夏鼻腔、口腔干作，随后鼻衄，舌尖作痛，舌背部渗血，大便稀薄已1年。检查示：鼻左下甲瘦削，中隔肥厚；右侧有一个大嵴突，其下有一出血点。咽后壁污红，干枯。舌苔色灰，厚腻而糙，舌质红、少津，脉平偏细。此脾胃虚弱，无以生化精微上承，则口鼻干燥。脾失统摄，则血溢于外。治拟东垣健脾益气法。

党参10克，白术6克，茯苓10克，白扁豆10克，山药10克，乌梅10克，焦苡仁10克，酸枣仁10克，大枣7枚，甘草3克。

7帖，水煎服后干燥明显改善，除舌有热感，全身乏力，余无不适。原方去白扁豆、焦苡仁，加淫羊藿10克，仙茅6克。

7帖，水煎服后干燥减轻，但又舌疼、出血，大便稀薄，此舌为心苗论治。药用：竹叶10克，灯心草3克，白茅根10克，白术6克，茯苓10克，山楂10克，六曲10克，白扁豆10克，六一散12克。

7帖，水煎服后，养阴生肌散外用吹口腔患处，每日数次。

2. 慢性咽炎

石某，男，43岁。咽痛3年，时轻时重，或觉干燥，但不欲饮。咽喉部时感有痰，难咯。纳可，大便微溏。检查示：咽后壁淋巴滤泡增生，间隙黏膜增生，轻度弥漫性充血，舌苔薄腻，质胖嫩，脉平。此中土虚衰，湿邪内生，湿郁化热，上扰清窍。治拟健脾渗湿法。

太子参10克，茯苓10克，白术6克，白扁豆10克，山药10克，桔梗6克，马勃3克，玄参10克，金银花10克，甘草3克。

14帖，水煎服后，咽喉部顿觉舒服，进用此方约2个月，患者痊愈。

3. 嘶哑失音

费某，女，33 岁。声带小结摘除术后 1 个半月，嘶哑反而加重，有异物感，作胀但不痛。检查示：声带肥厚，边缘不平，呈粗线条的两处隆起；右侧一处闭合不佳；左侧扁桃体 I 度肿大，咽（-），舌苔薄，脉平。此痰瘀阻滞，暑湿侵袭，治拟化痰治本，清湿解暑治标。

藿香 10 克，佩兰 10 克，青蒿 10 克，车前草 10 克，木通 3 克，昆布 10 克，海藻 10 克，天竺黄 6 克，桃仁 10 克，当归尾 10 克，鸡苏散 12 克。

上药进 14 帖，自觉症状有所减轻，但前日病情反复，自感下午至夜里加重。检查示：声带边缘稍有充血，左侧边缘较前平整，右侧肥厚，欠灵活，两侧室带增生，舌苔薄，脉平。此暑天乍冷乍热，气血失于调和，改用化瘀理气消痰法。药用：

当归尾 10 克，赤芍 6 克，桃仁 10 克，落得打 10 克，昆布 10 克，射干 3 克，桔梗 6 克，天竺黄 6 克，海浮石 10 克，煅瓦楞 20 克。

7 帖，水煎服。

4. 黏膜病

张某，男，68 岁。年初颊黏膜舐觉粗糙，右重左轻，对热、辣的食物过敏严重。活检诊断为"扁平苔藓"，西医疗效差。刻下对物理性刺激敏感，颊黏膜舐之稍感粗糙。检查示：两颊粗糙斑斓型充血，右侧伴小血管瘀血现象，触诊柔软，左侧扪及一处有硬结感，苔薄腻微黄，脉平偏细。脾之窍为口，则口腔疾患，责之于脾。此脾气虚弱，湿浊内生，湿邪蕴脾则清阳不升，湿浊蒙蔽口腔，治拟健脾益气法，方从补中益气汤和六君子汤化裁。

太子参 10 克，白术 6 克，茯苓 10 克，陈皮 6 克，葛根 10 克，藿香 10 克，佩兰 10 克，山楂 10 克，六神曲 10 克，甘草 3 克。

7 帖，水煎服。另开佩兰 5 克，炒麦芽 15 克，可加茶叶，泡茶饮服。

二十一、裘沛然重整体，倡传承，治病灵活

（一）学术主张

1. 强调天人合一整体观

裘沛然认为效法自然的整体观是中医学重要的学术理论。整体观念源自中国古代的"天人相应"思想。人生活在自然社会环境中，人体的生理功能和病理变化，必然受到自然环境、社会条件的影响，机体的生命活动与天地自然服从同一规律。正如《素问·宝命全形论》说"天地合气，命之曰人"；"人以天地之生气，四时之法成"。《灵枢·岁露论》说："人与天地相参也，与日月相应也。"可见自然界的运动变化直接或间接影响人体的生命过程。因此，先生认为天人合一、效法自然的整体观是奠定中医学理论的主导思想。

2. 重视中医继承发展观

裘沛然针对中医学发展，提出"中医特色，时代气息"八字理念。汉代中医学就取得了卓越的成就，在历代医家各抒己见、百家争鸣的过程中，中医理论和实践经验逐渐完善。例如《内经》《伤寒杂病论》、金元四大家时期、明清时期均具有其学术思想。裘氏认为就中医学科本身，中医的继承与发展不是中医西医化，而是一种继承并相互渗透的关系。例如，刘河间基于《内经》病机十九条提出火热论；朱丹溪根据《内经》中阴精相关的理念提出滋阴学说，如"阴精所奉其人寿，阳精所降其人夭"。

此外，各医家间的理论广泛渗透，如丹溪曰："因见河间、戴人、东垣、海藏诸书，始悟湿热相火为病甚多。"加之《太平惠民和剂局方》提倡香燥药，导致燥热伤阴，罹患火热证增多。故丹溪拟用滋阴法以匡救弥缝，并编著《局方发挥》，建立滋阴学说。明代张景岳在火热论和滋阴论的基础上，提出较为完整的阴阳学说，正如《类经附翼》所言："不知此阴字，正阳气之根也。盖阴不可以无阳，非气无以生形也；阳不可以无阴，非形无以载气也，故物之生也生于阳，物之成也成于阴，此所谓元阴元阳，亦真精真气也。"

因此，关于中医学的继承与发展，在传承、渗透的基础上，先生强调应

立足于中医实践，汲取多学科的先进思路与技术为己所用，创造符合现代社会的中医特色，才能进一步推进中医学发展。

3. 倡导治病先养心

裴沛然临床注重心理治疗，倡导治病先养心。古往今来，中医学者强调心态对疾病治疗的重要性，治病先养心，往往疗效显著。裴氏通过临证观察和实践，创造了名为"一花四叶"的养心良方。一花是指健康长寿之花，四叶分别为豁达、潇洒、宽容和厚道。裴氏认为现今过度医疗及社会舆论带来的心理压力，是破坏人体稳态的重要因素，高血压、糖尿病、冠心病等发病率随之增加。因此，裴氏对症下药，予以"一花四叶"心理良方。正如《内经》强调"上守神，粗守形"的治病原则，治病先养心神，则精神内守，病安从来。

4. 治疑难杂病要知常达变

裴沛然对于疑难杂病的治疗经验丰富，疗效显著。认为疑难杂病迁延难愈的原因有五：①正气不足，邪气乘虚而入；②病邪峻烈，正气不能抵抗；③病情寒热、虚实错综复杂；④病邪相互兼夹，久病入络；⑤患者情绪崩溃，失去治愈信心。裴氏综合古代医家经验及个人经验提出治疗疑难病证的八大治法：一是养正徐图法，旨在扶正祛邪；二是反激逆从法，在寒、热、补、攻无大效的情况下，采用相反药性的药物治疗；三是大方复治法，治疗错综复杂病症时，综合各种治法于一方的治法；四是内外通贯法，即采用内病外治，外病内治，遵循中医整体观；五是培补脾肾法，强调补益脾肾；六是斩关夺隘法，指在邪实正盛的情况下，应果断投以峻猛逐邪之药；七是随机用巧法，指遣方用药宜活，切中病机以取捷效；八是医患相得法，医生与患者如能同心合力、相互配合，则是治愈疾病的最佳状态。先生在临床诊治过程中体会到，治疗疾病既要精熟成法，又不能拘泥于常法，用古方应知常达变，灵活运用于临床。

（二）用药特点

裴沛然善于古方今用，并针对原方加减后药效欠佳，或病常反复者，建议沿用原方，不增减药味，常能应验。裴氏用药新奇，如投以车前子治疗久泄，达到利小便而实大便的功效。此外，裘氏师古而不泥古，对于顽疴宿疾医治数月不愈者，常在前方中加入一两味相反药性的药物，或者稍事增减药物剂量，亦每收奇功。裘氏认为用药奇巧归功于博览群书，博古通今，如胃脘胀痛，近人多囿于"甘者令人中满"，忌用甘草治疗，殊不知是指实证胃脘胀痛而言。他治疗胃气虚所致的胃脘胀痛，常用甘草配伍党参，且用量可至12～30克，云其源于《伤寒论》中"心下痞硬而满，干呕，心烦不得安……以胃中虚，客气上逆，故使硬也，甘草泻心汤主之"。世人用药常未能领会经典医书中的微妙玄通，以致思路不够开拓，因而制约了遣方用药的灵活性。

（三）医案萃选

1. 神经官能症

赵某，男，45岁，某校教师。患者父亲于半年前因冠心病急性心肌梗死而猝死，悲痛欲绝，神情沮丧。又道听冠心病往往有遗传性，于是心中惕然不宁，一日忽觉左胸窒闷，刺刺作痛，旋怀疑自己罹患"心肌梗死"而要求医生做心电图检查，结果（-）。但患者又闻有些冠心病早期心电图不易查见，遂又做心电图、验血脂等，均无异常发现。但患者终日耿耿于怀，不能自拔，一月之中竟查5次心电图，仍不死心，以后逐渐出现心悸怔忡，胸闷发热感，有攻窜作痛，忽脐腹部，失眠头昏，健忘，终于病休。邀诊时，心神交瘁，肢软乏力，面色灰暗无华，胸闷纳呆，大便干结，数日一解，心痛如前，常无固定部位。神情恍惚，莫可名状。诊舌干燥少津，中有少许裂纹，脉来濡细。此证属神经官能症，治拟心理疗法为主。首先根据患者检查结果和前期治疗充分确定无心肌梗死指征，并指出患者由于长期焦虑导致功能性疾病。先生鼓励患者培养自己的兴趣爱好，并通过医患相得法树立患者治愈的信心。中药以百合地黄汤合丹参饮加减。上法治疗2个疗程，病情有所好转，进一步巩固疗效，1个月后症状消失。

2. 肿瘤

李某，男，60岁。患者口腔上腭癌术后10天，术中明确病理切片为右上腭鳞癌Ⅱ级，淋巴转移，嘱化疗，生存期3～6个月，患者拒绝化疗，前来诊治。就诊时患者面色㿠白，面部凹凸不平，精神萎靡，言语不清，视物模糊，眼眵颇多，口渴口臭，便少，食欲缺乏。舌苔薄白稍腻，舌质稍红，脉细濡而数。此由于手术损伤元气，导致脾肾虚衰，又兼痰瘀热毒上扰清窍，治宜培补脾肾，佐以化痰软坚。

生晒参（冲服）6克，生黄芪30克，生白术15克，白茯苓12克，生薏仁30克，牡蛎（先煎）30克，枸杞子15克，蛇舌草30克，夏枯草15克，大熟地30克，锁阳12，巴戟肉15克，淡苁蓉15克，陈海藻30克，猫爪草24克。

7帖，水煎口服。患者连续服药1年余，现已存活达10年，患者目前仍坚持每周煎服2帖中药。

3. 慢性肾炎

姜某，女，8岁。患者反复浮肿近半年，外院尿常规检查提示蛋白（++/+），诊断为慢性肾炎。就诊时患者面色苍白无华，两目虚浮，神情萎靡，下肢水肿，小溲量少，畏寒肢冷，食欲缺乏。苔薄白，舌质淡，舌体胖，脉细软。此为脾气不足，水湿泛滥，满溢肌肤，治当健脾化湿利水为先。药用：

潞党参9克，生黄芪12克，生白术12克，白茯苓9克，猪苓9克，熟附块3克，生甘草4.5克，陈阿胶（烊化）9克，补骨脂15克，怀山药18克，生薏苡仁24克，玉米须15克，通关丸（吞服）6克。

7帖，水煎服。患者连服35帖，浮肿完全消退，蛋白尿转阴。

4. 支气管哮喘

朱某，女性，63岁。患者支气管哮喘反复发作20余年，季节交替时易发，经常因感冒诱发，咳嗽痰稀，多泡沫痰，时有黄痰，入夜咳甚，喘促气短，上楼气急，伴有胸闷、疲倦乏力、喉间痰阻，纳食欠佳，寐安，便畅，下肢无水肿。脉细弦带滑，苔薄腻，舌淡红。此高年体虚，肺脾肾俱亏，内有伏邪，兼夹痰热，治拟小青龙汤、金水六君煎、玉屏风散、苓桂术甘汤、肾着汤、参蛤散等数方合参，咳喘兼施，标本兼顾。药用：

净麻黄 120 克，川桂枝 120 克，炙紫苏子 120 克，淡干姜 90 克，北细辛 100 克，淡黄芩 150 克，制半夏 150 克，广陈皮 90 克，生白术 120 克，补骨脂 180 克，全当归 150 克，大熟地 250 克，云茯苓 150 克，生甘草 180 克，赤芍 150 克，白芍 150 克，五味子 90 克，大枣 90 克，青防风 150 克，玉蝴蝶 45 克，桑白皮 120 克，嫩前胡 100 克，嫩白前 100 克，天竺子 120 克，诃子肉 240 克，炙紫菀 120 克，炙款冬 120 克，杏仁 150 克，桃仁 150 克，炒枳壳 120 克，巴戟天 150 克，南沙参 180 克，北沙参 180 克，生黄芪 250 克，象贝 90 克，川贝母 90 克，焦山楂 150 克，焦六曲 150 克，生晒参 120 克，蛤蚧（研细末）2 对。

上药和匀，浓煎取汁，共煎 3 次，和匀。加阿胶 500 克，紫河车粉 100 克，冰糖 400 克，黄酒 250 克，浓缩收膏。

二十二、张元凯合四诊，抓主症，定位定性

（一）临床思路

1. 四诊合参，遣方用药

（1）定位

定脏腑、经络。满腹胀痛，病位在脾，"脾主大腹也"，经络属太阴；疼痛胀满在心下者，病位在胃，经络属阳明；如胀痛牵及两胁，病位涉及肝、胆、胰，经络属少阳、厥阴。

（2）定性

定阴阳、表里、寒热、虚实。其中阴阳为总纲。先察虚实：食后胀甚，疼痛拒按，手不可近，舌苔偏腻，脉弦滑者，多属实。得食胀甚，按之痛减，舌淡苔薄白，脉细弱，多属虚。再辨寒热：遇冷疼痛发作或加重，得温则舒，舌淡，脉迟紧，多属寒。胃脘有烧灼感，渴喜冷饮，舌偏红苔黄或少苔，脉细数，多属热。

（3）定药量

根据脏腑经络、阴阳偏胜、气血多少、正邪相殊及小儿与成人，妇人与男子之间差异，确定用药量。

2. 崇尚清理，以巧取胜

张元凯曾谆谆叮嘱中医后辈："证杂，心不杂；证变，法宜变；辨证贵清楚，施治须巧机，用药宜合理。"他总结马氏临床效验的奥秘："首重清理，欲求无过。"脾胃病证情复杂，变化多端，临诊须究岁运、天时、地域、禀赋、性情、嗜癖、阴阳、表里、寒热、虚实、气血、经络、脏腑，合舌脉互参。张氏用药处方常不超12味，总量不过80g，不崇尚大剂厚味，而是以巧取胜，以平为期。

（二）用药特点

抓住主症，汤证类治

胃病不论急慢，而胀满、疼痛、嗳气、泛酸、恶心呕吐、呃逆、呕血、便血是常见症状。张元凯抓住胀满与疼痛两个主症，分虚实，别寒热，设立若干汤证类治，以图辨证准确。以方名证，以药名证，循仲景护胃气之旨，灵活加减经方。

（1）胀满

胀满是气滞的表现。胃气宜通降，嗳气、呕恶、泛酸等都是胃气上逆引起。脾胃互为表里，升降相因，所以胃之不降当责脾之不升。张元凯治疗胀满，设四磨饮汤证类治（药用：人参、沉香、乌药、槟榔。便溏加大腹皮）。若食后胀甚，或食前、食后均胀，得矢气稍松，则是单纯由于胃气不降，正气未虚，用四磨饮去人参加莱菔子；若食前感觉撑胀难忍，得食顿减，则是因脾不升，胃不降，即所谓虚胀，用四磨饮全方。关键是人参一味，功不可没。

（2）疼痛

小陷胸汤证类治：胃脘拒按，按之则痛，舌红苔黄腻，脉滑，主痰湿兼有热象，方用黄连汤，痰热蕴胃者均可用此方。诸泻心汤及后世喻嘉言进退黄连汤皆由此方发展化裁而来。人在气交中，六淫伤其外，七情感于中，饮食不节，劳累过度，皆可伤及脾胃。

金铃子散证类治：胃脘疼痛，时作时止，走窜不定，痛及两胁，舌偏红苔薄白或薄黄，脉弦数或细数，乃肝气郁滞，故而从疏肝立论，柴胡疏肝散、逍遥散均可。而张元凯先生尤喜用金铃子散、川楝子清泄气分之热；延胡索行血中之滞。

（三）医案萃选

1. 肺系疾病

（1）肺部感染

蒋某，男，58 岁。咳嗽右胸痛，右肺闻及干性啰音，舌尖红，苔微黄。暑风邪热犯于太阴，先拟清化。

处方：桑叶皮（各）10 克，杏仁 10 克，桔梗 6 克，南北沙参（各）10 克，大川贝（各）8 克，枳壳 10 克，黛蛤散（包）15 克，功劳叶 10 克，枇杷叶（包）6 克。

二诊：经治得效，效不更方。

原方加甜杏 10 克，蒌皮 10 克。

（2）肺脓疡伴多发性肺囊肿

戴某，女，41 岁。9 月开始患肺痈，经住院治疗，2 个月来好转不大，胸片：多发性肺囊肿合并感染。体查：心（-），两肺湿啰音明显，以右侧为甚。鼻柱色滞。舌红边紫，苔滑。脉细数，有糖尿病史，从两太阴为治。

处方：银花 15 克，天麦冬各 10 克，大川贝各 6 克，海浮石 15 克，桔梗 6 克，生甘草 4 克，臭橘叶 10 克，鱼腥草 15 克，金荞麦根 20 克，鲜竹沥（冲）1/2 支。

二诊：多发性肺囊肿，糖尿病，新加肺脓疡，经治好转，右肺门仍有干性啰音少许。舌绛。

原方加天花粉 15 克，南北沙参各 15 克，黛蛤散（包）15 克。

三诊：效不更方。

原方去黛蛤散，加橘红 6 克。

2. 脾胃疾病

（1）嗳气

周某，女，38岁。胃胀嗳气，头面作痛，眼周青绀，白细胞时少，明显是肝胃不和、气血失调之征。舌淡红，脉细数，药后心悸已减，再和肝胃，心气自舒。

旋覆梗10克，代赭石（先煎）15克，制半夏6克，太子参10克，刺蒺藜10克，白芍15克，丹皮参各10克，合欢皮15克，朱茯苓10克，蔻仁（后下）4克，乌药10克。（5剂）

（2）呕吐

谭某，男，39岁。饱食之后，鼻闻腥臭，目见异物，动易作呕。此同声相应，同气相求，触类旁通，虚则受物。故平时辄发瘾疹。舌瘦、苔浊。脉数、竹茹橘皮合救逆汤方意。

竹茹橘皮汤去甘草、大枣，加桂枝3克，蜀漆10克，佩兰10克，白芍10克，生龙牡（先煎）各15克，代赭石（先煎）10克，灶心土（煎汤带水）30克。

（3）痞满

薛某，女，51岁，非胀非痛，痞而不实，此为满。延已多年，二阴一阳发病，善胀、心满、善气。泻心汤加减。

法半夏6克，陈皮8克，川连3克，吴茱萸2克，生草4克，太子参10克，枳壳10克，薤白10克，瓜蒌10克，丹参10克。

二十三、朱良春治痹证，用虫药，胆大心细

（一）学术特点

朱良春善治痹证。痹证，是因风、寒、湿、热等外邪侵袭人体，闭阻经络而导致气血运行不畅的病证。痹证的主要表现为肌肉、筋骨、关节等部位酸痛或麻木、重着、屈伸不利，甚或关节肿大灼热等。临床上具有渐进性或反复发作的特点。痹证的发生，与体质的盛衰以及气候条件、生活环境有关。痹证初起，不难获愈，晚期病程缠绵。所以，痹证基本相当于风湿类疾病的总称，包括类风湿关节炎、风湿性关节炎、强直性脊柱炎、痛风、骨质增生及坐骨神经痛等疾病。

1. 对痹证病因认识

朱良春认为痹证病因无非内外。内因：肾阳亏虚，气血失调；外因：风、寒、湿、热。外邪袭踞经络，气血为邪所阻，壅滞经脉，留滞于内，痹痛乃作。如失治、误治、病延日久，正虚邪恋，五脏气血衰少，气血周流不畅，湿停为痰，血凝为瘀，痰瘀交阻，凝涩不通，邪正混淆，如油入面，胶着难解，呈现虚中夹实，此时病邪除风、寒、湿、热外，还兼病理产物痰和瘀。

2. 对痹证病状特点的认识

在痹证的辨证论治方面，朱良春总结的 3 个环节为治证与治病、扶正与逐邪、通闭与解结；三大主症为疼痛、肿胀、僵直拘挛。

（1）对风寒湿热等邪气特点的认识

朱良春重视区分不同邪气的致病特点，对各种邪气的论述主要在其归纳的三大主症"疼痛"条下，朱良春将痹证的疼痛分为风痛、寒痛、湿痛、热痛、瘀痛 5 种。风痛其疼痛多呈游走状，走注无定，因"风者善行而数变"之故，所以《内经》称之为"行痹"，祛风通络以治其痛，是为正治；寒痛为因寒邪内阻经脉而致之疼痛，临床最为多见，受寒则加剧，得温可稍舒，由于寒性凝滞，主收引，故其疼痛剧烈，屈伸更甚，《内经》称之为"痛痹"，治宜温经散寒，而止其痛；湿痛特点为肢体有重着之感，肌肤麻木，由于湿性重浊，故《内经》称之为"着痹"；热痛多见于痹证急性发作期，或邪郁已久而化热者，其关节红肿热痛，得凉稍舒，伴见发热、口干、苔黄、脉数等一派热象；瘀痛常见于久痛，凡顽痹久治乏效，关节肿痛，功能障碍，缠绵不愈者，多是病邪与瘀血凝聚经隧，胶结难解，即叶天士所云"络瘀则痛"是也。

（2）对痹证病情虚实新久的认识

朱良春重视虚实的分别，而较为关注病人体虚的一面。朱良春在其总结的三个环节"扶正与逐邪"并部分指出：痹病的治疗原则，不外"寒者温之，热者清之，留者去之，虚者补之"。如初起或病程不长，风寒湿痹自以温散、温通为正治，湿热痹则以清热利湿为主。久病则邪未去而正已伤，故其证多错综复杂。久病多虚，久痛入络，而久病亦多痰瘀、寒湿、湿热互结，如此则邪正混淆，胶着难解，不易取效。当以攻不伤正、补不碍邪为基本指导思想。张介宾说："痹证大抵因虚者多，因寒者多，惟气不足，故风寒得以入之；惟阴邪留滞，故筋脉为之不利，此痹之大也。"朱良春体会，痹证之形成，与正气亏虚密切相关，即其初起，也要充分顾护正气。

（3）对治疗痹证宜通导阳气的认识

朱良春强调在治疗痹证的过程中要疏通气机，使阳气恢复正常运行。朱氏认为痹者闭也，其初起经脉即为风寒湿热之邪阻遏，症见关节疼痛、肿胀、重着、屈伸不利。所以视其征象，寒者热之，热者寒之，是为正治，此间还须突出一个"通"字，即流通经络气血之谓。风寒湿痹，祛风、散寒、逐湿，必温而通之，即使正虚，选药如地黄、当归，亦具流通之性，当归为血中气药，地黄《本经》亦言其"逐血痹"，非同一般呆补之品。热痹虽以"热者寒之"为基本原则，但痹证的病理特点是"闭"，虽为热邪入侵，亦须致气血痹阻始能发病，如仅用寒凉清热，则不能流通气血，开其痹闭。故治热痹，多用苦辛寒方，辛即辛通也。

（二）用药特色

在方药的具体选用方面，朱良春重视邪胜与正虚两方面用药，并重视疏痹通气。在治疗顽痹时，重视虫类药的运用，重视从补肾入手。

1. 病证结合，专病专药

朱良春强调针对不同西医疾病对病用药，对一些确实行之有效的特效药，加以总结应用。朱氏指出：疾病自身的病理特点决定了不同疾病存在着特定的个性（同一证型可具有不同的临床特征），治疗用药亦应有所差异。例如：痛风性关节炎属代谢障碍性疾病，常用大剂量土茯苓、威灵仙、萆薢降低血尿酸指标。对于强直性脊柱炎，常用鹿角、蜂房、穿山甲、天南星、蕲蛇以活血通督，软坚散结，除痹起废。对长期使用激素的患者，在逐渐减量的同时，给予补肾治疗，用穿山龙、地黄、淫羊藿等，可尽快撤除激素，防止反跳。

朱氏认为辨证论治与辨病论治密切结合，对于研究疾病与证候的关系，探索临床诊治的规律，拓宽治疗思路，提高临床疗效，都很有意义。

2. 艺高胆大，药量较重

朱良春艺高人胆大，用药大胆而不孟浪。例如，朱氏认为制南星在治疗痰瘀深结经隧骨骱时用量可至30～60克；宽筋藤在治疗顽痹证属风湿痹痛而关节拘挛时可用至30～45克；独活在治疗风痛时用量以20～30克为佳，同时指出惟阴虚血燥者慎用，或伍以养阴生津之品，如当归、生地黄、石斛等，始可缓其燥性。或用海风藤30～45克亦佳，以其善解游走性之疼痛。

所以，朱良春在大胆用药的同时，又善于结合各种因素，规避用药风险。

（三）医案萃选

1. 痹证

杨某，女，28岁，纺织工人。初诊：4年前产后，因过早下冷水操持家务，随后两腕、肘、膝关节疼痛增剧，难以忍受，而来院诊治。顷诊：面色少华，神疲乏力，两腕、肘、膝关节无红肿，遇寒疼痛加剧，得温则舒，气交之变疼痛更甚。血沉34毫米/时，ASO 500个单位/毫升。苔白腻，脉细濡。证属气血两亏，寒湿入络，治宜补益气血，散寒逐湿。

> 制川乌10克，川桂枝（后下）8克，生黄芪30克，当归12克，淫羊藿15克，生苡仁20克，苍术12克，徐长卿15克，炙蜂房10克，炙全蝎（研粉吞服）3克，甘草5克。（5剂）
>
> 二诊：服上药后疼痛增剧，此非药证不符，乃痹闭欲通之佳象，苔薄白腻，脉细。前法继进之。治以：①上方5剂；②取上方1剂，浓煎成250毫升，加1%尼泊金防腐，电离子导入，每日1次。
>
> 三诊：上药加电离子导入后，关节疼痛白昼已明显减轻，惟入暮后关节仍痛，但能耐受，苔腻亦化，脉细。此气血渐通，阴阳未和之象。继当原法进之，上方5剂。

四诊：经治关节疼痛渐平，下冷水已不感疼痛。血沉降至 20 毫升/时，患者甚为欣喜。予益肾蠲痹丸 250 克，每服 6 克，每日 2 次，食后服，巩固之。

2. 强直性脊柱炎

包某，女，40 岁，美籍华人，教授。2000 年 7 月 15 日初诊：自诉 1998 年因腰部僵硬疼痛，翻身困难，经当地医院检查 HLA－B27 阳性，CT 示骶髂关节炎Ⅲ级，血沉 74 毫米/时，服激素及抗风湿药乏效，体重日渐减轻，神疲，弯腰受限。乃于 3 个月前回沪治疗，经针灸、中药治疗但进展较慢。求愈心切，由岳阳医院胡院长介绍，来通求医。诊见：面色欠华，神疲，腰部疼痛，活动欠利，苔薄白，脉细涩。证属肾督亏虚之肾痹，不易速效，须耐心服药，始可奏功，治宜益肾蠲痹法徐图之。

熟地黄 20 克，全当归 10 克，淫羊藿 15 克，补骨脂 10 克，鹿角胶（烊冲）10 克，桃红各 10 克，炙蜂房 10 克，地鳖虫 10 克，淡苁蓉 10 克，炒延胡索 30 克，穿山龙 50 克，徐长卿 15 克，甘草 6 克。(30 剂)

另：浓缩益肾蠲痹丸 4 克×90 包，每日 3 次，每次 4 克；蕲蛇粉 150 克，每服 2 克，每日 2 次；蝎蚣胶囊 450 粒，每日 3 次，每次 5 粒。

8 月 20 日二诊：药后局部疼痛有所减轻，活动轻松，苔脉无著变，拟回美国继续服药。成药给半年量，汤药在美国中药房配，穿山龙带 6000 克，每日 50 克同煎服。

2001 年 7 月 1 日三诊：上药继续服用后，症状日渐好转，乃继续邮购成药服用至今，体重由 58 千克增至 63 千克，面色红润，血沉降为 29 毫米/时，利用暑假回国复诊。目前症情稳定，嘱继续服药以期巩固。

2002 年 9 月，夫妇二人专程回国拜访，深表感谢。一直服用浓缩益肾蠲痹丸。复检 HLA－B27（－），血沉 4 毫米/时，体重增加至 68 千克，面色红润。

2004 年春节回国，在上海打电话告知，症情稳定，身体健康。

3. 腰椎间盘突出症

周某，男，68 岁，退休工人。1999 年 11 月 26 日初诊：双侧腰腿疼痛，麻木 2 个月，不能行走，邀请出诊。诊见：口干，便秘，舌质红，苔薄黄，脉弦。CT 检查：①L4/5 椎间盘膨隆退变；②L3/4，L5～S1 椎间盘突出；③L2～S1 椎管轻度狭窄；④椎体及小关节增生退变。证属肾督亏虚之骨痹，治宜益肾壮督通络之剂。

生熟地各 15 克，全当归 10 克，鸡血藤、豨莶草、炒延胡索、全瓜蒌各 30 克，补骨脂、骨碎补、乌梢蛇、露蜂房、地鳖虫、赤白芍各 10 克，甘草 6 克。（10 剂）

另：浓缩益肾蠲痹丸 4 克×30 包，每次 1 包，每日 3 次，饭后服。嘱卧硬板床休息。

12 月 9 日二诊：药后疼痛大减，能自行上下楼梯，口干、便秘亦除，舌红苔薄黄，脉细小弦。仍以上方加桑寄生、川断各 15 克，14 剂。丸药继服。

2000 年 1 月 25 日三诊：服药后疼痛已除，活动自如，惟足趾麻木，夜间下肢痉挛，有时便秘。舌红苔黄腻，脉细弦，气血不畅，络脉欠利，营阴亏耗，续当调气血、和络脉、养阴液，拟改下方续治。

生白芍、豨莶草、伸筋草、全瓜蒌、鸡血藤各 30 克，生地黄、生熟苡仁各 20 克，宣木瓜、葛根各 15 克，乌梢蛇、地鳖虫、炙蜂房、川石斛、全当归、桃仁、红花各 10 克，甘草 5 克。（14 剂）

1 月 30 日四诊：诸症均除，黄腻苔亦退，予浓缩益肾蠲痹丸每次 4 克，每天 3 次，饭后服，连服 3～6 个月以资巩固。随访未见复发。

4. 痛风

夏某，男，55 岁，干部，1988 年 3 月 14 日就诊。主诉：手指、足趾小关节经常肿痛，以夜间为剧，已超 5 年，右手示指中节僵肿破溃，亦已 2 年余。病史：5 年前因经常出差，频频饮酒，屡进膏粱厚味，兼之旅途劳顿，饱受风寒，时感手指、足趾肿痛，因工作较忙，未曾介意。以后每于饮酒或劳累、受寒之后，即疼痛增剧，右手示指中节及左足拇趾内侧肿痛尤甚，以夜间为剧。即去医院就诊，认为系风湿性关节炎，作一般对症处理，曾服吡罗昔康、布洛芬等药，疼痛有所缓解，时轻时剧，终未根治。1986 年右手示指中节僵肿处破溃，流出白色脂膏，查血尿酸高达 918 微摩尔/升，确诊为"痛风"，即服用别嘌呤醇、丙璜酸等药，症情有所好转。但因胃痛不适而停服，因之肿痛又增剧，乃断续服用，病情缠绵，迄今未愈。

检查：形体丰腴，右手示指中节肿痛破溃，左足大趾内侧亦肿痛较甚，入暮为剧，血尿酸 714 微摩尔/升，口苦，苔黄腻，质衬紫，脉弦数。右耳翼摸到 2 枚痛风石结节，左侧有 1 枚。

诊断：浊瘀痹（痛风）。

治疗：泄化浊瘀，蠲痹通络。

　　土茯苓 60 克，生苡仁、威灵仙、萆草、虎杖各 30 克，草薢 20 克，秦艽、泽兰、泽泻、桃仁、地龙、赤芍各 15 克，地鳖虫 12 克，三妙丸（包煎）10 克。（10 剂）

　　3 月 25 日二诊：药后浊瘀泄化，疼痛显减，破溃处之分泌物有所减少，足趾之肿痛亦缓。苔薄，质衬紫稍化，脉细弦。此佳象也，药既奏效，毋庸更张，继进之。上方去三妙丸，加炙僵蚕 12 克，炙蜂房 10 克。（15 剂）

　　4 月 10 日三诊：破溃处分泌已少，僵肿渐消，有敛愈之征。苔薄，衬紫已化，脉小弦。血尿酸已接近正常，前法续进，并复入补肾之品以善其后。

　　上方土茯苓减为 30 克，去赤芍、萆草，加熟地黄 15 克，补骨脂、骨碎补各 10 克。（15 剂）

　　10 月 5 日随访：手足指、趾之肿痛，迄未再作，已获治愈。

二十四、丁光迪倡"升阳"，治女科，擅用配伍

（一）临床特点

1. 倡导"升阳三法"

丁光迪认为热象乃阴火上乘所致，阴火由脾阳下陷所致，他指出东垣的"阴火论"可看作是由于内伤脾胃、中气不足而引起的内热，属于内伤发热的范畴。并归纳出补中升阳法、升阳除湿法、升阳散火法治疗阴火之证，称之为"升阳三法"。补中升阳法治疗脾胃气血不足之阴火，代表方为补中益气汤；升阳除湿法治疗脾胃气虚，湿浊下渗之阴火，代表方为升阳除湿汤；升阳散火法治疗内火盛于表而不能发泄之阴火，代表方为升阳散火汤。

2. 诊治月经不调得心应手

丁光迪认为月经不调是由于清阳不升，脾失其职，因此升举阳气更为重要。月经不调，经量多，淋沥不止，虚者多见。此属气虚下陷，气不摄血，因此本病不宜用寒凉药，亦不可过用收敛药，升阳举陷治其根本。针对经断前后者，除了升阳摄血，还应善后调理。肝脾不调者，逍遥散与补中益气汤合用。脾肾气俱虚者，补中益气丸与杞菊地黄丸相合。因此，月经不调错综复杂，标本兼顾为上策。

（二）用药特色

1. 精通药物类化配伍作用

丁光迪擅长发挥药物类化配伍作用。药物的类化作用，是指药物的功效可以因佐使药物不同，而发挥不同的作用，亦称从同。如一类药用于不同功效的药物组方中，本属治气者，亦能治血；本为性寒者，亦能温通；本是降气者，亦能升阳。当归从于桂、附则性热；从于大黄、芒硝则性寒。《本草汇编》曰："木香，与补药为佐则补，与泻药为君则泻也。"丁氏引王履之说："此非无定性也，杂于众之势，不得不然也。"丁氏认为这种从同作用，是对药物分类的补充。这样用药能扩大药物的功效及配伍范围。正如《医学源流

论·方药离合论》中记载："故方之既成，能使药各全其性，亦能使药各失其性，操纵之法，有大权焉，此方之妙也。"

2. 临床常用方

（1）升阳举经汤：主治月经不调，先后不定期，经量多，经期长，或经信错乱，漏下淋沥，白带多，无腹痛，但腰酸坠，大便不实（宫颈糜烂、子宫息肉、肌瘤等，亦可相机应用）。药用升麻5克，柴胡5克，炒防风10克，荆芥炭10克，白芷10克，藁本10克，炙甘草5克，炒白芍10克，炒当归10克，白术10克，茯苓10克，木香5克，鲜藕（打汁）250克。升、柴升阳举陷；防、荆、芷、藁胜湿止血。余为逍遥、归脾之意，与风药相辅，和肝脾，调气血，共奏调理月经之功。该方一般5帖起效，下次月经来潮前第5天，再进5～10帖，一般第3个月经期正常。

（2）升降汤：主治胁痛及肝胆管疾病。药用：柴胡5克，广郁金10克，丹皮10克，黑山栀10克，枇杷叶10克，炒枳实壳各10克，炙甘草4克。每随症加减，胁痛加川楝子、炒延胡索、制香附各10克；胁痛常伴随情志不畅，加佛手、青橘叶各10克；胁痛并见口干、大便干、胸腹痞满，加杏仁、桃仁（打粉）各10克；见湿热郁结，舌红苔白腻，用黄连、炮姜各4克，黄芩10克。一般5帖/周。

（3）当归补血汤合川芎散加减：主治眩晕。药用：西洋参（另煎）15克，黄芪50克，麦冬20克，当归10克，赤芍10克，防风10克，制远志10克，石菖蒲10克，川芎7克，炙甘草7克，五味子5克，柴胡5克。

3. 儿科家传验方

（1）香橘饼：主治小儿湿感发热，伤食泄泻；或不发热，大便色青，夏季尤甚。不贪乳食，神色萎靡。药用：土藿香、橘皮、制苍术、炒车前子、焦山楂各等份，焦神曲、六一散用量加倍。上药除神曲外，余研细末。另用青荷叶一张捣碎，同神曲煎成糊状，去荷叶，和药末，做成棋子大小的薄饼，每次取1～3克，碾碎，米汤调服，或水煎服。

（2）肥儿丸：主治小儿食积，形体瘦削，善太息，腹大，厌食，口渴多饮，二便不调，矢气臭，寐不安，时惊叫醒。药用黑白丑各100克，研取头末，大麦芽炒黄，研细末，200克。上药和匀，另用山药500克，洗净捣汁，和药末，做成绿豆大丸子，晒干保存。每次3～5克，1日2次。

（3）追虫丸：主治小儿虫积腹痛，反复发作，偏嗜贪食，形瘦，烦躁，口渴多饮，大便不调，或时色白，夜寐不安，或时惊叫，盗汗，磨牙。药用黑白丑各50克，研取头末，花槟榔100克，太子参100克（如便秘，改用当归100克）。上药研末和匀，另用土楝根皮150克，煎浓汤，和药末，做成小绿豆大丸剂。1～2岁每次20丸，每大1～2岁加10丸。紫苏汤下，姜汤亦可。

（4）清凉饮子：主治小儿疰夏，夏季发热，甚则惊搐，精神萎靡，食欲不振，形体瘦削，多饮，小便清白，舌苔薄白。药用：太子参5克，麦冬5克，五味子2克，生黄芪5克，青蒿3克，炒香豉5克，黑山栀5克。水煎取100毫升，取一匙露水冲服。

（5）疳消散：主治小儿疳积，面黄肌瘦，食少，脾大，或脘腹膨大，青筋暴露，头大骨出，喜冷饮，啼哭少泪，睡中露睛，大便溏，完谷不化，或色白，或燥坚，或脱肛。药用：大蟾蜍3只（每只以10～13克最佳），砂仁30克连壳捣碎，胡黄连30克研碎。上药塞入蟾蜍胃中，另用黄泥封固，阴阳瓦煨煅至黄泥赤裂，放凉后取蟾蜍和药炭，研细末待用。小儿每次取1～2克，与鸡蛋和匀蒸服。

（6）百花膏：主治小儿咳嗽，发时咽塞，咳喘，痰少难咯，天气寒凉发病尤甚。药用：凤凰衣（微炒）30个，麻黄30克，款冬花50克，百合50克。上药浸水过夜，文火煎煮2遍，过滤药渣，上清液中加入炼蜜60克，鲜生姜汁1匙，熬成清膏500克。每日2～3次，每次2匙，开水冲服，一周服完。

（三）医案萃选

1. 泄泻

隋某，女，50岁。患者晨起腹痛泄泻20余年，起初病发痢疾，因忙于工作，未加重视，之后每至天明时分即发泄泻，尤其寒冷天气，或饮食不节，则泄泻次数增多。腹痛多在少腹，近年尤甚，有时小便随大便而出。大便夹有黄色黏液，便后里急后重，肛门坠胀。平素面目易肿，四肢发麻，关节酸痛，头昏，不寐，食欲缺乏，苔薄，脉濡。证属脾虚气陷，湿积逗留，此虚实夹杂为患。治拟升阳益胃，兼参枳术丸。

柴胡5克，羌、独活各10克，防风10克，白芷10克，苍术10克，炒党参10克，白术10克，炙甘草3克，炒白芍15克，陈皮5克，焦神曲10克，焦枳实5克，姜川连3克，广木香5克。

7帖，水煎服后微微汗出，腹痛、肛坠明显减轻，纳食好转，但大便仍稀，苔薄白腻，脉来微有滑象。此阳气上升之证候，原方去羌活，加炙黄芪10克。

7帖，水煎服后大便次数减至每日1行，除偶有腹胀、肛坠感，余无不适。原方去枳实、神曲、木香，加炮姜3克，14帖，巩固治疗。

2. 虚热

戴某，男，36岁。患者低热2～3年，大都在37.3℃—38℃之间，从未降至正常体温，夏秋尤甚。屡经检查，原因不明，亦未能治愈。神疲乏力，下午热甚，自觉肌肤干燥，心烦，口干，喜温饮，易汗，畏风，少寐，纳可，大便溏量多，日行数次，完谷不化，小便时黄而少，苔厚腻，舌质紫，脉细弦。证属脾胃气虚，不能升清，气虚则下陷；脾虚不能运化，湿热逗留，生湿则低热；气虚不能温煦，营卫络痹，久病及络。治拟升阳益胃、化湿和络。方用东垣升阳益胃汤加减。

黄芪10克，党参10克，白术10克，升麻5克，柴胡5克，苍术10克，陈皮7克，茯苓10克，泽泻10克，黄连4克，姜半夏10克，焦神曲10克，丹皮10克，炙地鳖虫10克。

20帖，水煎服后诸症减轻，体温保持在36.9℃～37.1℃，但脉弦细，属土虚木乘证。治拟顾阴调肝，原方去苍术、黄连、泽泻、焦神曲，加白芍10克，炙甘草3克，防风10克。20帖，诸症好转，嘱再进补中益气丸和归芍六君丸调理巩固。

3. 月经不调

杜某，女，51岁。患者经停近2年，上月乳胀腹痛后，月经突然随之而下，量少，色暗，第2日即净，无任何不适症状。医院检查除子宫较大，余未发现明显病变。倾诉时有五心烦热，易汗，心悸，寐差，纳可，便干，舌红，苔薄腻，脉弦滑。此为血热经乱，属更年期综合征。治拟养阴清火，兼调肝脾法。方用二至丸、丹栀逍遥加减。

女贞子15克，墨旱莲15克，丹皮10克，黑山栀10克，柴胡5克，橘叶10克，当归10克，白芍10克，白术10克，茯苓10克，炙甘草3克，炒黄柏7克，炙龟板（先煎）15克，泽泻10克。

7帖，水煎服后经期延至40余天，量少，色暗，一天即止，亦无特殊不适，上述诸症减轻。原方去黑山栀、泽泻，加地骨皮10克，赤芍15克。

7帖，水煎服后约20天月经至，量少，色鲜红，半日即止，余无不适。上方再去橘叶、黄柏，加侧柏叶炭10克。

7帖，水煎服，停药后第5天月经至，量少色鲜，半天即止，余无不适。上方再去赤芍、侧柏叶，加蒲黄炭（包煎）10克，藕节炭15克。

7帖，水煎服，观察2个月，未见经至。

4. 崩漏

卞某，女，35岁。患者月经不调10个月，经来不定期，每次月经来潮，一二日量少血块多，之后出血如崩，连续四五日，必须急诊止血。止后仍淋漓不尽，少则1周，多则10余日才尽。崩漏症状已有3次，发时腰臀部酸坠如折，经量多，无血块，头昏心悸，面色萎黄，四肢乏力，下身自觉发凉，喜温，口不渴，食欲缺乏，舌胖，苔薄，脉细弦。证属中气不足，清阳下陷，气不摄血，发为崩漏。治拟升阳举陷，摄血止崩。方用升阳举经汤加减。

柴胡5克，炒防风10克，荆芥炭10克，独活10克，白芷10克，藁本10克，苍术10克，炙甘草5克，炒白芍15克，当归10

克，炒川断 15 克，艾叶炭 10 克，砂仁末（后下）4 克，茯神 10 克，鲜藕（煎汤带水）100 克。

2 帖，服药后经量明显减少，但腰酸头重。原方再进 3 帖，服药后经血止，偶有淋漓不尽，余无不适。原方去苍术、独活、艾叶炭、茯神、砂仁，加炙黄芪 15 克，炒党参 15 克，白术 10 克，木香 5 克，鲜藕汁 30 克。服用 5 帖后，诸症平复，嘱其将前方研末，连服 3 个月，经前第 5 天开始，连服 10 天，巩固调理。

二十五、颜正华合四诊，善思辨，用药灵活

（一）临证思路

1. 强调四诊参合

望、闻、问、切四诊是辨证论治的前提条件，是医生对患者进行全面检查的基本手段。因此，颜正华认为四诊是诊治疾病的至关重要的一步，是取得疗效的关键。颜正华指出读经、实践与联理是熟练运用四诊所必须掌握的三个关键。所谓读经，是指必须研读并温习四诊相关的历代医籍；所谓实践，是指理论与实践相结合，通过临床实践加强四诊的实际运用；所谓联理，是指四诊各法必须依赖于中医基础理论的指导，才能运用自如。

2. 诊治思辨独特

颜正华临床辨证特色鲜明，擅长诊治多种内科疾病，经验丰富。如他认为肝阴亏虚、肝阳上亢的眩晕最为常见。他基于中医学"水火共济，阴阳平衡"的理论，强调潜降思想，寓意为潜伏于水下，沉降而下行。颜正华认为眩晕与肝最为密切，肝属木，其性升发，主调畅气机，若肝失疏泄，则气机升降失司，发为眩晕。同时，肝体阴而用阳，有赖于阴血滋养，若阴血不足，则肝风内动。此证常用药物组成有：生熟地黄、白芍、生石决明、生牡蛎、茯苓、丹参、益母草、怀牛膝、菊花、夜交藤，共奏滋阴平肝，潜降安神之功。

3. 善于主次兼顾

在治疗疑难杂病时，颜正华强调抓主症，照顾兼症，但须分清主次缓急。

因为治疗主症有利于兼症的缓解，减轻兼症又能够加快主症的痊愈，从而提高疗效。但主症与兼症的治疗原则并非一成不变，应根据疾病的具体情况施治。如有些老年患者，既往有冠心病、糖尿病、高血压等多种疾病，但因大便燥坚难解，如羊屎状，数日未解。此时根据急则治其标的原则，主症为先，以通肠导滞为治，待便秘缓解后，再考虑兼症的治疗。

4. 注重顾护脾胃

颜正华临证强调顾护脾胃，问诊必提及脾胃功能，认为不了解患者的脾胃状况，就不能为辨证施治提供准确的参考；辨证施治不忘脾胃，无论何病，遣方用药均须顾护脾胃，将调理脾胃的思想贯穿治疗疾病的始终。颜正华认为脾胃功能与药物的吸收与疗效密切相关，若脾胃失司，治疗方中可加入调理脾胃之品，并建议药味不超过 3 味，用量为常量的 2/3，药性宜平和，以不影响主症治疗为目的。

（二）用药特色

1. 用药灵活，药性平和

颜正华十分重视合理应用多功效药物，精准用药。如生山药功能益气养阴，略兼收涩之性。临证时见气阴两虚证，须询问患者大便干燥与否，才能决定是否投用。颜正华临床喜用药性平和之品，恐药性峻猛，致机体出现新的紊乱或克伐伤正。而平和之药既能和缓调节机体功能，又能达到祛邪不伤正的目的。若必须使用药力较强之品，用量一般较小，亦取平和之意。

2. 善用药对，随机变通

颜正华指出中药的配伍主要分为两类：一是双元角度阐述药物配伍后性效变化的规律，如相须、相使、相恶、相反、相杀；一是从多元角度配伍后，药物以君、臣、佐、使为指导，明确药物在方中的功效与地位。前者是组方的基础，后者是进一步的发展，两者缺一不可。颜正华配伍用药紧扣病机，知常达变，善用药对。如治外感咳嗽，常用紫苏叶配苦杏仁治疗风寒袭肺证；常用桑叶配菊花治疗风热犯肺证；常用麻黄配苦杏仁治疗寒痰阻肺证等。此外，颜氏善于灵活运用药对，如黄连配吴茱萸治疗肝胃不和，呕吐吞酸，原方用量比例为 6：1。颜氏认为证属肝火犯胃者，原方比例调整为 2：1 或 3：

1；证属寒热错杂者，两药的用量应根据寒热的变化而调整。

（三）医案萃选

1. 胃痛

徐某，男，76 岁。患者胃脘胀痛 3 个月余。3 个月前自觉胃脘胀痛，刻下：神疲乏力，病情加重，口干，口苦，食欲缺乏，恶心，泛酸，嘈杂，大便燥坚，3 日一行，舌质暗，舌下青紫，苔厚稍黄腻，脉弦滑。西医诊断为胆汁反流性胃炎，既往有高血压病史。此肝胃郁热，中焦失和证，治拟疏肝泄热，理气和胃。

黄连 4 克，吴茱萸 1.5 克，白芍 18 克，当归 6 克，丹参 20 克，香附 10 克，陈皮 10 克，炒神曲 12 克，炒谷麦芽各 15 克，砂仁（后下）5 克，全瓜蒌 30 克，决明子 30 克，绿萼梅 6 克，佛手 6 克，生甘草 5 克。

7 帖，水煎服，每日一帖。药后仍觉纳呆，寐差，舌质暗，舌下青紫，苔厚微黄腻，脉弦滑，余症明显减轻。治拟补气健脾，宁心安神。

党参 10 克，生白术 12 克，茯苓 30 克，陈皮 10 克，砂仁（后下）5 克，神曲 12 克，生谷麦芽各 15 克，赤白芍各 12 克，丹参 20 克，生龙牡（打碎，先煎）各 30 克，炒枣仁 20 克，泽泻 12 克，乌药 6 克，黄连 1.5 克，绿萼梅 6 克。

14 帖，水煎服，每日一帖。药后诸症皆除，随访 3 个月未见复发。

2. 咳嗽

邱某，女，31 岁。患者咳嗽 3 个月余，加重 1 周。3 个月前感冒，反复发作，伴咳嗽。今日咳嗽加剧，胸闷，胸痛，痰多色黄，牙龈肿痛，发热37.5℃，微恶寒，口干喜饮，纳可，二便调，舌红苔黄，脉细滑。胸部 X 线片示：支气管炎。此风热袭肺，痰热内蕴证，治拟疏风清热，化痰止咳。

荆芥 6 克，金银花 12 克，连翘 10 克，杏仁 10 克，浙贝母 10 克，生甘草 5 克，紫菀 10 克，百部 10 克，白前 10 克，郁金 12 克，鱼腥草（后下）30 克。

4 帖，水煎服，每日 1 帖。药后诸症好转，原方荆芥改为 5 克，加桔梗 5 克，陈皮 6 克，黄芩 10 克，去紫菀、百部、白前、郁金、鱼腥草。

14 帖，水煎服，病痊愈，半年未见复发。

3. 哮喘

郭某，女，30 岁。患者哮喘 2 个月余。2 个月前因食辣后咳嗽频发，痰多色白，易咳，有哮鸣音，咽痒，呼吸困难急促，口干喜饮，西医诊断为过敏性哮喘。刻下：咳嗽频发，痰多色白，易咳出，有哮鸣音，咽痒，呼吸困难急促，口干喜饮，纳可，寐安，二便调，舌红，苔稍黄腻，脉细滑。此痰饮郁结，肺气上逆证，治拟降气平喘，清肺化痰。

炙麻黄 6 克，射干 6 克，杏仁 10 克，甘草 5 克，大贝母 10 克，紫菀 12 克，款冬花 10 克，黄芩 10 克，鱼腥草（后下）30 克，白前 10 克，百部 10 克，白果 10 克。

14 帖，水煎服，每日 1 帖。药后诸症缓解，舌红，苔微黄，脉细滑，原方加陈皮 10 克、枳壳 6 克，去射干，改炙麻黄为 3 克。

7 帖，水煎服，每日 1 帖。药后仍镇咳偶作，舌红苔黄，脉弦细，余症减轻，上方改炙麻黄为 4 克，加射干 6 克。

7 帖，水煎服，每日 1 帖。药后诸症皆除，随诊 2 年未复发。

4. 胸痹

胡某，男，49 岁。患者心前区压榨性疼痛间断性发作 10 余年，服硝酸甘油后不能缓解，遂去医院就诊，西医诊断为急性广泛性前壁高侧壁心肌梗死，住院治疗。现病情稳定，予以出院，但患者仍感心前区不适。刻下：头昏，胸闷、心前区不适时作，晨起剑突下不适，咳嗽，痰白质黏，伴腹胀，大便干，3～4 天一行，心悸，乏力，耳鸣、眩晕偶作，寐差，舌暗，舌下青紫，苔黄腻。既往有高血压、冠心病、高脂血症、脂肪肝病史。此痰湿瘀滞，痹阻心络，肝阳上亢证，治拟化痰瘀，通心络，平肝阳。

全瓜蒌20克，薤白12克，清半夏12克，杏仁10克，大贝母10克，紫菀12克，陈皮10克，丹参20克，赤芍15克，川芎10克，红花10克，天麻10克，石决明（打碎先煎）30克，生牡蛎（打碎先煎）30克，决明子（打碎）30克，生山楂12克，降香6克，佛手6克。

20帖，水煎服，每日1帖。药后心前区不适症状较前减少，头晕减轻，晨起仍有咳嗽，伴白黏痰，口干，易生口疮，纳寐可，舌红，苔薄腻，脉弦细滑。原方加琥珀3克，丹皮10克，黄芩10克，去天麻、佛手，丹参改为30克。7帖，水煎服，每日1帖。

二十六、颜德馨创"衡法"，治难病，知药善用

（一）临证思路

1. 首创衡法

颜德馨依据《内经》中"人之所有者，血与气耳"之说，认为气血是人体脏腑、经络等一切组织器官进行生理活动的物质基础，气血平衡则为贵，若因各种原因引起气血失调，则发为疾病。气机失常会导致血瘀，血瘀又会进一步加重气滞；血性不畅会导致气滞，气滞反过来又可加剧血瘀，如此恶性循环，加重病情。因此，先生提出"久病、怪病必有瘀"的观点，并将理气活血的治法称之为"衡法"。

2. 气血辨证为纲，擅治疑难

颜德馨治疗疑难杂病，推崇气血学说，气血的流畅与平衡是保证人体正常运行的物质基础，气血失和则百病丛生。临证辨病以"气为百病之长""血为百病之胎"为纲，主张疑难病从瘀论治，以调和气血，平衡脏腑为原则，达到"疏其气血，令其调达而致和平"的治疗目的，为疑难杂病建立了一套有异于攻法、补法的治疗大法。

3. 提出气虚血瘀为衰老之因

颜德馨认为气血是构成人体最基本的物质，人的生、长、壮、老、病、死都离不开气血的变化。现代临床研究证实老年人的血液流变性和微循环均出现广泛的瘀血病理改变，老年患者常有明显的瘀血体征，如色素沉着、皮肤粗糙、老年斑、巩膜浑浊等，这些病理与体征改变均是气血失衡的外在表现。因此，先生提出气血失衡是人体衰老的根本原因，并主张运用益气化瘀之法，如采用黄芪、当归、川芎等药物组成的"衡法Ⅱ号"进行基础与临床研究，发现其具有改善血液流变性、提高免疫、促进代谢等疗效。

（二）用药特点

1. 知药善用，灵活配伍

颜德馨熟悉药性与药理，临证常用药对，并归纳配伍效应有三：相须协同、相辅佐助、相反相成。如相须协同类：菖蒲、郁金治疗心有瘀血；泽兰、益母草治疗肾有瘀血；苏木、降香治疗肺有瘀血；五灵脂、香附治疗脾有瘀血。相辅佐助类：水蛭、通天草治疗老年性痴呆；牛膝、乳香治疗尿路结石；海桐皮、海风藤治疗风湿性关节炎。相反相成类：黄连、川朴寒热并用，治疗慢性胃炎；干姜、五味子敛散并用，治疗过敏性哮喘；细辛、熟地刚柔并施，治疗慢性肾炎水肿。

2. 善用气药，知常达变

颜德馨除了善用活血化瘀药，还常用理气药，如血中气药川芎，上行头目，中开郁结，下调经水，既能活血化瘀，又能行气通滞，辨证而施，则有气通血畅，何患不除之功。并常用川芎的配伍他药使用，如川芎配羌活，祛风止痛；川芎配黄芪，引血上行；川芎配当归，可补血化瘀；川芎配苍术，疏肝解郁。

此外，先生擅用升降气机法治疗全身多种疾病，如柴胡配青皮，治疗肝胆疾病；葛根配黄芪，治疗难治性眩晕；石楠叶配苦丁茶治疗神经性头痛等。

（三）医案萃选

1. 冠心病心绞痛

周某，男，68 岁。患者胸闷、胸痛反复发作数年，加剧 2 周有余。既往有冠心病心绞痛病史，本次因心肌梗死频发，入院治疗。刻下：入夜胸痛频发，发则胸闷胸痛，痛彻背部，心悸气短，舌质紫，苔薄白，脉沉细。此乃年逾古稀，气虚阴凝，血瘀脉阻，治拟剿抚兼施。

党参 15 克，黄芪 15 克，葛根 9 克，川芎 9 克，丹参 15 克，赤芍 9 克，山楂 30 克，决明子 30 克，石菖蒲 4.5 克，降香 3 克。

药后诸症减轻，进服 1 个月后停药。随访 5 年，除过劳偶发，病情稳定。

2. 老年性痴呆症

丁某，男，80 岁。患者 4 年前有中风史，西医诊断为脑梗死，治疗后留有左侧肢体无力，行动不便。2 年前头昏目张，健忘，思维偶然失控，有厌世之感，经中西医治疗后，效果不佳，遂来求治。刻下：头昏头胀，健忘失眠 2 年，性情烦躁，有厌世之感，思维失控，面色少华，左侧肢体无力，食欲缺乏，大便不畅，舌质暗，苔厚腻，脉细数。此年高痰瘀交阻，脑失濡养，治拟化痰祛瘀，清心泄热。

水蛭 3 克，通天草 9 克，生蒲黄（包煎）9 克，石菖蒲 9 克，川连 3 克，生大黄（后下）9 克，白蒺藜 9 克，天麻 4.5 克，钩藤（后下）9 克，丹参 15 克，赤芍 9 克，威灵仙 9 克，川芎 9 克，苍术 9 克，白术 9 克。

14 帖，水煎服。药后诸症缓解，惟左侧肢体乏力，行动不便，苔黄腻。原方去生大黄，加指迷茯苓丸（另包）9 克，服用 2 个月诸症皆除，进服上方，巩固调理，并嘱加强记忆功能锻炼。

3. 呃逆

陈某，女，34 岁。患者呃逆 3 年有余。患者因产后受惊，遇精神刺激，即发呃逆。晨起即作，持续数小时，入睡即止，感寒受气后更甚。患者有痛经史。初用针灸有效，不久即失效，中西医治疗亦不止。刻下：患者神情淡漠，呃逆频作，痛经，舌边紫，苔薄白，脉沉迟。此肝郁气逆，寒邪凝结，血瘀清窍，胶着不化。治拟通窍活血汤方。

赤芍9克，桃仁9克，川芎5克，红花9克，麝香（吞服）0.15克，老葱3支，大枣7枚，生姜2片。

7帖，水煎服，药后呃逆消除，遂投以少腹逐瘀汤善后，经行有瘀血，呈块状，痛经即止。

4. 失眠

赵某，女，42岁。患者失眠7年有余，加剧1个月。入睡困难，易醒，梦多，平素头昏，头胀，心烦，乏力，精神不佳，情绪易激动，思虑纷扰，纳可，二便调。刻下：近1个月入睡困难，甚则通宵达旦，月经量少，有乳癖，按之则痛，舌质紫，脉沉涩，沉取小弦。此肝气郁结，失于调达，思绪纷扰，阳不入于阴，则夜寐不安，治拟养心安神，化瘀柔肝。

淮小麦30克，炙甘草6克，大枣6枚，百合30克，川连3克，肉桂1.5克，丹参15克，石菖蒲9克，赤芍9克，白芍9克，当归9克，五味子9克，麦冬9克，鸡血藤15克。

14帖，水煎服。药后睡眠好转，但因感冒加剧，巩膜有瘀血丝，舌质紫，苔薄，脉沉涩。故从调畅气血着手，予以血府逐瘀法。

柴胡9克，枳壳9克，桔梗9克，川芎9克，当归9克，生地12克，赤芍9克，葛根9克，川连3克，怀牛膝9克，桃仁9克，红花9克，甘草3克。

14帖，水煎服。药后睡眠好转，但仍有头昏头胀，月经不畅，肢体麻木之症。此气滞血瘀，阴阳失调证，治拟调畅气机，调和阴阳，方用柴胡加龙骨牡蛎汤。

柴胡9克，龙骨、牡蛎、磁石（先煎）各30克，当归9克，桂枝4.5克，白芍9克，甘草4.5克，生姜2片，大枣6枚，茯苓9

克，黄连3克，党参15克，半夏9克，夏枯草30克，茯苓9克。

14帖，水煎服。药后诸症皆除，再拟攻补兼施法。上方进服7帖，与党参9克，白术9克，茯苓神各9克，黄芪15克，酸枣仁15克，木香6克，当归15克，远志9克，甘草3克，黄连3克，7帖，交替煎服。

二十七、孟景春重经络，求本元，用药奇特

（一）辨治特色

1. 经络脏腑，指导实践

孟景春教授在理论研究上十分重视经络学说。他崇信《灵枢·经脉》篇所提出的"经脉者，所以决生死，处百病，调虚实，不可不知"的训示，更加重视后世喻嘉言所说的"不明经络脏腑，开口动手便错"的论点。因此对《内经》有关经络的论说常细加琢磨，以之临床实践，往往取得满意的效果。

2. 治病求本，顾护脾胃

孟景春治疗慢性病重视脾胃，治疗慢性及疑难杂症不下千万人。其在治疗过程中，无论何病何证，对脾胃功能的调护都十分重视，故其每宗"有胃（气）则生，无胃（气）则死，得谷则昌，失谷则亡"之旨。他认为治疗慢性病证，之所以要重视脾胃，因脾胃具有消化食物、吸收和输布营养物质的功能，使人体不断化生精血、充盛元气，增强抵抗力，从而达到正盛自能胜邪的目的。若脾胃不能健运，则饮食少进，气血不足，元气日渐虚弱，抵抗力与日俱衰，从而不利病邪的祛除和健康的恢复，此其一。口服药物的吸收，同样要通过脾胃运化，转输到全身，才能发挥其应有的治疗作用，此其二。

（二）用药特点

1. 用药轻重，灵活变通

"用药如用兵"，孟景春认为，目前有些人对方剂的学习和应用，只记方

的药物组成，而不记用量，临床应用时仅凭感觉，对药物用量及用药比例不够重视，以致药效不能达到最佳。所以，注重记忆和研究方剂中药物用量，对于医疗水平的提高是大有裨益的。

孟景春推崇岳美中所尝曰"中医不传之秘在量上"，认为掌握处方中药物的用量十分重要，每味药的药量轻重，必须做到恰如其分。有些人喜用重量，以炫耀自己有胆略，也有人喜用轻量，曰法取东垣，轻清灵活。若执己见而不知变通，则往往效与不效参半。唯有用量准确，当大则大，当小则小，方能取得显效，尤其是一方中主药的用量更为重要。如治偏头痛的偏散汤（川芎30克，白芷1.5克，白芥子9克，白芍15克，甘草3克，柴胡3克，郁李仁3克，香附6克），其中川芎重用至30克，是一般处方中少见的。但据临床验证，必须重用至30克，方能达到止痛的目的。若减至15克则疼痛减而不止。再如治小儿遗尿（益智仁30克，覆盆子15克，金樱子15克，五味子6克，莲须9克，杜仲9克，山药15克，党参、桑螵蛸各15克，鱼鳔9克），方中益智仁必须用至30克，一般3～7剂即愈，若益智仁减至15克则效果较差。又如治眩晕方泽泻汤（泽泻30克，白术15克，酸枣仁15～30克，牛膝9～12克，五味子12克），其中泽泻必须重用，甚至倍用至60克，则取效尤捷。还有治脉结代的炙甘草汤中的炙甘草常需用至12克，大枣用至30枚。

从上可见，用药剂量对治疗的效果是有决定意义的。使用轻量、重量应有客观依据，即准确地掌握适应证。孟景春认为，凡是用量重者，必须是体壮、邪盛，且脾胃功能不衰者。若重证而脾胃功能衰竭者，虽适宜用重量，但应照顾脾胃之气。至于适用轻量的病证，一是上焦病，吴鞠通曾说："治上焦如羽，非轻不举"；二是肌表病证，以体表肌腠内合于肺，肺气仍属上焦，轻清表散，具有宣透作用；三是一些慢性疾患且脾胃功能不旺者治以轻剂，一方面调整脏腑功能，而又不致药过病所，耗伤正气。慢性病迁延日久，大率正气多虚，脾胃功能亦受影响，药量轻则不致影响脾胃功能。观叶天士《临证指南医案》，其中用药量轻者居多。

2. 用药比例，主辅分明

《金匮要略·腹满寒疝宿食病脉证第十》曰"痛而闭者，厚朴三物汤主之"，《金匮要略·痰饮咳嗽病脉证并治第十二》曰"支饮胸满者，厚朴大黄汤主之"，《金匮要略·呕哕病脉证治第十七》曰"下利谵语者，有燥屎也，小承气汤主之"。这3个不同的病症，治以3个不同的方剂。从方名看三方显然不同，以其中厚朴来讲，厚朴于三物汤用24克，厚朴大黄汤用厚朴15克，小承气汤用厚朴9克，由于药味分量比例的改变，其主治症亦有不同。所以在临床治疗时的处方用药，各味药之间用量的比例是一个值得深究的问题，万不能随意。再如仲景五苓散的利尿作用，用其原方比例则利尿作用甚强，方中用各药等量则利尿作用减低，若颠倒其用量比例则利尿作用更低，这就说明五苓散方的传统药量比例是合理的。又如东垣的当归补血汤（黄芪30克，当归6克），虽名为"当归补血"，实则重用黄芪补气，少用补血的当归，使气旺而血自生，遵治病求本之旨。

3. 配伍严谨，加减而不坏方义

《医学源流论·方药离合论》曰："故方之既成，能使药各全其性，亦能使药各失其性，操纵之法，有大权也，此方之妙也。若夫按病用药，药虽切中，而立方无法，谓之有药无方。"可见用药处方要懂得配伍加减，方能治病中的。如有人主方用柴胡疏肝散加减，却不用川芎，甚至川芎、香附都不用，这就失了制方之义了。须知本方由四逆散加川芎、香附而成，用其加减未始不可，但不用川芎、香附则不成为柴胡疏肝散。又如补中益气汤是升阳益气、调补脾胃的著名方剂，凡脾胃不足、中气下陷所致诸证皆能治之。但其中人参、黄芪与升麻、柴胡必须配合使用。据现代实验报道，此方若只用参、芪而不用升、柴，或只用升、柴而不用参、芪，则补气与升举作用均不显著，只有4药合用，其效方显。再有小建中汤，如单从药味来说，则是桂枝汤全方加一味饴糖。但从配伍意义来说，该方芍药用量倍于桂枝汤，方中饴糖具有甘温补虚、缓急止痛的作用。饴糖与芍药、甘草相合，又有酸甘化阴，加强和里缓急止痛的功效。有人用小建中汤而不用饴糖，是亦未谙建中之意，故前人有"用小建中汤而无饴糖者，非其治也"的评论。

4. 重视专药，出奇制胜

（1）韭菜子治脾肾阳虚遗尿症

韭菜子，味辛甘、性温，归肝、肾经。《名医别录》曰："主梦中遗精溺血。"《本草纲目》："补肝及命门，治小便频数，遗尿，女人白淫白带。"现在《中药学》将其归纳为"温肾壮阳、固精"。

孟景春治某女患者，19 岁，未婚。自幼遗尿，屡治无效。近一年来因涉水着凉，不仅夜尿频频，且白昼小便亦不能自禁。小腹冷，腰痛，月经延期，纳谷少，食后腹胀。几经针灸服药俱无效。其形瘦神疲，面色萎黄，舌淡苔薄白微腻，脉沉缓无力，两尺弱。辨证属脾肾阳虚，膀胱失约。治以桑螵蛸散加减。处方：桑螵蛸、远志、石菖蒲、龙骨、党参、茯神、当归、韭菜子、补骨脂等。嘱服 5 剂。

二诊时遗尿明显好转，腹部略温。原方去韭菜子加谷芽。

三诊时纳谷增加但遗尿又复。细阅方中少一味韭菜子，于是在四诊中加上韭菜子且重用至 30 克。连服 5 剂，遗尿得到控制。再以原方继进 5 剂，以资巩固。

孟景春认为，遗尿有虚实之分，而以虚证居多，切不可形成固定思维，一见遗尿即投温涩之品。其属脾肾阳虚者，小便必清，小腹冷，两足欠温，脉虚软，两尺尤为明显，舌质淡，苔薄白，甚者水滑。至于用韭菜子治疗遗尿，亦应属肾阳虚者。若属实证，韭子不可妄投。

（2）刺猬皮治疗遗精

刺猬皮，味苦、性平，归胃、大肠经，功能凉血止血、降气定痛。《神农本草经》将其归为下品类。《本经》曰："主五痔阴蚀下血，赤白五色，血汁不止，阴肿痛引腰背。"其主治遗精，多家本草均无论述，只有清代王孟英的《随息居饮食谱》中记载："煅研服，治遗精。"至于突出其治遗精功效者，在王清任的《医林改错》中有刺猬皮散，并曰："治遗精，梦而后遗，不梦而遗，虚实皆效。"其用法是：刺猬皮 1 个，瓦上烘干为末，黄酒调，吞服。在其方后注曰："实在效，真难吃。"于此可见其治遗精的功效卓著。近时又见《吉林中草药》载："炒刺猬皮研末，每次 6 克，每日服 2 次，以主治遗精，效果颇佳。"

孟景春认为，遗精一症，临床常见，久遗不止，易伤肾气。治疗中应分虚实：有梦为实，无梦为虚，滑脱不禁者为纯虚。虚者宜补宜涩，实者宜清宜泄。王清任认为刺猬皮治遗精虚实皆效，但实践中发现有的效果不显著，仍需结合辨证之治配合。如阴虚火旺，配以知柏地黄丸，无梦而遗滑者，配以金锁固精丸等，以增强疗效。

（三）医案萃选

1. 水肿

施某，男，72 岁。双下肢反复水肿，现腿肿已月余，肿势较重，面部晨起浮肿，下午至傍晚，腿肿加剧，甚至连及阴囊，腿肿朝轻暮重，平时小便黄少，大便稀溏日行 3~4 次，纳食不旺，夜寐欠安。舌质淡胖，脉细软。既往有风湿性心脏病 15 年，胸腺瘤病史 20 年。脉证合参，脾肾两虚，气虚不能化湿。治拟补气化湿，温运脾肾。

生黄芪 30 克，炒防风 10 克，紫苏叶 6 克，汉防己 12 克，生薏苡仁 15 克，焦白术 12 克，炒白芍 10 克，茯苓皮 15 克，熟附子 5 克，炙麻黄 3 克，炙紫菀 10 克，冬瓜皮 30 克，老姜 3 片，大枣 6 枚。（7 剂）

另泡脚方：川桂枝、炒赤芍各 15 克，艾叶 30 克，杜红花 20 克，煎汤泡脚，每次 20 分钟，每晚 1 次。

2. 眩晕症

刘某，女，68 岁。头晕目眩半年余，时轻时重，平卧时较舒，平时常感神疲乏力，纳谷欠佳，大便溏薄，日行 2~3 次，夜寐欠佳，舌质淡胖，苔少，脉细。脾胃两虚，气血不足，不能上荣清窍，先拟和胃理脾。

太子参 10 克，焦白术 10 克，怀山药 10 克，白扁豆 10 克，南沙参 12 克，玉竹 10 克，炒酸枣仁（打）20 克，法半夏 6 克，玫瑰花 6 克，焦神曲 10 克，陈皮 4 克，朱茯苓 12 克，炒谷芽 20 克。（7 剂）

嘱饮食宜清淡、易消化食物，忌寒冷腻甜及荤腥、牛乳。

二十八、印会河抓主症，定方药，随症加减

（一）临证思路

1. 抓主症，定方定药定量

印会河临证善于治疗呼吸、消化、循环、泌尿、血液等系统疾病，并充分体现其"抓主症"的辨证特色，及定方、定药、定量的临证思想。认为药物不分贵贱，方无论大小，能治好病，就是好药方。如印氏悉心研制的除痰降火方，对于神经精神类疾病疗效显著，主要包括神经衰弱、癔症、神经分裂症、内耳性眩晕、颈椎病、椎基底动脉供血不足等疾病。该方证属痰火郁结，主治各种精神类疾患，充分体现先生抓主症的思想。方中重用珍珠母平肝潜阳，镇心安神；礞石平肝镇惊，下气消痰；柴胡疏肝解郁，和解透邪；黄芩、龙胆、山栀清肝泻火；半夏、制南星祛痰燥湿；青皮、枳壳、竹茹疏肝理气化痰；合欢皮、夜交藤养心除烦；葛根解肌生津。临证抓主症，据证化裁，异病同治，每获良效。

2. 辨虚实，随症施治高血压

印会河认为情志不畅、内伤积损、跌扑损伤等因素均能诱发高血压病。临床辨证不外虚实两端，但常虚实夹杂，治疗颇为棘手，但其强调抓主症，辨虚实，随症施治，疗效显著。虚者主要为肾精亏虚，髓海失充，本属阴虚，若阴损及阳，或精气不化，则转化为肾阳不足，因此又有阳虚、阴虚之分。临证如见反复发作，遇劳则发，伴头昏目眩，神疲乏力，夜寐不安，舌红，苔少，脉细，治拟兹肾养阴，六味地黄丸化裁；如见眩晕，伴浮肿，心悸，四肢乏力，舌胖有齿痕，苔白，脉沉细，治拟温阳化饮，苓桂术甘汤合真武汤化裁。此外，妇女更年期综合征合并高血压者，二仙汤加减治之。上述证型如伴随瘀血症状，加用桃仁、赤芍、地龙、鸡血藤、丹参等活血化瘀药。每方可酌情加几味经现代药理学研究证实具有降压作用的药物，如夏枯草、苦丁茶、菊花、青葙子等，每获良效。

3. 辨病位，随症加减治尿感

泌尿系统感染包括上尿路感染和下尿路感染，前者系指肾盂肾炎、输尿

管炎，后者系指膀胱炎、尿道炎。印会河认为本病属于淋证、腰痛范畴。淋证的病因多归咎于湿热之邪，临证多用清热利湿法。淋证的治法，古有忌补之说，而临床实际，并非都是如此。他十分推崇《诸病源候论》"诸淋者，由肾虚而膀胱热故也……肾虚则小便数，膀胱热则水下涩"之病因病机，认为肾虚为本，膀胱热为标，标本虚实互为因果。因此，主张标本兼顾，补泻兼施，补肾固本，清利治标，并需根据主症，明确病位，辨证施治。如病在肾盂及输尿管，以腰痛、腰膝酸软为主症，常伴恶寒发热，或尿频尿急。方用济生肾气丸去肉桂、附子，熟地易生地，并重用补肾通淋药；如病在膀胱，以尿频、尿急、尿痛为主症，伴少腹痛，按之痛甚，甚至尿血，尿痛多出现在尿后，舌红苔黄，脉弦数。方用当归贝母苦参丸化裁，并重用泻火通淋药；如病在尿道，以小便时尿道涩痛，尿黄或赤，尿频，舌红苔黄，脉弦细。方用八正散化裁，并重用清热利湿药。上症中，若少腹痛或尿道灼痛难忍，加琥珀粉冲服。此外，可选用现代药理学研究证实具有抑制大肠埃希菌的中药，如柴胡、五味子、黄芩、龙胆、大黄等。

4. 察汗便，发通清和治热证

印会河治疗发热强调使邪有出路，主要概括为无汗者发汗，便秘者通便，有汗且大便正常者，治拟清热和解。

5. 方为病设，西医诊断作依据

印会河主张走"用夏变夷、融西贯中"的中西医结合道路，只有这样才能更好地发挥中医学优势。对于某些疾病，要以西医的明确诊断作为主症的，并对症下药。如西医诊断为肠梗阻（套叠、嵌顿除外），投以大承气汤；咽炎及扁桃体炎，方用清咽解毒汤；下颌关节炎，方用升阳散火汤等。

6. 异病同治，遣方用药贵在活

印会河通过抓主症，出现相同的病机及症状者，可采用相同的治法和方药，正所谓异病同治，遣方用药须灵活。如胸膜炎（胸腔积水除外）、支气管扩张合并感染、空洞型肺结核及肺脓疡出现胸痛、咳嗽、呼吸牵引痛等胸膜刺激征、咳吐脓血、腥臭痰等症状者，均可用千金苇茎汤加减。又如大柴胡汤加减，可治疗胁痛、口苦咽干、发热畏寒、呕吐、便秘等为主的症状，主要包括胆囊炎、胆道感染、胆石症等。

（二）医案萃选

1. 高血压

王某，男，56岁。患者血压偏高近半年，头胀闷，眩晕时如踩棉花、如坐舟车，需闭目静坐。刻下：眩晕发作2～3次/日，头重脚轻，面红发热，足冷无力，夜尿频多，夜寐不安，血压180/120毫米汞柱，舌红苔黄，脉弦有力。此肝阳上亢，血菀于上证，治拟平肝潜阳，息风降压，投以天麻钩藤饮加减。

天麻（后下）10克，珍珠母（先煎）50克，菊花10克，龙胆10克，赤芍30克，夏枯草15克，青葙子15克，川断10克，苦丁茶10克，栀子10克。

5帖，水煎服后患者诸证减轻，血压降至140/90毫米汞柱，偶见烦躁，舌红苔黄，脉弦稍滑。原方加白蒺藜15克，15帖，水煎服后诸症皆除，血压正常120/80毫米汞柱，舌淡红苔薄白，脉缓。进用5帖。

2. 慢性胃炎

王某，女，40岁。患者胃脘痛6年，加重2个月，无论饥饱均感不适。胃镜检查诊断为慢性浅表性胃炎。刻下：胃脘嘈杂灼热，多食则甚，嗳气，不泛酸，舌红，苔薄黄，脉弦细。此热郁气滞，胃失和降证，治拟健脾疏肝，苦降宣通，方用小柴胡汤化裁。

柴胡10克，半夏10克，黄芩10克，竹茹12克，陈皮12克，蒲公英30克，生姜6克，龙胆2克，大黄1克，延胡索10克。

7帖，水煎服后，诸症缓解，唯大便偏干，原方加火麻仁30克。7帖，水煎服后大便正常，诸症皆减，原方去蒲公英、延胡索，7帖，水煎服，病证消失。

3. 精神分裂症

白某，女，50岁。患者忧郁型精神分裂症3年，屡治不愈。刻下：精神抑郁，沉默不语，或语无伦次，多愁善感，疑心重重，终日惶惶不安，总感觉有人要伤害她，喜静卧，不思饮食，烦躁失眠，大便燥坚，5日一行，舌暗淡，苔薄白，中间微黄，脉沉细而滑。此痰瘀气结证，治拟除痰降火，解郁安神，方用除痰降火汤。

柴胡 10 克，半夏 10 克，黄芩 10 克，栀子 10 克，石菖蒲 6 克，远志 6 克，胆南星 6 克，珍珠母（先煎）50 克，青礞石（先煎）30 克，竹茹 12 克，夜交藤 30 克，合欢花 10 克。

7 帖，水煎服，每日 1 贴，上午口服礞石滚痰丸。服后神情略安，大便腥臭呈黏冻样。原方加天竺黄 6 克，葛根 30 克。7 帖，水煎服，停服礞石滚痰丸。服后患者自觉主症减轻，原方加丹参 30 克，再进 7 帖，神态、言行、举止均如常人。

4. 尿路感染合并膀胱炎

王某，女，19 岁。患者尿频、尿急、尿痛 1 个月，尿液浑浊，小腹急结，按之痛甚。刻下：腰酸乏力，尿痛，尿失禁，大便干，舌红苔黄，脉数。尿检有红细胞、少量蛋白和脓细胞。此膀胱湿热，瘀结癃闭证，治拟清利湿热，祛瘀散结，方用八正散合当归贝母苦参丸加减。药用：

木通 10 克，车前子（包煎）10 克，萹蓄 10 克，大黄 10 克，滑石（包煎）15 克，甘草梢 10 克，瞿麦 10 克，栀子 10 克，柴胡 30 克，五味子 10 克，黄柏 10 克，当归 15 克，川贝母 10 克，苦参 12 克。

7 帖，水煎服后主症减轻，原方去黄柏、瞿麦，加竹叶 9 克，琥珀（冲服）2 克。7 帖，水煎服后调方如下：柴胡 30 克，五味子 10 克，木通 10 克，车前子（包煎）12 克，萹蓄 10 克，川大黄 4 克，生甘草 10 克，瞿麦 10 克，栀子 10 克，黄柏 10 克，石韦 10 克，冬葵子 15 克，夏枯草 15 克。7 帖，水煎服后，诸症悉除。

孟河医家各自的临证思路、用药特色之中，蕴含着孟河医派的学术共性，体现着他们对中医经典的重视、学术包容、用药轻灵醇正、治法灵活、开放融合等思路，能给当代中医有很多的启示。

一、重视经典，博采众长

孟河医派的著名医家非常注重中医经典的研读，皆是医理精湛、基本功深厚的大家。如费伯雄在《医醇賸义》中指出："雄自束发受书，究心于《灵》《素》诸书，自张长沙下迄时彦，所有著述并皆参观……仲景，立方之祖，医中之圣。所著《伤寒》《金匮》诸书，开启屯蒙，学者当奉为金科玉律。后起诸贤，不可相提并论。"巢渭芳对《内经》"冬不藏精，春必病温"作出深刻解释，认为"盖冬不藏精，其人非特操持过度，即阴液又不足，心火炎上，痰气内阻，因气未大馁，渐渐深入，当其时一触不发耳，势必至春，阳气宣泄，卫气外薄，搏结伏邪而发病见症"。丁甘仁先生亦曰："临证有两大法门，一为《伤寒》之六经病，二为《金匮》之杂病，皆学理之精要，治疗之准则，此二书为中医辨证论治的主要依据，缺一不可。"之后恽铁樵、陆渊雷等皆是伤寒大家，后世诸如孟景春等深研《内经》，皆为中医界公认的临床大家。故孟河医派的学术源头，起于《内经》《伤寒论》《金匮要略》等中医经典，因为根深，所以叶茂，故而孟河医派不断推陈出新，名家辈出。

孟河医派的医家不仅深研中医经典，对后起著名医家的著作亦是来者不拒，只要符合医理，能够运用于临床，都能批判地吸收，为己所用。如费伯雄指出"所谓四大家者，乃张子和、刘河间、李东垣、朱丹溪也。就四家而论，张、刘两家，善攻善散，即邪去则正安之义。但用药太峻，虽有独到处，亦未免有偏胜处。学者用其长而化其偏，斯为得之"，费绳甫继承了费伯雄的学术观点，亦采取融合李朱二家的态度，而师古不泥。在治疗虚劳一症时，采用丹溪补阴的治法，但不用苦寒，以防伤阳；治疗脾胃虚弱的患者，宗东垣之说，但慎用升提，以防伤阴。马培之深研外科，造诣极深，他对先贤王洪绪的《外科全生集》和陈实功的《外科正宗》皆有研究，亦能吸收精华，去其糟粕，融会出新，其《马评外科证治全生集》对王氏《外科全生集》进行了评述、补充，对错误处直言不讳。丁甘仁不囿于门派之见，他看到孟河医派与吴门医派的差异，反而穷研吴门医学，汇通两派医学。对于寒温之争，自刘完素倡"热病只能作热治，不能作寒医"之说开始，历代多有争议，及至清代，更有伤寒、温病对立之势，丁甘仁认为认为外感温病不应拘泥于寒温之殊，力主寒温融合，师从伤寒大家汪莲石学习伤寒，宗《伤寒论》之六经辨证，同时深研温病卫气营血理论，开创了独特的医疗风格。后世孟河医家裘沛然倡寒温一体论，张云鹏宗寒温统一说，皆显示孟河医家兼容并蓄的学术特点。

孟河医家对先贤及民间验方多注重收集整理，能够积极吸取其中精华。如费伯雄编著《怪疾奇方》，马培之编著《青囊秘传》、巢崇山编著《千金珍秘》，丁甘仁编著《丁甘仁家传珍方》等，都搜集了大量传统常用方、单验方，用之得当，可方便患者，提高临床疗效。

二、醇正和缓，用药轻灵

孟河医派自费伯雄开始，即提倡立法处方当醇正和缓，他认为，只有以《内经》、仲景的中医经典著作，才能代表醇正之法。其在《医醇賸义·序》中指出"因思医学至今，芜杂已极……救正之法，唯有执简驭繁，明白指示，庶几后学一归醇正，不惑殊趋"，"夫疾病虽多，不越内伤外感，不足者补之，以复其正；有余者去之，以归于平。是即和法也，缓治也"，并在

《医方论·序》中解释"醇"的含义："吾之所谓醇者，在义理之得当，而不在药味之新奇。"

后起孟河医家学宗费伯雄，皆发扬他醇正平淡的医学风格，不以方药之新奇夺人耳目。如马培之内外皆精，他将费氏"醇正和缓"的理论推广至外科，治疗外科亦强调要有深湛的内科功底，指出"若第挟偏见，妄施方药，则所用不合，每致相反，其贻误非浅鲜也"；丁甘仁一脉相承孟河先辈的学术思想，他也继承了费氏归醇纠偏的学术风格，并指出"和法缓治"之"和"则无猛峻之剂，"缓"则无急切之功，"和缓"乃先贤遗风。

故孟河医派处方用药，注重疗效，不眩奇异。所用药物常常药性平和，少用猛药毒药；崇尚用药恰当，用量也较轻，以防过量伤正。费伯雄曾谓："天下无神奇之法，只有平淡之法，平淡之极，乃为神奇。"故他自制近190余首方剂中，选用药物大多为平和之品，剂量也较轻。《孟河四家医集》一书收辑有孟河医派医案2000例，其中不乏外感急症，内伤危重症，但六位孟河大家用药轻平，峻猛之剂、剧毒之药仅数十例，且重病即止。但需要用重药时，孟河医家在"义理得当"时亦会用重药，如丁甘仁指出临证用药要根据患者体质强弱、病情的轻重缓急而定，不可一概而论，即轻病用轻药轻不离题，重病用重药重不偾事。

三、医术全面，治法灵活

孟河医派医家大都医术全面，内外科皆精，时病内伤皆长，有较强的"全科"意识。如费伯雄本为内科名家，以擅治虚劳闻名，但他的医案中，保留大量外科、眼科、喉科、皮肤科的疑难杂症；马培之外科造诣深厚，但他认为"凡业疡科者必先究内科"，强调内外统一，并多治愈内科难症，世人称之为"以外科见长而以内科成名"；巢崇山擅长内外两科，刀圭之术犹为独到；丁甘仁学贯孟河、吴门，又精于喉科。

在治疗手段上，孟河医家不囿于内服外用，部门医家并擅刀针，强调治病救人疗效为先。如马培之还强调外症不能只着眼于病患局部，而要因人辨证，内外同治，必要时还需刀针结合。巢崇山亦善用刀针，能以刀针手法治疗肠痈，疗效非凡；巢渭芳治疗肠痈则能以火针排脓，多有效验；丁甘仁治喉善用吹喉药，效果亦佳，并善用火针治脓疡。

四、善于交流，学术开放

孟河医派的医家不仅对古代先贤的医学思想充分吸收，还能与其他医家相互交流切磋，孟河医家众多，术业各有专攻，且传授弟子医术毫无保留，并主动著书立说，惠及后人。正是孟河医派这种无私的心态，使得孟河医派300年来经久不衰，名家辈出。如费、马、巢、丁四家本就医术高明，他们又通过联姻、师承、互相提携等形式，不断加强彼此间的交流，使其学术思想不断推陈出新。

近代以来，孟河医派更是把学术开放发挥到了极致。民国时期中国逐渐推行院校教育，一批孟河医家则与时俱进，办中医专门学院、进行函授教学。如丁甘仁创办"上海中医专门学校"，恽铁樵创办"铁樵中医函授学校"，王慎轩创办"苏州国医专科学校"，秦伯未、严苍山等创办"上海中国医学院"，徐衡之、陆渊雷、章次公等创办"上海国医学院"等，为中医界培养了大量人才。

孟河医派学术开放还体现在对西方医学的包容态度上。清末以来，西学东渐，中医学受到前所未有的冲击，一时竟有废止中医的呼声。许多医家对此愤愤不平，对西医采取全盘抵触的态度。孟河医家在此艰难之际则发扬了中医自古以来的包容精神，不固步自封，亦不全盘西化，而是站在"医道"的高度，进行有选择地吸收。如恽铁樵提出创造"较古人为精，视西人尤密"的"新中医"；章次公主张"发皇古义、融会新知"，取西医学之精华为中医所用，探索中西医学的结合应用；丁甘仁认为"医为仁术，择善而从，不分畛域"，又深刻地指出"中医以气化擅长，西医以迹象见长，论其理则中学至精，论其效则西人亦著"。

第五章

百年医道

近百年来，孟河医家受先贤开放包容思想的影响，走出孟河，走向全国，甚至走出国门；创办中医学校，培养大批外姓弟子，推动中医教育改革，为现代中医药事业发展奠定了良好基础。

19 世纪中叶，随着费伯雄、马培之的医术得到皇室的肯定，孟河医派声誉日高，前来诊治的病人和学艺的生徒络绎不绝。孟河医派开始向周边地区辐射与扩展。晚清太平天国运动则进一步加速了这一过程。

一、孟河诸家的外迁

费、马、巢、丁四大家族中，最先迁离孟河的是巢氏。咸丰九年（1859）太平军围困溧阳（今属常州），巢崇山为躲避战乱进入上海，于 1863年前后，在沪上开诊，后悬壶沪上 50 载，成为孟河医派中第一个进入上海的医家，也为之后孟河医家在上海的发展提供了不少便利。之后，巢崇山之子巢凤初继续在上海行医。巢崇山之侄巢松亭，则在 1912 年前往徐州行医。家族之中的另外一支，巢渭芳的家族则世代留在了孟河。

与巢家同时，孟河医派中的沙、法两家也相继外迁。1862—1874 年间，沙氏一族分为几支，一支留在孟河，一支迁往江苏淮阴，大部分迁居于镇江大港。其中以迁往镇江的沙氏名医沙石安最为著名。沙石安，为孟河名医沙晓峰之孙，善治外科痈疽，亦长于温病。立"大港沙氏"一派。其子用庚、用儒、用璋均世家学，于镇江行医，传至当今仍有延续，江苏省名中医沙一鸥即为此派传人。同一时期，法家的法玉良、法文淦亦已离开孟河，在宜兴开业行医。法家另有一支迁往武进雪堰和桥。其后人法锡麟曾进入南京，供职于南京中医学院。

其后外迁的是马家。1860年李秀成攻占常武地区时，马培之曾居家北上躲避战乱，并借由在那里治愈著名文学家俞樾的顽疾，大振医名。战乱结束后返回故里，于1883年重新迁往苏州，与俞樾为邻，并在那里定居。其所居之处，至今仍被称为马医科巷。马氏后人中，马培之之侄马洛川、孙马际周行医于无锡。侄孙马惠卿、马笃卿行医于上海。另有马日初后人马书绅、马嘉生，当时亦居于上海，与马笃卿并称沪上"马氏三骏"。马培之曾孙马泽人，于1956年进入南京，供职于南京中医学院。

因"太平天国"运动的波及，费伯雄也曾避居泰兴，并在那里写下《医醇賸义》，但不久即回归孟河。费氏外迁，是从费伯雄之孙费绳甫开始的。费绳甫精于医学，青年时即名重乡里。1892年因投资盐务失败，欠下巨额债务。他不得已于1894年迁居上海行医，凭借诊金来偿还欠款。其子费子敬、费子权继承家业，行医于上海，费子镛、费子良则迁往苏州开业。侄辈费子彬先是悬壶于上海，1940年又迁居香港，同时他所开发的用于治疗肠溃疡的专利药物"费一贴"效果很好，甚至远销阿根廷，将费氏的医学传播至大陆以外更广的地区。费绳甫另有弟弟费哲甫，定居苏州因果巷，亦为名医。

孟河四家中的丁氏，虽成名较晚，但外迁的时间却并不太晚。1884年，在马培之迁居苏州之后，18岁的丁甘仁也前往苏州行医。10年后的1894年，复经巢崇山推荐，与费绳甫先后进入上海医界。1895年因治愈著名花旦咽炎一事被《申报》长篇报道而名扬上海，自此在沪上站稳了脚跟。其后，丁甘仁在上海创办上海中医专门学校，次子丁仲英，长孙丁济万协助他的工作。1946年，上海中医专门学校被国民党政府下令取缔，并于1948年8月正式停办。丁仲英、丁济万愤而离沪，前往香港。1953年后，丁仲英定居美国旧金山，直至逝世。丁仲英之子丁济华、丁济民、丁济南，孙丁一谔均留在上海发展，其中丁一谔为丁氏家族第四代中唯一的国内传人。丁济万则定居香港，并于1961年筹款购置香港中医师公会会址，使孟河医派在香港有了研究基地。丁济万之子丁景源后移居美国，为针灸、中医得到美国政府认可做出了贡献。

二、师承弟子的外展

孟河医派的输出与外展固然离不开孟河四大家族本身，但主要还是依靠师承的弟子。他们将孟河的医术或带回故乡，或带向各地，在他们行医的区域内开枝散叶，拓展了孟河医派的影响，推动了孟河医派的发展。

1. 余听鸿（1847—1902）

余景和，字听鸿，1847 年出生于江苏宜兴荆溪的一个书香门第。父余廷扬精于诗古文词，母缪氏亦善吟咏，长于古风。伯父余麓泉，家世业医，工岐黄术。听鸿 9 岁亡父，加上当时兵荒马乱，家境每况愈下，12 岁便辍学，跟随兄长余景隆至孟河镇曹秋霞的天宝堂药铺做学徒谋生。临行之际，母亲叮嘱他："不望汝出外习何业，汝当立品为先。"次年太平军攻入孟河，母亲和姐妹死于兵难之中，听鸿被掳入军中充苦役，辗转江西、安徽、浙江等地5 年。后乘间西逃出，与景隆重聚于天宝药铺。

听鸿哀世事艰难，且忧虑余生，又所业与医相近，故发奋钻研《医宗金鉴》，于《伤寒》《金匮》《难》《素》诸书也能熟读成诵。其后某日，费兰泉诊病，至夜半方归，经过余听鸿门前时，见余听鸿夜深仍苦读不辍，怜其无师，事倍而功半，收为弟子。听鸿随费兰泉习医，同时悉心向镇上名医王九峰、马省三、费士源等求教，又得其伯父麓泉所传医书，医术日精，但当时并未以医为业。16 年后，始听从其友沈芝卿建议，于常熟开业行医。适时常熟温热病流行，听鸿活者甚众，被当地人视为仙人，而有"余仙人"之称，后竟以医业终身。他认为医者当济困扶危，死中求生，随证施方，不可自矜声名，惧人毁谤而一味治以平淡。与邵聿修、丁甘仁等相善，医术世代家传，子余幼鸿、余继鸿，婿丁仲英绍其业。

2. 陈虬（1851—1904）

陈虬，字志三，号蛰庐。1851 年生于浙江瑞安的一个乡绅家族，他少时聪颖，身有侠气。习拳棒，善武术，复博览群籍，常摘经史以难先生，因此而有狂名。到 15 岁时，才开始随其兄仲舫研习举子业。20 岁时，因过劳，病咯血不寐，开始留心医药。一说其母曾以"汝目有杀气，恐不得其死"戒之，于是陈虬靠学医来收敛隐藏自己的个性。他24岁开始自学医学。（一说其曾游学于孟河费伯雄，考胡珠生所做年谱，陈虬年轻时的活动范围只局限于浙江，其医学非得费氏亲传。中年以后或许得到费氏指点，又不得而知。）

陈虬26岁开始为人治病，因为主要研究《伤寒》《金匮》《难经》《素问》《甲乙经》这些著作，人们认为他钻研古方，不合实用，多不愿求治于他。27岁时，当地疫疠流行，他治之多效，医名渐著。30岁有《蛰庐诊录》之作，言"然势不多医也。常谓人有必无可医之病，医有必不能医之时，故设例自限。年来求诊渐多，颇乖吾旨，恐终不免于庸医之归"。录案以自警，求于病人尽心尽责，于病辨识准确，两无遗憾。33岁撰《治平三议》，开始筹备我国近代第一所中医院利济医院等设施的建设，两年后医院落成。后在其女婿兼门人胡鑫的帮助下先后撰写《立济教经》《霍乱病源方法论》《利济分医院应诊章程》等医学教材和医院章程，从事医疗和相关的教学工作。陈虬于政治也很热心，与宋恕、章太炎、蔡元培、康有为等人一道奋力救亡，然而戊戌事败，计划多成一纸空言。受此打击，在变法5年之后，因郁郁不得志而病死。有弟子胡鑫等人。

3. 周憩堂（1859—1929）

周憩堂，名廷试，号企堂，憩堂为其字，其家世居周家码头。周憩堂1859年出生，因感晚清政局动荡，怠于仕进，转而习医，游学于孟河马培之之门。与同门贺季衡、邓星伯并称"江左三鼎足"。他感慨邑中诸医只知滋补足以扶正，不论虚实，一味填滋，竟成风尚。以祛邪即是补正，误补适足留邪，告诫弟子识病当有定见，勿趋时尚。他教导弟子重在培养医德医风。曾于弟子陶君仁学成将归之际，告诫他说："汝侪卒业归去，悬壶问世，首先戒骄，谚云：初学三年，天下去得，再学三年，寸步难行，旨哉言乎，诚医者之难言也。待人以谦，遇长者会诊，必尊而敬之。最可耻者，所谓同行必妒，力戒随意诽谤。苟能若此，则济世利人，相得益彰。"传其学者，有周梦旦、陶君仁等。

4. 邓星伯（1862—1907）

邓星伯，一名润生，出生于江苏无锡市江溪镇的中医世家，父雨亭、叔廷贤、羹和、云轩等均有医名。他21岁悬壶乡里。28岁为当地豪绅杨某诊病，被杨某批评医理欠明，不可为他诊治。邓星伯受此奚落，归而立志深造，拜孟河名医马培之为师。他潜心问学，寒暑不辍，读书每至深夜，抄录马氏藏书400卷。每逢诊务繁忙之时，则由他代替马培之出诊，深受马氏器重。曾有大吏彭某问马培之："承尔业者，以何子为优？"马培之默然良久，答道"诸子虽佳，唯门人邓星伯为最。"三年后，邓星伯返锡行医，课徒授业。授课讲解，常在夜间灯下进行，遇疑难病人，则携诸生同往，口授指划，引导学生思考，至老不辍。尝以"用药如用兵，用之得当，常虽药少，性味得当，辄能中病，且可起沉疴。吾平生喜以和、缓、平三法证治，盖多年受益于先辈们教导，及余数十年来临床体会，对虚弱患者尤为相宜。"诫诸生以轻灵为治。直到晚年他仍有有创立中医学馆，发扬祖国医学之意，惜乎未成。门人东起沪上，西迄皖垣，先后达百余人，知名者，有杨博良、沈佛如、许锦昌、吴雅恺、邓学稼等人。

5. 沈祖复（1862—1937）

沈祖复，字礼庵，号奉江，又号凤冈，别署鲐翁。清末民初无锡人，同治元年出生。少时聪颖，过目成诵，又样貌魁梧，性格伉爽不阿，风度端凝，而有潇洒出尘之质。甲午年间，驻英法大使薛福成归国，与他结为莫逆之交。当时中日失和，他感伤时事，淡于进取，加之平素涉猎医学，倾慕徐大椿为人，打定主意不为良相定为良医，承蒙薛氏推荐，受业孟河马培之门下，对医学问难质疑，学业益精，还随其师诊视盛宣怀等名公巨卿之疾。学成返锡，寓居崇安寺中隐院，他居则一僮一剑自随，出则利济为怀，活人无算，闻名遐迩。他四十岁之后，仍孑然一身，但求贤若渴，喜奖掖人，人有一长，辄津津乐道不倦。1922年秋，与严康甫等组织无锡中医友谊会，翌年创办《医钟月刊》，其弟祖约从其学，另有门人赵友渔、丁士镛、周逢儒等。

6. 薛逸山（1865—1952）

薛逸山，江苏武进人，早年从费绳甫学医，学成后悬壶上海，并于1926—1928年间担任上海中医专门学校副校长，辅助夏应堂掌管校务。1884—1925年，辑录所见医案成《薛氏汇辑太湖流域各家医案》（即《澄心斋医案》）。书中多实录所见医案，首尾完聚，真实可信。此外，书中录有费伯雄太老夫子格言、治验与传抄之方，使费氏的部分治验得到了完好、真实地保存。薛逸山另著有《澄心斋随笔》《新医撷要》等书，有弟子董天吉等人。

7. 贺季衡（1886—1934）

贺季衡，原名钧，字季衡，一字寄痕，号指禅老人，江苏丹阳人。一家三兄弟中属他最小，二哥铁渔受业于孟河马培之处，但学成不久，即因病早逝。贺季衡7岁时，曾蒙马培之治好过他的脚疾，加上他的父亲希望他能继承他哥哥的医术，他便读完了二哥留下的书，于14岁时前往孟河拜马培之为师，因天资聪颖，勤奋好学，备受其师宠爱，尽得其传。马培之对其寄予厚望，有"吾门衣钵在子矣"之言。返乡之后，贺季衡先后行医于邱家祠堂和贺家弄，每天白天门诊，夜间与学生讲学，分析疑难病例，讲解用药处方，学生提问，他再指导。他重视临床，强调理论联系实际，推崇《张氏医通》，并以之课徒。也常以"学无止境，医学精微深奥，非浅者所易窥"勉励学生勤加学习，对待西医学术也不可持有偏见。民国初年，其子卓人因病而逝，他对自己的医术产生怀疑，便不再给人治病，专心教学和研讨各家医著。直至数年之后，病人程学楼以佛理相劝，始复如初。其孙桐孙得其真传，另有门人颜亦鲁、张泽生、许济群等，皆为当代名家。

8. 陈景岐（1877—1949）

陈景岐，名文钟，常熟虞山人，早年随蔡丽生习医，后毕业于苏州师范学校，复从其舅周监兹习医，后师事费绳甫，传费氏之学，悬壶沪上。著有《奇病治法三百种》《国药字典》《类证鉴别皇汉医学要诀》等书。

9. 王一仁（1898—1971）

王一仁，字仁盦，原籍安徽新安。于上海中医专门学校第二届肄业，后留校任教，兼上海广益中医院诊务，并参加当时上海的慈善组织-永义善堂施诊，后自设诊所行医，是当时上海中医界著名的活动家、教育家。

1922年从上海中医专门学校肄业，彼时的中医生存面临严峻挑战，王一仁联合同学戴达夫、余继鸿等，在校长丁甘仁的支持及老师丁仲英的帮助下，发起并成立了上海中医学会。以学会为纽带，团结医界同仁，旨在将当时一盘散沙的中医界"塑泥成佛，避免外风吹散"，创办了《中医杂志》，为该会之首要刊物，阐发医理并弘扬学术。王一仁一生才能丰富，精力旺盛，除《中医杂志》外，还创办主编多部报刊，著有多部医学专著。1927 年，他在国学大师章太炎的支持下，与同窗好友共同创办的上海中医国学院，成为近代著名中医学府之一，培养了众多中医人才。

王一仁反对一味崇古，主张中西医汇通，认为"中医必有吸收外来之长，而成世界医学之日。"他主张创立"中西合璧的""大规模的医学校"以培养人才。"尤其注意帮助中国药品发展"，认为要想用药处方有真知灼见之功，必须效法神农，亲自尝试药味，方不致为古人所误。王一仁作为孟河医派的传人，积极投身社会活动，联合一批具有社会影响力的年轻人，积极将中医学引进到现代中来，并为中医新式办学奔走呼号。建校与创刊，在当时成为了保存中医火种的重要途径。1927 年 10 月，秦伯未、王一仁、章次公等人创办上海"中国医学院"，并试办"院刊"，而王一仁也作为医校界的代表，在与政府"废除中医案"的斗争之中起到了积极广泛的作用。在众人热心联络下，中医药界加强了团结与联系，在争取中医药的生存积极抗争中取得了一定程度上的胜利。王老一生心系中医存亡，为中医的传承发展做出了卓越贡献。

10. 许半龙（1898—1939）

许半龙，又名观曾，吴江芦墟人，住芦墟镇司浜西岸。1920 年，赴沪拜著名医学家丁甘仁先生为师，研习以外科为主。此后曾回乡组建芦墟红十字会，开展公益事业，并培养提携医学后辈。1923 年上海中医专门学校毕业，1924 年回芦墟司浜"师让小筑"悬壶开诊，服务桑梓。因其医术精湛、为人谦和，深受当地居民的欢迎和赞赏。1925 年春，应丁甘仁老师之召，重赴上海，任广益中医院外科主任。凭借过硬的医术水平名噪一时。至今在民间还留存了一本珍贵的医案处方笺手迹《天功集》（又称《内外科验案》）。

他毕生致力于中医教育事业，与上海中医专门学校校友一起创办上海中国医学院．继而任训育主任、教授、医务主任、院董等职。此外，他还对民国时中医的废存作出抗争，于 1926 年 1 月致电政府，为中医教学合法化作出努力。学术方面成就很大，除开创性的著作《中医外科学大纲》之外，还著有《内经研究之历程考略》《内科概要》《中国方剂学枢要》《药籨启秘》

等。他不仅擅医术，亦善作诗文，是民国时期中国第一个革命文学团体，首先举出革命文学旗帜，和同盟会的革命相响应的南社成员，而且与王一仁、程门雪、严苍山结下深厚的友谊，被其友人程门雪在诗作中多次提及。

11. 王慎轩（1900—1984）

王慎轩是我国近代著名的中医学家、中医教育家、妇科专家，笃信佛教。师从多名名医，创办苏州中医国医学社，创办多个中医刊物，教书育人，著书立说，桃李天下，信仰佛教。

王慎轩一生乐善好施，以善心对待患者，他医术精湛，医德也极高。王老在姑苏悬壶之时，诊务之中，必有免费送药及免去诊金之善举。对于远道而来的劳苦大众，王老不仅免去其医药费，还为其筹措往返路费，尽力救济。在苏州行医时，亦以丁师为楷模，平素奉斋念佛，亲近善知，还在诊室内实行义诊送药一贯制，并在报刊上发布告示，每日八点半以前的病患，可免去号（银元八角），并且送药三付，如此长年累月从不间断，对于慕名前来求诊的外地患者，甚至还提供食宿。对于邻里街坊中的贫病者，他也倾囊相助。故此被尊称为"佛医生""王神仙"。值得一提的是，程莘农教授（中国工程院院士、著名中医针灸学家）也曾受到过王老的资助。王老一生都在行善济世，凡事亲力亲为，诠释了医德高尚的涵义，赢得了世人的敬爱和尊重。

据其关门弟子周耀辉于2006年发表在《中医药文化》中的《追忆名中医王慎轩先生》系列文章所述，王老先生作为虔诚的佛教徒，收学生的拜师仪式也与众不同。周耀辉写道："大约在八月中旬，先生家的保姆通知我于明日上午买一对一斤重的蜡烛，拿出三元钱买中午的素菜以作供斋，要行拜师礼了。我就在次日上午把物品买好。到了中午，先生坐在佛堂里的椅子上嘱我焚香点烛，并端菜上供。先生先礼佛三拜，然后缓转身躯，用浓重的绍兴夹苏州方言的语调对我说：我曾带教过三百个学生，你是我最后最小的一个学生，自你之后，我决定关门不再收学生了。你是我的学生，也就是王氏的门人，所以，你先拜佛，次拜医圣张仲景（佛堂的墙壁上，挂有一北京画家画的张仲景读书像），再拜先生的祖宗，最后拜礼先生。就这样，分四个方向，每次拜礼三遍。拜毕，先生说：从今以后你就是我的关门弟子，赐号为小轩，希望你能成为一个能治病救人的好医生。"

王慎轩老先生一生行医，早年皈依佛教，师从孟河，取法经方大家曹颖甫，集百家之长。他的知识广博，品德高尚。

12. 秦伯未（1901—1970）

秦伯未，名之济，字伯未，号谦斋。1901 年生于上海县陈行镇（今上海浦江镇陈行老街），1970 年卒于北京。秦家世代名士，儒学氛围浓重，其父秦锡祺、伯父秦锡田均精儒通医。出身于此儒学世家，秦伯未少时便已熟读儒家经典和中医典籍，诗词书画篆刻俱佳。他于早年就读于上海中医专门学校。在中医理论和临床上均有极高造诣，师从丁甘仁，一生著作宏富，学医于沪上，广集诸家之长，医术精湛。

秦伯未生活的时代，正处于新旧思想交替，中国传统文化受到西方新思想浪潮的激烈冲击，中医作为传统医学文化首当其冲，受到国民政府的排挤打压。南京国民政府广设新式学堂，却独未设中医之新式办学。沪上名医惊觉此状，于是积极创办新式中医专门学校，培养新式中医人才。在 1927 年，秦伯未、章次公等创办的上海中国医学院为中医的现代教育立下了里程碑，亦为中医输出了一大批人才。民国时期，部分中药材商人为牟取暴利而抬高药材市价，造成了恶劣的社会影响。秦伯未等人便召集上海市国药业同业公会开会，反对哄抬药材价格，并指出："药行之用资本主义，尽情垄断，操纵市面，但其压迫中小商人，间接增加贫病者之负担，实与社会商情，俱有莫大之关碍也。"他为一些药商枉顾良知，只以利益为重而哀痛不已："丹皮其小者也，其他当归、大黄等，以及一切药品，无年无日，不在增高价格，平民之生计日蹙，而疾病之来，又不能免，吾为良心所驱使，真欲无言而不能。"

作为一代名医，秦伯未不仅有着精湛的医术，严谨的治学精神，还有着极强的社会责任感，在那个废除中医呼声巨大的时代，与同仁们一同承担起了中医生死存亡的重任，为后世留存了宝贵的火种。

13. 张伯臾（1901—1987）

张伯臾，别名湘涛，上海市川沙县人，全国著名老中医、上海中医学院中医内科学教授。张伯臾是丁氏内科代表门人之一，1923 年毕业于上海中医专门学校，1956 年先后在浦东、上海市区创立私人诊所开业行医，1956—

1987 年曾在上海市第十一人民医院、曙光医院工作，先后任中医内科主任、内科顾问、硕士生导师以及上海中医药大学专家委员会和学术委员会委员，并担任中央高干保健医生。1984 年被中央卫生部命名为全国老中医药专家学术经验继承工作指导老师。

张伯臾成为中央高干保健医生前，曾有这样一件趣事。70 年代某日，素有"中共中央一支笔"之称的胡乔木同志在无锡患病，感冒发烧，多日不愈，向上海求援，上海遂派张伯臾前往诊治。经诊断为气虚感冒，处方以参苏饮加减，第一味药为生晒参 10 克，胡乔木问："以前北京某医家曾为我诊过病，谓我系阴虚体质，不宜用参。即使用也只能用西洋参，每次只能一片含服，这次用 10 克生晒参是否……"张伯臾笑说："从病症和舌脉上看，我看必须用人参，这样吧，我暂不回家，和您住同楼。可否先服 2 剂一试？"胡乔木即进服一剂，热退，继服一剂痊愈。此后，胡乔木便十分钦佩张伯臾的医术，继而介绍了许多领导人请张氏诊治。

张伯臾的入室弟子颇多，他们随张伯臾学习多年，对张伯臾学术经验多有传承。这些学生不仅在中医教学方面颇多建树，更在临床治疗中成就斐然。

14. 程门雪（1902—1972）

程门雪，名振晖，小名荣福，号九如，又号壶公。出生于江西省婺源县东乡下溪头村。10 岁即受业于晚清宿儒吴国昌，14 岁时成为安徽省歙县名医汪莲石受业弟子，成为汪莲石先生最器重的学生之一。同年 9 月到 12 月，因病到沪医治，由丁甘仁治疗。

18 岁时，程门雪正式进入医门，经恩师汪莲石推介给江苏孟河名医丁甘仁，随后成为丁派学说的传人，并作为丁甘仁先生创办的上海中医专门学校的首届学生就读于该校，后留母校任教。丁甘仁逝世后，程门雪出任该校教务长并兼任上海广益中医院医务主任．在教学任务和临床诊疗中发挥着自己的才华。此时他半日临诊半日读，医术愈加精湛。1935 年起，程门雪离开母校的教务工作，专注临床，遣方用药多从丁甘仁平淡法出入，每味药尽量不超过 3 克，被誉为"轻可去实"的大师，他用药巧妙轻灵，重视配伍和炮制，从而形成了他临床用药的独特风格。

中年以后，程门雪在写作著述方面愈发勤勉，对各种版本的叶天士医案多次点评，并广览古今历代著作，采集医家临证处方，用以临床诊疗。此时，他所著的《伤寒论歌诀》《金匮篇解》《未刻本叶氏医案校注》等，都成为其代表性著作。在教学过程中，程门雪要求学生研读经典医著，随师跟诊抄方、并随之书写病案，理论与实际并重。并以亲身经历的上海中医专门学校为例，毕业的学生一般都能治病，能写病案，亦可作论文。

除钻研医术以外，程门雪在艺术上也颇有造诣。在教学中，程门雪也反复强调，在提高医技的同时亦应当提高自身修养，如此便能够在诊疗中获得新的视角，从而有新的疗法。在新中国成立十周年之际，他在《上海中医药杂志》中发表文章，指出传统医学的发展并不只有与现代医学相同的一条道路。于 1972 年 9 月 9 日在上海因病去世。

15. 黄文东（1902—1981）

黄文东，字蔚春，江苏吴江人，是当代中医著名的理论家、教育家、临床家，《中医内科学》第一版至第五版的主编。

他幼承庭训，熟读经史诗书，对中医有着浓厚兴趣，于十四岁考入上海中医专门学校，与程门雪先生一同受业于丁甘仁门下。一次，随丁甘仁先生去上海沪南广益中医院会诊，遇到一气喘、汗出肢冷、脉象沉细欲绝的老年患者，病情危重。丁老问："此属何症？如何治疗？"答曰："此由肾气不纳，肺气不降所致，乃喘脱重症，急宜回阳救脱，拟参附龙牡汤以图挽救。"丁从其意，服药后患者便转危为安。此后，丁对黄倍加青睐，训勉倍至，学业随之猛进，他自己也好学勤勉，悟道圆融，倍受丁甘仁的钟爱，尽得恩师薪传，誉其可谓善读古人书者也，并于 1921 年以首届名列第一毕业于该校。离校后返乡悬壶应世，活人无数，得到群众的信任。后应丁甘仁先生之长孙丁济万校长邀请，返上海中医学校执教，担任教务长之职十七年。在教学中，黄文东既一丝不苟，又毫无保留。据其学生胡建华所述，其在前上海中医学院学医时，黄老会对学生作个别辅导，对可取之处给予鼓励，而对其作业中的问题又作出深入剖析。学生对"医论"、"医案"等作业活动兴趣浓厚，很大程度上提高了理论水平。解放初期，主办中医进修班、中医师资训练，对祖国医学有着深厚的造诣。

16. 章次公（1903—1959）

章次公，名成之，号之庵，江苏镇江人。曾任卫生部中医顾问等职。对祖国医学造诣精深，并注意吸取现代医学之长，颇多创见。早年曾提出"发皇古义，融会新知"的治学主张。著作有《药物学》《诊余抄》等。

章次公不仅从孟河学派中汲取了智慧，又融经方和时方于一炉，有自己的创获。在生活中也是颇为耿直可爱之人，他胸怀坦荡，秉性直爽，颇为洒脱，不拘小节。章次公的学生也颇有建树，其弟子有朱良春等当代著名医学家。他们秉承章次公的学术思想，传承发扬他的高尚医德和医术经验，成为当时当地中医的领军人物，并形成了诸多分支，做到了既传承其学术思想，又有自己独特的发挥和创新。

章次公心性之洒脱不拘，据上海中医药大学段逸山所记可见一二。裘沛然有一本十分珍惜的医书，次公先生要借阅。裘沛然自年轻时就定下"书不外借"的规矩，之后恪守不二。但是章次公年长于裘沛然，又曾执教于裘沛然就读过的上海中医专门学校，而章次公又有"不达目的，誓不罢休"的气势。书便硬借去了，章次公先生读毕却归期未定。一次，裘沛然勉为其难地问起，章次公方才记起书已被送人。原来是有位朋友拜访次公先生，在书案上看到此书，连连称好，章次公听得高兴，也忘了书是借来的，就说："你说好，就拿走吧！"于是书归新主。

章次公素有"平民医生"的美誉，他常去喝酒暖身的饭店，伙计多是他的患者。而章次公因怜悯其贫困便不收其诊金。章次公每次喊伙计要烫酒，伙计总会把快要喝光的酒壶再加满后烫温了端上来。后出现的章次公"一壶头"的说法便由此而来。由此，章次公在患者心中的高尚形象及患者对其的尊敬爱戴可见一斑。

17. 林征五（1911—1968）

林征五，又名林耕，别署鹤痴，1911年生于丹阳麦溪镇松卜村，16岁时开始跟随马培之传人马伯藩习医。两年后的1929年，考入上海国医学校，毕业之后，先后在上海、丹阳两地行医，善于辨治伤寒、湿温、妇幼疾患，尤以儿科为长。林征五文学修养深厚，喜吟诗填词，爱好戏曲，与李叔年等一批京、昆戏曲爱好者共同成立秋声社。李叔年曾题诗"济世青囊凭妙术，传徒黄卷压群伦"并跋"医坛硕望，术习中西，精燮理，擅宫商诗酒，文雅有儒者风"以赠，林氏术艺双馨的儒医风范借此可以一窥。先后有弟子 20 余人，先后服务乡里。

18. 朱彦彬（1918—1990）

朱彦彬，1918 年出生于武进杨桥。其先祖为晚清秀才朱牧斋，乃南宋理学家朱熹之后，其宅院"牧斋院"，颇具常州地方乡土建筑的特色，被列为常州市文物保护单位。朱彦彬 9 岁（1927 年）起即跟随孟河名医巢渭芳习医。针药并用，内外兼施的他，青年时在乡里即享有盛誉。抗战和白色恐怖时期，利用其医生身份，掩护了党的地下活动，推动了革命事业的进行。坊间至今还流传着一些与他有关的故事和传说。有弟子殷世杰等人。

第二节

孟河医派对中医学发展的贡献

孟河医派，是清末民初继吴门医派之后，江苏中医历史上出现的又一地域性医学流派，在其 300 多年的发展历程中，为中医学的发展做出了极其卓越的贡献。孟河医派最杰出的贡献在于近代中医学遭遇困境的时期，打了一场漂亮的中医保卫战，捍卫了中医学的立足之地。丁甘仁等人以"昌明医学，保存国粹"为办学思想，创办上海中医专门学校，推动中医学教育模式、教育观、教育方法的改革，广泛培养中医人才，为新中国成立后中医临床、中医教育的复兴播下种子。孟河医派世医相传，各家名医辈出，兼治多科，擅长著书立说，创立众多学术思想，促进了中医学的开拓与创新，同时也为后人留下了宝贵的医学经验。同时，孟河医家在不同时期培养的门人，对内为多地中医药事业的发展做出了贡献，对外实现了中医学跨出国门的一大步，扩大了中医在国外的影响，促进了中医药学对外的传播。

一、在中西医斗争中维护近代中医学立足之地

近代中医学的生存与发展遇到了严重的危机，封建君主专制下的中国到

19世纪，政治腐朽，经济落后，内忧外患，清朝政府推崇尊经法古，中医学发展偏离实践方向，缺乏科学性与创新性。同时随着西方列强的入侵，西方医学大规模传入中国，从此开始了两种医学并存的局面，中西医的斗争开始了，在医理医术上的辩论战、在商业经营上的争夺战开始了。这场斗争初发时，仅只在暗地里汹涌或口头上争论，但自从清光绪四年（1878），朴学大师俞樾发表《废医论》，明确提出废除中医之主张，将这场斗争透明公开化。中西医斗争一般都是停留在学术界的层面上，但有时执政部门也通过权力干预，甚至通过政府部门正式提出取缔中医的法案，掀起了一阵又一阵的巨浪。

在这场斗争中，中医方站在斗争前沿阵地的大都是孟河医派的医生。丁甘仁在1907年打了一场漂亮的中医保卫战，在上海广慈医院内，中医主将丁甘仁与洋大夫约翰比赛，以20天后能否治好病人见分晓，最后丁甘仁获胜，西医约翰羞愧难当。从此在大上海，中医的威信又得以重新树立。

1928年，孟河医派传人陆渊雷首次跳出医理之争的圈子，在《医学春秋》上发表一篇文章，从意识形态的角度出发对西医发起攻击，这篇文章的标题是《西医界之奴隶派》，指出那些要废除中医的西医，仅是西医中的一部分人，他把这一部分人称为"奴隶派的西医"。他说："西医界中别有肺肠的只那几个奴隶派罢了。"他把批评的对象，即那些反中医的人，定性为做了西医奴隶的没心肝的人，把反中医的人列入了另类，在伦理上置他们于死地。这是陆渊雷在那种"敌强我弱"的情况下，根据中国的民族习俗所打出的一套"太极拳"，一套使对方无话可说的"致命拳"。

在1929年的中医存废之争中，保中派就是使用了陆渊雷们的这种策略进行斗争而取得了暂时的胜利。从此，中医界善于利用形势，经常使用这种方法，把这个原本是学理之争的问题政治化，从而缓解了危机。

1929年2月，国民政府召开第一届中央卫生委员会议，通过了余云岫等人提出的"废止旧医（中医）以扫除医药卫生之障碍案"，并且余云岫等人还向教育部建议"请明令废止旧医学校案"。在这关乎中医存亡的危急时刻，陈存仁、张赞臣等年青一代的中医勇敢地站了出来，与当局进行抗争。他们邀请上海中医界前辈丁仲英、谢利恒等人，共同组织中医界的抗争行动。3月17日，上海近千家中药店宣布停业停诊半天，以表示对废止旧医案的抗议，店门口都贴有"反对取缔中医提案""取缔中医药，就是致病民于死地""罢工半日，表示我们的力量""拥护中医药，就是保持我国之粹"等标语。接着召开抗议大会，并最终决定到南京发起请愿活动。请愿团得到了当时南京行政院长谭延闿等人的接待，谭延闿表示："政府行政，断不可违背民众之需要，中央卫生会议之决议案，断无实行可能。"监察院副院长陈果夫也表示："余于中医药绝对信仰，确有保存提倡之必要。"国民党元老张静江也支持请愿团的要求，说："中央卫生会议之决议案，违背我国国情，余全力支持中医药界之正义呼声。"于此废止中医的行动必定是不会成功的。果不其然，行政院命令卫生部将中央卫生会议的提案撤销，并宣布将 3 月 17 日定为"国医节"。

二、推动近代中医学教育的发展

1. 改革中医教育模式

我国古代，中医教育的主要模式主要分为师承（包括家传）、自学（包括私淑）、官办医学教育机构（如太医院、书院）等，师承所占比重最大。孟河医派早期的传承亦为师承。民国初年，受西方现代教育模式影响，以丁甘仁、恽铁樵为代表的孟河医家，开始思考构建适应当时形势的新的中医教育模式。丁甘仁在 1916 年，与上海名医夏绍庭共同创建了中国第一所中医药专科学校——上海中医专门学校，培养具有较全面知识的人才。学生们不仅学习经典的中医典籍，还学习各个流派中医专业知识，并且所学内容还涉及人体解剖等西医方面的知识，此外还有了人文素养，向着"全才"方向发展。上海中医专门学校的创建推动了中医学培养模式的改革，促使传统中医学教育走向了社会化、规模化、规范化，引领了中医现代教育模式探索，并且开创了民国时期中医教育的辉煌。

民国初年丁甘仁办学后，在孟河医派扩展东渐的过程中，全社会都重视了中医学的学校教育，在丁甘仁办学后，各地又兴办了一些中医学校，如1927 年毕业于上海中医专门学校的许半龙联合名医秦伯未、章次公、严苍山等创办"中国医学院"；1929 年，陆渊雷、徐衡之等创办"上海国医学院"；1933 年，王慎轩等创办"苏州国医学校"。这些人都是近代中医学校教育的重要开拓者，这些学校都是那个时代培养中医师的摇篮。

2. 倡导"醇正"中医学教育观

孟河医家认为，中医经典医籍中所蕴含着"醇正"的中医学理论，在医著与教育实践中均强调中医经典的重要性。费伯雄在其著书《医醇賸义》中正式提出了医学教育要做到"一归醇正"："究心于《灵》《素》诸书……仲景复乎尚已，其他各有专长，亦各有偏执……因思医学至今，芜杂已极……救正之法，唯有执简驭繁，明白指示，庶几后学一归醇正，不惑殊趋"。

3. 启迪中医学教育方法

在不同时期孟河医家亦留下诸多医学著作，特别是孟河医家广泛编纂医案医话类著作，倡导的医案教学的培养方法，对现在中医教育方法有着很好的启迪作用。

三、丰富和创新中医学术思想

孟河医派历史悠久，各家名医辈出，著书立说，兼治多科，创立众多学术思想，促进了中医学的开拓与创新，特别是近代中医学术的发展影响极大。

1. 经典理论与临床实践相结合

近代中医学的发展中，很多地方能找到孟河医派的影子。案察孟河医派的学术之源，起于《内经》《伤寒论》《金匮要略》等中医之经典，表明孟河医派崇尚中医经典之学，同时强调师古不泥。如费氏悉心研究《灵枢》《素问》诸书，自仲景下迄时彦，所有著述并皆细细读之；马氏精于脉理之义，取经典之训，遣方用药以仲景之方为基础；丁氏以《伤寒》《金匮》为临床辨证论治的主要依据。可见孟河医家习医将中医经典奉为立身之根本，深入钻研《内经》《伤寒》等经典之学。

费伯雄在《医醇賸义》中指出"予非教人蔑古荒经，欲人师古人之意，而不泥古人之方，乃为善学古人"。费伯雄既强调师古的重要性，师古乃是医之基础、根本，又强调不拘执古人之成法，将《内经》、《伤寒》、《金匮》、"金元四家"等理论融会贯通，并在此基础上不断求新、发展；马培之穷其一生研习中医，对中医各科皆有深入研究，尤以外科见长，其认为病无常病，药无常方，不可拘泥成法而无变通；丁甘仁博众学，以《伤寒》《金匮》为辨证论治依据，融时论，研习吴门医学，在伤寒学派与温病学派之间，择善而取精华，伤温兼学，入时方出经方，灵活应用。这种重经典，但又不拘于经典的思想亦体现在当前中医教育与实践之中，从而不断丰富中医学术思想。

2. 融各家学说于一体指导临床

孟河医派揽中医之大成，不论《内经》《难经》亦或伤寒、温病学说，再如金元诸家等，悉数容纳，不执于门派之争，熔各派学术于一炉。费伯雄不尊崇一家之言，告诫后世学者"于各家之异处，以求其同处"，悉心辨证，"用其长而化其偏"，方能取得良好的疗效。费绳甫治病取东垣、丹溪之长，主张治疗虚病应遵丹溪阳常有余，阴常不足之说，但应注意避免使用苦寒伤阳之药。马培之推崇王氏全生派，同时吸收容纳、正宗、心得两派之精华。丁甘仁拜伤寒大家汪莲石研习伤寒，且不介对温病学派的偏见，对吴门医学进行了深入研究。孟河医派摒弃门户之见，博采众长，寒温融通，容纳、吸收各家优秀的学术理论，取精华而弃糟粕。孟河医派摒弃门户，兼容各家学说，对中医学的发展起到了巨大的推动作用。

3. 创寒温融合辨证体系

伤寒、温病两大学派对外感疾病的辨证理论完全不同，前者崇六经辨证，后者倡卫气营血辨证。孟河医派宗《伤寒论》之六经辨证，而又不拘泥伤寒方；师温病卫气营血的理论，而又不墨守于四时之温病，他们打破常规，将伤寒、温病两大学派对外感疾病的辨证理论融合，综合应用伤寒辨六经，温病辨卫气营血的医理精要，经方与时方并用，用伤寒方治疗时病，用时方治疗伤寒病，突破伤寒与温病分立的格局，创立了寒温融合的辨证体系，丰富了外感疾病的辨证论治体系。

孟河医派在外感热病的辨证方面，凡伤寒则依据邪从外来，循六经传变的规律，先辨清传变、并经、合病等情况，后施以适当的治法。凡温病则辨清风温与湿温，风温之邪自上受之，首先犯肺，逆传心包，病变最速；湿温之邪为表里兼受，其势弥漫，羁留气分时间最长，从阳则化热，从阴则变寒，症情错杂，随证应变。

费绳甫、巢渭芳等人在其医话、医案中，就有关于寒温互用的论述，如《费绳甫医话医案·温病三论》中论治邪热入营，不独逆传心包一症，还可入肺经，入胃经，入肝经，入血室，入膀胱经，等等，其用伤寒方治疗温病。丁甘仁对外感热病深有研究，他认为在临床实践时，必须把《伤寒论》与温病学说的辨证方法相互联系，而不能孤立，甚则对立起来；在治疗外感热病的过程中，必须将两种学说融会贯通，因人制宜，随宜选择应用。

丁氏并不把经方和时方作为划分界限，而是伤寒方与温病方同时采用，如伤寒案用阳旦汤、麻黄附子细辛汤、白虎汤、增液汤；发热壮盛而神昏者，用紫雪丹；高热肢冷、汗出神衰而病变危急者，用参附龙牡汤救急者，温病案中，风温证高热，重用白虎汤、麻杏石甘汤、银翘散、桑菊饮；暑温证高热神烦者，重用竹叶石膏汤、黄连香薷饮、牛黄清心丸；湿温证发热不解者，重用葛根芩连汤、柴葛解肌汤、黄连解毒饮、苍术白虎汤、调胃承气汤、甘露消毒丹、四逆散等；病变危重者，治热以犀角羚羊汤，治寒以附子理中汤。这些都充分体现了寒温融合，经方与时方并用的联合诊疗特色。孟河医家对伤寒温病融为一体的认识由浅入深，经过不断地发展，逐渐形成了寒温融合的辨证体系，对今天临床辨诊外感热病以及疫病均有重大影响。

四、促进海内外中医药事业发展

孟河医家在不同时期培养的门人，返乡之后为当地的中医药事业做出贡献，并形成诸多中医世家，如镇江的大巷沙派、常州的屠氏世医，常熟的余氏世医、丹阳的贺氏以及当代国医大师朱良春一脉等，可以说近代江苏地区、上海地区的医家大多与之有着不同程度的联系。作为近代中国中医药事业薪火相传的群体，孟河学人中大部分人都成了新中国成立后江苏、上海乃至全国中医界的中坚力量，推动了多地乃至全国中医药事业的发展。

孟河医派的医生们有很大一部分走出了国门，先后迁至美国、法国、英国、东南亚各地，使孟河医派走向了国外，使得中医学走向了国外。他们把中医药的理论和疗法推广到了境外的许多国家和地区，而且还使包括美国在内的一些国家批准或同意了中医师的存在和某些治疗方法。据统计，最多时，孟河医派的医生在 16 个国家和地区开业，把中医学的理论和技艺带到了这些国家或地区。孟河医派首个到境外开业的医生是费伯雄的高徒谭良，他先到上海行医，后很快就去了美国。孟河医派的黄羡明医生，到美国行医，医技高超，获得美国总统的赞扬，并促使中医针灸疗法在美国获得承认。孟河医派实现了中医学跨出国门的一大步，扩大了中医在国外的影响，促进了中医药学对外的传播。并且，在对外传播与交流中吸收国外医学知识，丰富中医学内容。

五、为后人留下大量的宝贵医药文献

孟河医派除了临床上的诊疗思路颇具特色外，还有一大特点就是医家们重视著书立说，以提供他人学习与借鉴。其中费伯雄、费绳甫撰有《医醇賸义》《医方论》《食鉴本草》《本草饮食谱》《食养疗法》《怪疾奇方》等，马培之撰有《马评外科证治全生集》《医略存真》《外科传薪集》《外科集腋》《马培之医案》《伤寒观舌心法》《药性歌诀》《青囊秘传》《纪恩录》等，巢崇山撰有《巢崇山医案》《玉壶仙馆外科医案》《千诊秘方选》，巢渭芳撰有《巢渭芳医话》，丁甘仁撰有《药性辑要》《脉学辑要》《诊方辑要》《喉痧症治概要》《孟河丁甘仁医案》等，这些著作对内、外、喉科的发展做出了巨大的贡献，在理论与临床方面丰富发展了中医学的内容。这些著作亦是孟河医家学术思想的重要载体，为后人留下了宝贵的医学经验，产生了极大的影响。由于孟河医派的医药文献大多理论丰富，表达清晰，切合临床，因此不断被翻刻重印，留存于此。

第三节

当代具有影响力的孟河传人

明末清初以来，随着漕运兴盛，经济南移，孟河作为苏浙水上交通的枢纽，文教昌隆，百姓安居，孟河医派因之壮大发展，登上历史舞台，成为中医流派中的中流砥柱。至清末民初，以费伯雄、马培之、巢崇山、丁甘仁为代表的孟河四家相继崛起，标志着孟河医派千载医学底蕴的巅峰。而在接下来的历史岁月中，随着海运兴起，孟河的地理因素优势不再，加上战乱频仍、河道淤堵，故孟河医家穷则思变，于是在历史转折中寻求新的机遇，逐渐向苏州、上海一带迁移，这也是孟河不再偏安一隅，开始走向全国、影响世界的重要开端。

在近代中国中医史上，以丁甘仁为领袖的孟河医家心怀天下，倾心于中医教育，为了中医事业的人才培养和学术传承，决心打破家传医术秘而不传的垄断局面。于是他学习当时西方传入的教育模式，在 1917 年 7 月，与夏应堂、谢观等人兴办了我国第一所由政府批准的民办中医高等教育学校——上海中医专门学校，从此开启了我国学院化中医教育的模式。此外，又在 1919 年创办女子中医专门学校，设立两所广益中医院，其中设住院及门诊部供学生以见习、实习。故孟河门生遍布天下，程门雪、黄文东、王一仁、张伯臾、秦伯未、许半龙、章次公、王慎轩等中医名家均是其中的佼佼者，这些医家亦以亲授课业或私淑医术的方式，培养了我国当代一大批中医人才，其中有孟河医派家传、师承或遥从等关系者近 800 人，成为当代孟河医家的杰出代表，彰显了孟河医派的高深学术和优良传统。兹将部分当代孟河医家的从医道路、学术思想、临床经验、学术成就与获得荣誉简介如下。

一、允执守中：张泽生

张泽生（1897—1985），男，江苏丹阳人。中医脾胃病学家、中医教育家。历任江苏省中医院内科副主任、主任医师，南京中医学院教授，博士生导师。历任江苏省中医学会常务理事、江苏省政协常委。善治温热时病和疑难杂症，尤专长于脾胃病之证治。

（一）从医道路

1911 年，张泽生师从名医张伯卿，继从孟河名医贺季衡。1919 年以后在丹阳悬壶，对病人审证求因，辨证细致，行方投药，疗效颇佳。执业不久，声震城乡，慕名求治者络绎不绝。获得医名之后，遂于 1956 年应聘至江苏省中医院，任内科副主任。

张泽生专长中医内、妇科，尤精于内科，早年在丹阳时，即以善治温热时病和疑难杂症而闻名。来南京后重点研究中医脾胃学说，对治疗萎缩性胃炎、十二指肠及胃溃疡、慢性结肠炎、慢性腹泻等有独到的经验。在学术上继承孟河四大家之一马培之高徒贺季衡之衣钵，一生推崇张石顽、叶香岩，对《张氏医通》《叶天士医案》有深入研究。新中国成立前已收带中医学徒十余人，为壮大中医队伍做出贡献。一生倾心于中医教育事业，来院后热心传授自己经验，诲人不倦，从不保守，先后收带中医学院本科、西医离职学习中医班和中医进修提高班学生百余人。其中继承班的单兆伟、邵世荣、江扬清等都已成为后起之秀。

（二）学术成就和获得荣誉

张泽生精于内、外、妇、儿各科，对温热病、肿瘤等有深入研究，尤擅诊治脾胃病。他首先提出"中虚气滞"是形成萎缩性胃炎的主要原因，创制"胃炎灵冲剂"，有效率达 94.17%。他治学严谨，诲人不倦。要求学生对经典著作，宜熟读精读，历代先贤之学说，宜广搜博览；医案医话，宜临床翻阅，被学生誉为"传道授业之良师"。曾先后发表《萎缩性胃炎辨证论治》《升降学说在脾胃病上的应用》等论文 20 余篇，著有《张泽生医案医话集》等书，《张泽生教授脾胃病诊治与教学的经验》已制成计算机应用软件，并获江苏省科委科技成果奖。

二、现代中医肾病学奠基人：邹云翔

邹云翔（1896—1988），男，江苏无锡人。著名中医肾病学家，孟河医派临床大家。历任南京中医学院副院长，江苏省中医院院长、教授（一级），卫生部医学科学委员会委员，国家科委中医组成员，全国中医学会副理事长，江苏省中医学会名誉理事长。曾当选为第二、第三、第四届全国人大代表，中共江苏省第六届委员会候补委员。1982 年被国家学位委员会确定为首批中医内科学博士研究生导师之一。

（一）从医道路

邹云翔早年热心经史诗词，师从无锡国学专修学校的唐文治研究经学，1916 年毕业于省立第三师范学校，开始教师之路，并发表了 20 余篇经史论文。1925 年暑疫流行，其母不幸罹难，于是发奋学医，师从孟河费伯雄的高足刘莲荪，砥砺四年，尽得其传，于 1929 年毕业回乡，开始行医生涯。1935 年起应丁仲英之邀赴上海，并在其诊所内执医。由于日本进侵，世道颠沛，内迁武汉、重庆，在战乱中先后向中医专家张嘉炳、张简斋临证学习，医术精进，并在 1943 年成功以中医疗法治好了罹患肾病、医告不治的著名翻译家戈宝权，遂引为一生莫逆，前后 45 载，至邹病逝。

新中国成立后，邹云翔在 1954 年参加江苏省中医院筹建工作，领副院长、院长等衔。邹云翔通熟《内》《难》，尤精于孟河经典《医醇賸义》，临床上兼治多科，成效卓著，其在一次与时任省卫生厅长吕炳奎的交谈中，敏锐意识到中医治疗肾病的空白，于是开设肾病专科门诊，成立了新中国首个中医肾脏病研究小组，患者如云，屡起沉疴，得到《新华日报》追踪报道，反响热烈。自 1955 年起，即在繁忙诊务之余，着手编纂我国第一部中医肾病专著《中医肾病疗法》，以飨医患。

邹云翔为医、教、科研工作奉献了 70 余年，终成一代名医、现代中医肾病学泰斗，同时，他在老年病、妇科病、儿科病、疑难杂症和温热病的诊治方面也卓有建树，一生热心于中医事业和中医人才储备建设，培养了包括国医大师周仲瑛在内的一大批中医人才，是孟河医派走出的一代临床大家和医学教育家。

（二）学术思想与临床经验

邹云翔最为突出的学术思想和临床经验体现在中医肾病学方面。早在新中国成立之前，邹云翔就已经开始使用中医疗法治疗肾病，取得良好的疗效，是现代中医治疗肾病的先驱，在新中国成立后，编撰的中医肾病专著《中医肾病疗法》将历代中医典籍、医家、医案中有关论述肾病系统疾患，梳理综集其大成，包括病名、病因、病症、治疗方药等，运用了现代医学对肾脏病最新研究的成果，包括肾脏的解剖、功能、病名、病症、病因等，把肾脏病作为一门学科、专科，这在当时是一大创举，影响了整整一代的中医，并记录了较多验方。

对于肾病病因，邹云翔认为外因为外感六淫、疮毒之邪以及肾毒药物，内因主要与人体肾气相关，肾气即肾精化生之气，泛指肾脏的功能。在肾病内外病因中，他提出肾病的发生主要责之于肾气内因。《内经》当中，人的生、长、老、衰，都是以肾气描述，包括肾的功能，从而影响到人体的整体功能。邹氏认为肾气充足的人，即使外邪入侵，也不会发生肾炎。这正如《内经》所说"风雨寒热，不得虚，邪不能独伤人""正气存内，邪不可干"。而肾气不足之体，在外感侵袭下，病邪可乘虚而入，导致肾炎发生。这也如《内经》所说"邪之所凑，其气必虚"。邹云翔内因肾气学说的提出，弥补了中医肾病理论的空白。

邹云翔创建的肾病治疗大法主要有补气养血法、温肾化瘀法、温通导浊法、疏滞泄浊法、补肾调摄法、益气养阴法等，邹云翔指出各种慢性肾炎，中医治法都以补气养血、化瘀温肾为根本治疗大法，在温肾行血宣瘀的处方中，佐通阳行气的药物，肾脏血流才不发生障碍，为活血化瘀法在肾病中的广泛运用开了先河。应用药物常以桃仁、红花、当归、赤芍、泽兰、川芎、怀牛膝、参三七、干鲍鱼以及虫类药全蝎、僵蚕、蜈蚣、䗪虫、水蛭等，运用活血化瘀运行血气的治法，使用范围很广，急、慢性肾炎，肾性高血压，多囊肾，肾衰竭等疾病，包括老年病，都可以运用此法，通过活血和络，以运行血气，达到增强肾气的治疗目的。

温通导浊法是邹云翔受仲景大黄附子汤启发得来，临床上常出现的肾病水肿，证属脾肾阳衰，水湿为患，虚实夹杂，通过大黄苦寒，佐以附子刚燥之性，寒热配伍，温通并行，辛开苦降相辅相成，非温不能散其寒，非下不能去其实，附子配伍大黄，温通兼施共下寒实。他的心得是：口服时要用熟大黄，药性缓和，解毒而不伤正气，生军（即生大黄）可在灌肠方中应用；附子乃药中四维，补虚泻实之良药，峻补元阳，益火之源，以消阴翳，对阳虚寒盛之严重水肿少之不得，长于健脾温阳，行气利水方中重用附子至30～60克，疗效颇著。

疏滞泄浊法的提出，与20世纪60—70年代西药治疗肾炎中出现的药物性库欣综合征患者有关，这些肾病病人对激素治疗不敏感，但出现不良反应较大，往往有浑身乏力、胃纳减少、全身水肿等症状，妇女或可出现经闭。邹云翔将此类证候称为激素性气血痰湿阻滞证，创用疏滞泄浊法，取《丹溪心法》越鞠丸加减，以疏其气血，泄其湿浊痰瘀，使失常之升降出入功能得以恢复，配合使用后，不仅能减少激素的不良反应，还提高了其治疗效果。

在用药方面，邹云翔最早发现虫草和大黄在治疗肾病方面的特殊功用，提出虫草为冬夏二令之气化，感阴阳二气而生，能补肺阴纳肾阳，虫补下焦之阳，草益上焦之阴，两者补阳益阴，用于治疗肾劳、肾结核、肺结核有效，尤其适用于慢性肾炎晚期出现尿毒症的情况；大黄治疗肾病在临床运用中逐渐成为共识，很大原因是受邹云翔在肾病用药方面的影响，从20世纪80年代开始，很多学者对大黄治疗尿毒症进行了临床实验研究，逐渐证实了大黄在肾病治疗中的药理作用，目前，大黄用于治疗急、慢性肾衰竭方面的研究已成为国内外的热门课题，由大黄有效成分及大黄复方治疗慢性肾衰竭的中成药也正在不断开发之中。

邹云翔很早提出药毒伤肾的理论，这一见解比国际上早十余年。他在长期的临床实践中，发现部分患者本身肾气不充，又兼药物损伤而导致肾病。因此，他主张在肾病或其他科病证的治疗中，忌克伐肾气的药物、方剂，少用、慎用苦寒辛凉之品。若非用不可，时间宜短，剂量要小，同时注意适当的配伍，如大黄与附子相配，黄柏与肉桂相配，川连与吴茱萸、肉桂相配，等等。

邹云翔重视国学与中医医学的融会贯通，坚持中医传统，同时强调温故知新，借鉴西医学之先进方面，洋为中用。在辨证论治上，以整体观念为主导思想，注重脏腑之间的内在联系以及外界环境、情志因素对机体的影响，从而确立治疗法则；临诊处方，酌古准今，灵活化裁，依据病情，注意扶正祛邪，遣方用药善于以补配消，以温配清、以降配升、以涩配通、以敛配散、以润配燥等法，在临床中取得了丰硕成果。

（三）学术成就和获得荣誉

邹云翔一生论著200多万字，主要著作有中国第一部中医肾病专著《中医肾病疗法》《中医验方交流集》《中医验方交流续集》《邹云翔医案选》《中国百年百名中医临床家丛书：邹云翔》《中国现代医学家丛书：邹云翔》《邹云翔实用中医肾脏病学》《邹云翔文学集》《邹云翔书法集》。另外，其主持设计的"邹云翔教授急、慢性肾炎诊疗与教学经验应用软件"获江苏省计算机应用一等奖，全国微机应用一等奖等。1985年起送外参加国际科技博览，关于邹氏肾病软件的医理设计、计算程序设计及用于临床治疗的论文，引起了国际医药界的极大重视，并且在国内20余家医院开设电脑门诊，如本人亲临，疗效显著，并经国家中医药管理局批准向国外转让。邹氏治疗肾病的应用软件，首开中国中医软件之先河，让名中医治病从个人诊病的狭窄地带转向广阔天地，使名老中医宝贵治病经验得以继承发展，服务更多人群，具有重大的实用价值和社会意义。

三、孟河国手：岳美中

岳美中（1900—1982），原名钟秀，号锄云，河北滦县人。早年业儒，25 岁时因病而接触医学，自学中医经典，1935 年参加孟河医家陆渊雷举办的中医函授班系统学习中医，知识储备和临床水平得到进一步提高。新中国成立前，岳美中曾组织"锄云医社"，耕读事医，兼传道授业。1949 年后，历任中医研究院西苑医院内科主任及研究生班主任、教授，中华全国中医学会副会长，中华医学会副会长，第五届政协全国委员会医药卫生组副组长，第五届全国人大委员会常务委员。他对仲景经方体悟深刻，尤长于肝病、肾病及老年病等疾患的诊断治疗，在一生中曾 9 次受命作为医疗工作组成员出使国外，为苏联、印尼、朝鲜等国家的领导人和外国友人诊疗疾患，由于医绩斐然，在当时造成很大轰动，提高了孟河医家的国际知名度，有力推动了中医药在世界舞台的传播发展，被称为我国的医疗外交官。

（一）从医道路

岳美中于 1900 年出生在河北滦县的一个农民家庭，自幼家贫，但在父母的重视和坚持下，得以在私塾念了 8 年书，学习经史儒学，然后又考上县城的师范讲习所，后因家贫无力为继，仅上了 1 年余便辍学，17 岁开始作为小学教员参加工作。在 25 岁时，因长期苦读而累得吐血，被医生告知肺病深重，恐怕不治。在忧愤和绝望中，岳美中决定自学中医，购买了《汤头歌诀》《药性赋》《医学衷中参西录》以及《伤寒论》，自己一边休养，一边试药，一年后肺病竟告痊愈，遂感中医之可从，而生自救救人之心。

在村塾教书谋生之余，岳美中开始了自学中医的道路，有时甚至像神农尝百草一样，什么药味都要自己尝试，有一次因服用石膏过量致泄下不止，让身边的人都知道了他在学习中医，于是有了帮别人看病的机会。在农村教书的几年中，岳美中治好了村塾学东某亲戚的血崩，又治好了邻村木匠的阳狂证，医名渐起，后来便在朋友帮助下，在滦县司各庄开了一间小药铺，名为"锄云医社"，开始正式行医。

1936 年前后，在接触到孟河医家陆渊雷的《伤寒论今释》和《金匮要略今释》等著作后，又得知他在上海办中医函授班，自感水平浅陋的岳美中当即报名参加。在这段时间的学习中，一边与陆渊雷书信往来，研习经义，一边独立思考，撰述了相关论文，经陆渊雷举荐审辑后发表在《中医新生命》等报刊。陆渊雷曾谓岳美中"中医得此人才，足堪吐气"，日后岳美中果然成长为一代名医大家。岳美中认为自己在早年师从陆渊雷的短暂经历中获得了宝贵的医学启蒙，使其初步建立了系统的医学知识体系，实有功焉。

岳美中在 1946 年正式获得中医执照，并在新中国成立后出任唐山市中医公会主任，唐山市卫生局顾问等职。1953 年与李振三向国务院上万言书兴言中医，进入国家领导人的视野，后逐渐参与到国家中医卫生事业建设中，1957 年参与访日学术交流。1962 年初，印尼总统苏加诺患左肾结石，肾功能即将丧失。当时西方医学家缺少药物排石疗法，只能建议手术切除，但没有获得同意。机缘巧合中，苏加诺想到了寻求中医治疗，于是向中国政府求助，我国政府应邀决定派吴阶平为组长，岳美中、方圻、杨甲三等专家组成的医疗组赴印尼为他治疗。岳美中四诊合参，结合其饮食起居和年龄体质，认为病为中医"石淋"，证属虚实夹杂，既有相火妄动，煎烁肾阴，又掺湿热，两者相合，遂成蒸津结石之厄。治宜清化湿热，扫滞除石，先去其标，再入补益肾阴之品。拟用六一散加海金沙、金钱草、冬葵子，间入大生地、川杜仲、川牛膝等，金钱草最多时用到 210 克。前后历经 3 个月，共进 91 剂，最终检查到左肾结石影消失，其左肾功能基本得到恢复，被当时医学界叹为奇迹。为表感谢，1964 年苏加诺亲自向岳美中等医疗组成员授予印尼"伟大男儿"勋章。

1971 年 3 月，岳美中又受周恩来总理的委派，加入赴朝鲜医疗组，为崔庸键委员长治前列腺肥大增生、小便不利的疾病。崔当时年高体弱，病情严重，又有脑动脉硬化、震颤麻痹等基础疾病，自云小水滞涩，尿线细长，并且出现了腿脚无力，步态不稳，时欲仆跌的中风先趋之兆。经岳美中详细诊断，认为此属命门火衰，失于气化导致的下焦受损、排泄失常，兼肺虚不能鼓动气血，则肢体痿软，动则乏力欲仆。拟培补阴阳，利水化气，佐以补气通络，处方为金匮肾气汤加生黄芪、地龙、橘络，并配合针灸推拿，帮助血运气行。才进4服，溺即通畅，减少了如厕次数，精神、体力、步态各方面都有明显改善。继服1个月，后排尿功能基本恢复正常，自觉气力倍增，步态日渐趋正，中风先趋的症状得到很大缓解，后来金日成主席亲自来函致谢。

岳美中一生高度自律，研读不辍，诊务之余，对自己提出"贵有恒、要专一、能入细、戒玩嬉、摒无益"的学习要求，将"治心何日能忘我，操术随时可误人"视为座右铭，共涉猎医籍4000余种，实为惊人。基于诊验学丰的医学修养，因此，他在临床上对肾病、老年病和热性病等有深入研究和较好疗效，受到党和国家领导人的高度信任，长期承担中央首长们的保健任务，并9次到欧亚各国参加国外领导人的疾病治疗工作，除了子女岳沛芬之外，他培养了陈可冀、时振声、王国三、王占玺、李春生、江幼李等一大批名老中医，在国内外享有较高的威望，洵为孟河医派走出的中医大家。

（二）学术观点与临床经验

岳美中的主要学术观点和临床经验如下。

1. 学宗三家，治重临床

岳美中中年方因病学医，在学习中医过程中，注重实践，以自己的临床疗效来验证理论的实用性，得出的结论尤为宝贵。他认为《医学衷中参西录》用方笨拙，不能应手。而最为推崇张仲景、李东垣和叶天士三家，他认为"此三子者，上下两千年，筚路蓝缕，斩棘披荆，于医术有所发明，对人民有所贡献。历代医药著作，国亦不乏人，或长于一技，或擅于一专，不能与三子同日而语"。三家之中，仲景之《伤寒论》和《金匮要略》更为他所推崇，故有"法崇仲圣思常沛，医学长沙自有真"之警句。但在临床上运用时，强调治重大病症要用张仲景的经方；治疗脾胃病、虚弱症，用李东垣的效方较好；治疗温热证，叶派方剂细密可取。临证中尤其以经方起沉疴，成为我国著名的经方派大师。

2. 重视平衡阴阳，重视调理脾胃和因势利导

岳美中认为疾病的发生与人体阴阳失衡有关，疾病的康复常借助于脾胃功能之强健。并认为辨证论治是"因势利导"之法。

3. 主张专病专方专药与辨证论治相结合

他认为《伤寒论》六经标题首揭"辨病脉证并治",《金匮要略》亦是如此,强调为"专病"。书中指出某病某证某方"主之",此即为"专方专药"。某病证"可与"或"宜"某方,是在辨证之下随宜治之之意。后世《千金要方》《外台秘要》皆依此法。因此"可知汉唐医家之辨证论治是外感杂病分论各治,在专方专药的基础上照顾阴阳寒热表里虚实"。他还指出专方专药的好处是:收效快、药少价廉、用法简便。

4. 主张治急性病要有胆有识,治慢性病要有方有守

治疗急性高热,他用石膏曾达一剂 240 克;治疗习惯性感冒,小剂量久服,1 月余方可收功,且无反复。尤其治疗脾胃病,砂仁、陈皮常用 1.5 克,一张处方常使用数月不作很大变动。于此可窥见他治病特色之一斑。

5. 重视人体疾病与时间空间环境的关系

用药强调因人、因时、因年龄制宜,遣方强调使用古书成方;方剂注重动、静药结合,主张配伍、剂量、煎服法规范化。

(三)学术成就和获得荣誉

岳美中一生勤于著书立说,给后人留下了《锄云医案》《锄云医话》《锄云杂俎》《诊断学辑要》《方解辑要》《实验中药学》等近 200 万字手稿,在国内外发表学术论文 100 余篇,著作有《岳美中医案集》《岳美中论医集》《岳美中老中医治疗老年病经验》《岳美中医话集》《中国麻风病学辑要》等。这些著作反映了他的学术思想。其中《岳美中医案集》获得 1981 年度全国优秀科技图书奖,《岳美中医话集》获得 1982 年度卫生部乙级科研成果奖。

四、肝病专家:姜春华

姜春华(1908—1992),字秋实,男,江苏南通县人,全国著名中医学家、中医脏象及治则现代科学奠基人,是当代孟河医家的杰出代表之一。其父为儒医姜青云,先生因家学渊源,自幼习医,熟稔医经小学,兼涉诸家,自 18 岁起到上海行医,又师从孟河名医、伤寒大家陆渊雷,20 世纪 30 年代起即扬名沪上,屡起沉疴。曾在上海中医专科学校、复兴中医专科学校、新

中国医学院执教，为《国医砥柱》《华西医药》《广东医药旬刊》《北京中医杂志》等期刊的特约编辑，历任国家科委中医专业组委员，卫生部医学委员会委员，全国血防委员，中国科学院上海分院特约研究员，中华全国中医学会常务理事、上海分会名誉理事长等。

（一）从医道路

幼年时期，姜春华便在父亲的教导下，将《四言脉诀》《雷公炮制药性赋》《汤头歌》等中医启蒙经典倒背如流。习医之余，亦涉猎经史子集，奠基了深厚的国学功底，这对他研习《内经》《伤寒》等中医经典颇有帮助。父亲姜青云治学严谨，要求他将中医四大经典扎实学好，如儒生治《论语》《孟子》等四书一般，参透《内经》《伤寒》，因此，姜春华在课诵之余，又对经典有所感悟。他认为背诵和理解都很重要，两者不可偏废，年轻时一定要打好中医基本功，同时注重个人的独立思考，这是临床上取得疗效的前提。

陆渊雷在上海招收函授弟子时，姜春华即报名入学。陆氏为革新派，提倡中西医结合，其课程融贯中西，既讲中医的阴阳五行，也讲西医的生理病理，这在当时颇具争议。他这种大胆革新、打破传统的做法和精神，也对日后姜春华"撷采百家，融贯古今，拓展新路，重在实效"治学思想的形成产生了深远的影响。

姜春华奉行"读经典，做临床"的做法，白天行医，晚上看书，学习前人医论医案，思考个人处方得失，同时也查阅西医知识，以辨证论治为手段，与中医相关病证相参照印证，使其对中医临床有了更为具体深刻的理解。在方剂的学习运用上，除了《伤寒杂病论》的方子，也从《千金要方》《外台秘要》汲取营养，学习杂病治法，尤对《千金要方》有独到理解，认为其中一些方剂专为五脏虚实综合症群而设，目前现代医学无从措手的疑难杂症如神经官能症等，在《千金要方》里可以找出方子治疗，且疗效明显。

（二）学术思想与临床经验

姜春华最为人所知的学术观点主要是"截断扭转学说"和"辨病与辨证结合"等理论。"截断扭转学说"的提出，最早与温病相关，温病具有发展快、变化速、来势凶、病势重、威胁大等临床特点，常常杀人于旦夕之间。温病学的奠基著作之一，叶天士所著《温热论》中说"肺主气属卫，心主血属营，辨营卫气血虽与伤寒同，若论治法则与伤寒大异也"，又云"大凡看法，卫之后方言气，营之后方言血。在卫汗之可也；到气才可清气；入营犹可透热转气，如犀角、玄参、羚羊角等物；入血就恐耗血动血，直须凉血散血，如生地、牡丹皮、阿胶、赤芍等物。否则前后不循缓急之法，虑其动手便错"。而姜春华在长期的临床实践和独立思考中提出，叶氏理论将温病全过程分为卫、气、营、血4个阶段，正确反映了温病发展的规律，但是仅仅停留在这一层次是不够的，更重要的是掌握和运用其传变规律，截断或扭转其进程，使病邪不再传变深入，变为危症重症。因此，他认为治疗温病需大胆用药，不需有"到气才可清气"之戒，在发病之初，利用大剂清热解毒之品，苦寒直折，及时控制高热，或者用攻腑通下的方法，荡涤肠胃，对温病过程中产生的宿食、燥矢、瘀血、痰饮等病理产物引而竭之，快速截断，这两种手段都对阻遏病势、缩短病程、扭转病情有重要的价值和意义。此观点和刘松峰《松峰说疫》所云"瘟疫用药，按其脉证，真知其邪在某处，单刀直入批隙导窾"不谋而合，是前代医家理论实践的继承和补充。

另外，他还提出，杂病沉疴往往病情复杂，有标本主次、虚实缓急之异，这也可以用到扭转截断的思想，对其治疗应分先后缓急，施以分层扭转，兼顾全局，攻补相合，不可偏执一端，以犯虚虚实实之戒，这就需要医者在诊断过程中细心沉着，做出正确判断，采取先证而治的措施，选择专药专方，而这些知识经验，又建立在博览群书、采撷众长的基础上。此论颇具见地，和"截断扭转学说"一样层次递进，井然有序，对后学窥探医径和临床实践具有重要指导价值。

其次，"辨病与辨证相结合"既讲整体，亦讲动态，两者是其理论根基。中医的整体观念注重五脏同身，天人合一，而姜春华较早认识到，由于万事万物皆处在运动变化的过程中，即使同一疾患的同一证名可以高度概括病情发展的某一阶段，但是其阶段开始与终末肯定也有所不同，其来也变，其去也变，病人体质更是天差地别，故医者亦需用动态的观点去体察病人，灵活采取治则手段，才能促进疾病向好的一面转归。此外，历代中医大家层出不穷，其学术观点多大相径庭，有其时代背景和个人的独到心得，对于其遗留的"脏腑辨证"和"以方统病"两种学术观点之争，他提出"合之则兼美，离之则两伤"，因为诊疗的本质是对疾病过程的主次矛盾的把握，只拘泥于前人提出的名词概念，不对病人疾病过程中体现的气血阴阳、寒热虚实做具体分析，就不能做到"同病异治"和"异病同治"。同时，对于中西医疾病的定义，姜春华有着较为开明的看法，他认为其中有可对应参照之处，亦有不可通约之处，不需要强行归纳到同一体系之中。另外，古人因时代限制，对疾病的认识肯定也和现代医学有所差异，也值得进一步补充发展。以上这些学术观点都体现了中西汇通、务实求真的态度，足以启鉴来者。

在几十年如一日的临床实践和理论构建的过程中，姜春华积累了丰富的诊疗和用药心得，可谓学验俱丰，老而弥新，又以对肝病的中医研究和疗效蜚声海内。他在对肝硬化的治疗体悟中得出早期肝硬化为先瘀后滞的见解，现代医学普遍认为肝硬化是各类原因导致肝实质变性和坏死逐步演变的结果，而姜春华提出肝为疏泄和藏血之脏，前者体现大脑、神经、内分泌等功能，和现代肝脏无关，肝主藏血则与现代肝脏的相关功能联系密切，肝硬化的病机是肝络瘀血阻滞气机，属因瘀致郁，临床表现则为肝细胞内的瘀血，以疏肝理气为主要治疗手段是不够全面的，必须以活血化瘀为主，兼以疏肝理气，其治疗肝硬化早期主方"软肝汤"即为仲景"下瘀血汤"加味而成，旨在血行则气行。另外，对于肝硬化晚期病人出现的腹水臌胀，他的处方思路是健脾益气以扶正，而化瘀利水以祛邪，根据病人的正邪对比而有所侧重，临证加减，多有验效。

（三）学术成就和获得荣誉

姜春华一生著作等身，早年著有《中医基础学》《中医病理学总论》《中医诊断学》；新中国成立后，又相继出版了《中医治疗法则概论》《伤寒识义》《姜春华论医集》《历代中医学家评说》等 10 余部著作，其中《肾的研究》一书，在日本曾被二度翻译，流传国外的《活血化瘀》一书，被日本学者认为"为现代医学开辟了新的视野"。共发表论文 200 多篇，部分论文被国外医学杂志所载。

因行医著书以及对中医科研的卓出贡献，姜春华在 1955 年被评为上海市先进工作者，1958 年荣获卫生部颁发的"继承发扬祖国医学遗产"金质奖章及奖状。1965 年又应巴基斯坦传统医学会邀请，赴巴访问并做了学术交流，1977 年评为上海市卫生战线先进工作者，出席全国代表大会。1985 年对治疗晚期血吸虫病有重大贡献，受到上海市人民政府大功奖励。"活血化瘀的研究"获 1978 年全国科学大会重大科技成果奖。"肾与命门的研究"，"阴阳原始"获上海市卫生局 1981 年中医药科技一等奖。1990 年被中央人事部、卫生部、国家中医药管理局确定为必须继承的全国老中医药专家之一，1991 年被国务院认定为有杰出贡献的科学家，批准享受特殊津贴待遇，表彰姜春华为中医事业的发展做出的巨大贡献。

五、鸿儒巨匠：裘沛然

裘沛然（1916—2010），浙江慈溪人，第一届国医大师，当代孟河医家，上海中医药大学和上海市中医药研究院终身教授。早年在丁甘仁创办的上海中医学院学习，并在孟河名医丁济万处见习行医。曾任国家科委中医组成员，卫生部医学科学委员会委员，上海市政协常委兼医卫体委员会副主任。

（一）从医道路

裘沛然于 1916 年出生在浙江慈溪县，6 岁时师从江南名儒施叔范，奠定了良好的古文功底。12 岁以后在家自学经史，兼修自然科学，尤专化学。他的叔父裘汝根为广西名医罗哲初高足，受其影响，对中医文献和针灸略有旁涉。因时局动荡，西学东渐，旧文化与新文化碰撞激烈，当时在对待旧文化的问题上，产生了盲目维护和彻底抛弃的两种极端态度，裘沛然对两个极端都不以为然，因看到中医经世济用的方面，于是有志于医。

裘沛然与孟河医派颇有渊源。1930 年到 1934 年间，裘沛然求学于孟河大家丁甘仁创办的上海中医学校，又得以在孟河名家丁济万的诊所临床实习，并先后遍访谢观、夏应堂、程门雪、秦伯未、章次公等先生，得到高度肯定。1934 年以后的 20 余年间，裘沛然悬壶沪上，诊治之余，藏书巨万，寝馈其中，始成其中医根砥。新中国成立以后，他服从组织安排，回到上海中医学院，历任针灸、经络、内经、中医基础理论、各家学说诸教研室主任。在中医学教育草创之初，组织编写了各科教材，领导创制了"针灸经络玻璃人"模型和中医脉象模型，提出制定中医基本理论、知识、技能的中医"三基"训练项目，对中医教学起到了极大促进作用。1980年以后，裘沛然开始担任中科委中医组成员，为中医发展献言献策，提出了很多有利于中医进步的意见和建议，影响了中医相关政策和法律法规，促进了中医行业的进步发展。他一生尊师重道，又以孟河诸先生为轨范，悬壶济世，著书立说，言传身教，为国家培养了大批中医人才。

（二）学术思想与临床经验

裘沛然在学术上旁搜远绍，对四大经典及历代医学理论的沿革与发展研究颇深。在伤寒温病、经络学说、各家学说等方面提出了深刻而新颖的学术观点，撰写了20余部著作。

在伤寒温病之辩上，裘沛然提倡"伤寒温病一体论"。自叶天士以后，温病学派兴起，而与仲景伤寒学派争衡。两个学派在历史上进行了长期论战，有的医家主张两者的病性不一致，伤寒病为六经传变，温病是卫气营血传变，应当是两门学问。而裘沛然经过长期研究经典，加上个人的体悟思考后认为，伤寒六经辨证和温病卫气营血辨证是否为一体，首先不应拘泥于名词概念，而应从各自临床上的表现去分析其异同。从病症概念上，他提出"伤寒"是古代对于一切外感病的总称，在一定概念上和温病有所重合。从内容上去看，伤寒论以阴阳表里寒热虚实八纲作为核心，脏腑经络、气血三焦为辨证基础，综合邪正盛衰、病位病性的表现加以论治，是中医辨证论治理论的肇基，在此基础上衍生了后世的各种理论。温病作为其理论的分支，也没有脱离经络脏腑、卫气营血的辨证核心，其本质是一致的。因此，裘沛然说"六经是有经络脏腑实质的，如果不承认这一点，就无法解释《伤寒论》的诸多原文，且六经本是包括三焦，卫气营血的临床表现不能逾越经络脏腑的证治范畴。温病与伤寒分割论者搞乱六经与三焦不可分割的关系，割裂了经络与脏腑之间的多种有机联系，从而破坏了中医学中整体性和辩证性的基本理论"。他认为伤寒温病本是一体，互为补充，如果机械割裂其关系，那么就破坏了整个中医辨证论治体系的完整性。

关于经络学说的研究，他提出"经络学说是祖国医学的机体联系学说，是阐述人体内各部分之间的相互关系及其密切影响，说明这些联系是人体生命活动、疾病机转和诊断治疗的重要依据，它体现了祖国医学理论中的整体观点"。传统的中医理论中，经络有运行气血、输布营卫、沟通脏腑、濡养组织的生理功能；在人体生病的时候，经络具有反映病候、传导病邪的作用；在施加针药治疗疾病的情况下，又可传导刺激、增加效应，在指导针灸取穴和药物归经的临床应用中有重要意义。裘沛然指出，经络包括"点""线""面" 3 个部分。近代医家所发现的压痛点与过敏带等，也是经络反映的印证和充实。有人认为某些压痛点与皮肤活动点同经络俞穴不尽符合。这是因为经穴仅仅是经络学说中的一部分，它还包括经别、奇经、经筋、皮部及标本、根结之类。经络在人体分部的情况，不仅仅是"线"或"点"的联系，还应当从它分部隶属范围较大的"面"来理解。从目前的研究现状来看，经络是客观存在的，国内外的很多学者在实验中已经发现了其线索和传感现象，正在揭开其神秘面纱。另外，裘沛然还在 20 世纪 50 年代发表《奇经八脉循行经路考正》一文，提出对奇经八脉循行路线、生理功能、治疗作用方面的观点，被许多教材收录，影响较大。

除此之外，裘沛然对中医历代各家学说持兼容并蓄的开明之见。在任各家学说教研室主任期间，他汇聚众说，编成《中医历代各家学说》。在对各家理论问题的研究上，主张实践出真知，不能预设立场，对前人所说妄加非议。如明代医家张景岳以常用熟地闻名，后世医家多有贬斥。裘沛然在实践过后，认为张景岳用熟地有独到之处。仅以金水六君一方为例，历来有胸闷纳呆忌用熟地的说法，而他借鉴张氏运用大剂熟地、当归配合半夏、茯苓、甘草，用以治疗顽固的痰涎壅盛、胸闷纳呆疾患，屡有常法而不可得之奇效。裘沛然认为，学习众家，关键在博。处方上的精、奇、巧三端均以"博"为基础，精源于博，奇不离正，巧生于熟。所谓"博"，就是要博览群书，博采众方。一个医生掌握的治病方法越多越好，不能偏执一端，胶柱鼓瑟。如治眩晕，近人多囿于"阳化内风"及"无痰不作眩"之论，以天麻钩藤饮及半夏白术天麻汤等方为枕中鸿宝，殊不知肝阳不升、下焦虚冷、肾元亏损、气血两虚等皆可致眩，许多与此相应的古方，更是治眩所不废。医生胸中有众多治法，才能在临床面对各种复杂的病情时得心应手，帮助病人解除疾病之苦。

（三）学术成就和获得荣誉

裘沛然著有《裘沛然选集》《壶天散墨》，尤其是《壶天散墨》一书，议论精辟，文笔优美，受到广大读者的欢迎。曾任《辞海》副主编兼中医学科主编，主编《中国医学百科全书·中医卷》《中国大百科全书·传统医学卷》《中医历代各家学说》《新编中国针灸学》等30余种著作，主编《中国医学大成》三编。所撰论文30余篇，其中1篇获中华全国中医学会优秀论文一等奖，1篇获全国十家期刊优秀论文二等奖。历任上海中医药大学暨上海市中医药研究院专家委员会主任，博士生导师、教授，同济大学、华东师范大学兼职教授，是全国500名老中医药专家学术经验继承人的导师之一，当选为首届国医大师。

六、国医大师：朱良春

朱良春（1917—2015），字默安。教授、博士生导师、全国名老中医学术经验继承指导老师，首届国医大师，先后拜孟河名家马惠卿、章次公先生为师，悬壶南通，以药物学、虫类药、风湿及肿瘤方面的研究闻名海内外，获得"虫药专家""风湿泰斗""南朱北焦"等赞誉。

（一）从医道路

朱良春1917年出生于江苏丹徒，后随父亲至南通求学，成绩优异。在他17岁的时候，身患结核病而休学，经中医治疗后痊愈，遂有志于医学。当时的中医学界流传着一句话："吴中名医甲天下，孟河名医冠吴中。"于是在1934年，朱良春到江苏武进，拜孟河御医世家马惠卿先生为师，马惠卿祖父是曾为慈禧看过病的御医马培之，家族世代珍藏其日记《纪恩录》及医学方笺，在这里，朱良春耳濡目染，手眼俱到，打下了良好的中医基础。1936年朱良春考进苏州国医专科学校，得章次公、陈存仁、程门雪、黄文东、秦伯未等名家亲自授业，在 1937 年日本侵华战争开始后，苏州局势紧张，于是朱良春转入上海中国医学院，在章次公先生处侍诊抄方，深得其传。1938 年毕业后，他出师回到南通开馆行医，临别前，章次公先生为他题字"发皇古义，融会新知"，又赠一章，上刻"儿女性情，英雄肝胆，神仙手眼，菩萨心肠"以为勉励，章次公革新求学的治学精神和辨证精切的临床水平，对朱良春产生了很大影响。

1939 年，登革热肆虐，朱良春用曾国藩的外甥聂云台先生的"表里和解丹""温病三黄丸"两方，或单行，或配以汤药，表里双解，解救了大批患者，也验证了中医药治疗外感热病的良好效果。之后的人生中，朱良春历经磨砺，开门办学，挖掘民间秘方，先后说服专治蛇毒的"蛇花子"季德胜、闻名乡里专治肺脓疡的成云龙、专治淋巴结核的"邋遢先生"陈照等 3 人，将自己的独门秘方献给了国家。他提出，世上只有"不知"之症，没有"不治"之症。他对于内、妇、皮肤等科疾病基本上使用纯中药治疗，且善用虫药，对风湿、肿瘤、脾胃、肝肾、呼吸系统、心脑血管、不孕不育、痤疮、牛皮癣等疑难疾病疗效显著，尤其对风湿病的治疗一直处于全国领先水平，中医界治风湿病素称"南朱北焦"，"南朱"即指南通朱良春。朱良春的后半生，久居南通行医，广开门庭，培养了众多中医人才。

（二）学术观点与临床经验

朱良春以"虫药专家"为人所知，在数十年的临床研究中概括总结了虫类药在攻坚破积、活血祛瘀、熄风定惊、宣风泄热、搜风解毒等 10 个方面的功用，这些功用又与其配伍药物密切相关。①攻坚破积：机体的脏器发生病理变化，形成坚痞肿块，如内脏肿瘤、肝脾大等，宜用此法治疗，破积消肿如大黄䗪虫丸治慢性肝炎、宫颈癌、子宫肌瘤等；近人用全蝎、蜈蚣、壁虎治疗癌肿等。②活血祛瘀：机体的循环瘀滞或代谢障碍，出现血瘀征象，使用此法推陈致新，祛瘀消滞。如水蛭、虻虫、全蝎等。如抵当汤（丸）治疗热性病瘀热在里、其人如狂（精神错乱）的蓄血症；下瘀血汤治产后干血内结，腹痛或有瘀块、血瘀经闭。"痛风冲剂"中配伍有土鳖虫、地龙治疗痛风（浊瘀痹）。③熄风定惊：肝风内动，出现昏倒、抽搐等一系列的神经系统症状，常用此法治疗，如蜈蚣、全蝎、止惊散治疗乙脑、流脑的昏迷抽搐等。④宣风泄热：热性病早期，邪热郁于肌表，症见发热、疹发不透等，宜用此法清热、化毒、透邪，如白僵蚕、蝉蜕在升降散、消风散中的运用。⑤搜风解毒：虫类性善走窜，有搜风通络，解毒止痛之功。长于治风，其效力宏专，常用于风湿顽痹、头风诸疾，可选用全蝎、乌梢蛇、白花蛇、僵蚕、地龙等配伍使用；朱良春的"益肾蠲痹丸"（组成主要有熟地黄、淫羊藿、肉苁蓉、鹿衔草、当归、鸡血藤、露蜂房、全蝎、僵蚕、乌梢蛇、地龙、土鳖虫、炮山甲等）中集中使用露蜂房、全蝎、僵蚕、乌梢蛇、地龙、土鳖虫等血肉有情之虫类药。许叔微《普济本事方》麝香圆（丸）用全蝎、地龙等治疗白虎历节诸风疼痛。⑥行气和血：气郁血滞，出现脘腹胀痛诸证，可用此法治疗，如王孟英用蟑螂虫治膈气吐食症。朱良春用九香虫治疗肝胃气痛，用刺猬皮治疗萎缩性胃炎。⑦壮阳益肾：肾阳虚衰症见怯冷、阳痿不举、遗尿、小便失禁等，宜用具有温补肾阳、强壮筋骨虫类血肉之品配伍治疗，如朱良春的经验方蜘蜂丸（蜘蛛、蜂房、紫河车、淫羊藿、肉苁蓉、熟地、狗肾）用花蜘蛛、蜂房治阳痿；成药海马补肾丸（主要原料为鹿茸、鹿肾、海马、虎骨、人参、枸杞子、淫羊藿）中用海马、蛤蚧、海虫等。⑧消痈散肿：毒邪塞结，导致痈肿、恶疽顽疮等，多用此法治疗，如壁虎与炮山甲、制白附子等同用可治淋巴结核；蛇蜕与鸡蛋炒熟服用，治疗腮腺炎；《救急方》用蜒蚰治足胫烂疮，臭秽不可近，《泉州本草》言蜒蚰能"通经破瘀，解毒消肿，利小便"。⑨收敛生肌：痈疽溃疡，久而不愈，需用收敛生肌之品，海马拔毒生肌散（经验方）治顽疮脓腐不清，久不收口。如毒蛇咬伤后创口溃烂的治疗，方中有配伍海马、蜈蚣、全蝎等。各种金疮或跌仆外伤出血，可用虫白蜡，外用祛风解毒，止血生肌。《本草求真》称其为"外科圣药"。⑩补益培本：肺肾两虚之虚喘，宜用"参蛤散"以温肾纳气，而治其本。肾阳虚衰之阳痿、遗尿或小便失禁，常用桑螵蛸、海马；肾功能不全之用冬虫夏草等。上述 10 个方面的主治功用是朱良春根据不同虫类所具有的临床功效而总结出来的，与其他类同的植物药配伍，可增强药力，功效更为显著。

　　另外，朱良春也是较早提出辨证与辨病结合的医家之一，他认为中医辨证论治使用灵活，体现中医特色，但对疾病的具体机制和明确诊断缺少现代科学依据。这种中西医之间的客观差别，如不经综合参考分析，有可能导致医疗上的严重失误。如直肠癌早期症状易与慢性痢疾或痔疮混淆，如不运用西医学方法早期确诊，中西医结合，及时给予相应的治疗措施，就很有可能贻误病机，致病情恶化，癌肿转移，甚至不治。

（三）学术成就和获得荣誉

朱良春主要学术著作有《虫类药的应用》《章次公医案》《医学微言》《朱良春用药经验集》《中国百年百名中医临床家丛书：朱良春》《现代中医临床新选》等 10 余部医学专著，在各类杂志、报纸上发表学术论文 180 余篇。

另外，他根据多年治病经验，主持研制了"益肾蠲痹丸""复肝丸""痛风冲剂"等中药新药，获部、省级科技奖。1987 年 12 月国务院批准为"杰出高级专家"，同年卫生部授予"全国卫生文明建设先进工作者"称号。1990 年国家确认为首批全国继承老中医药专家学术经验导师。1991 年 7 月，国务院颁予政府特殊津贴证书。1993 年 10 月江苏省人民政府授予"中医药系统先进工作者"称号，2003 年 7 月获中华中医药学会"中医药抗击非典特殊贡献奖"。2007 年 10 月国家中医药管理局授予"全国老中医药专家学术经验继承工作优秀指导老师"称号。2009 年获首届"国医大师"称号。

七、肿瘤专家：钱伯文

钱伯文（1917—2015），男，汉族，江苏无锡人。上海中医药大学终身教授、博士生导师、全国名老中医。1938 年毕业于上海新中国医学院，师从朱南山、章次公、徐小圃等名家，曾任中华人民共和国药典委员会委员、上海中医学会理事、上海市肿瘤学会委员、上海中医研究所肿瘤研究室主任、上海中医学院中药系副主任、上海中山医院肝癌病区顾问、厦门大学抗癌研究中心兼职教授。钱伯文有 40 余年的临床经验，对于肿瘤的治疗主张从调整整体着手，充分发挥正气的抗癌作用。通过长期的实践初步总结了肿瘤辨证施治规律，用于临床行之有效。擅长诊治脑瘤、胃癌、肺癌、肝癌、肠癌、乳腺癌、卵巢癌等各种肿瘤，疗效显著。

（一）从医道路

钱伯文一家世代居住于无锡北门外，家境并不富裕，父亲靠务农及小船运输养家，一家人虽收入不丰，却还是省吃俭用让钱伯文读完了中学。钱伯文 17 岁时曾患过一场伤寒，高热不退，母亲束手无措，直到父亲请来一位老中医，在 2 个多月的汤药治疗后得到康复，这便使钱伯文立下了学习医学的决心，父亲也对此十分支持。19 岁，他正式考入上海新中国医学院，分别跟从了三位不同风格的老师：朱南山、徐小圃以及章次公。其中章次公是对他影响较大的老师。钱伯文勤奋好学，常常去章次公的诊所实习，章次公诊金收得较低，来就诊的以劳苦大众及重症患者为主，用药简练，主次分明，击中要害，无门户之见，不论经方时方均能较好应用，经他治疗后往往疗效较好，章次公还善于应用虫类药，这也对钱伯文先后在治疗肿瘤上对虫类药的应用产生了一定影响。4 年的跟师学习后，钱伯文正式在一家药店中坐堂行医，开始时效益不好，他便用空闲时间，利用药店的有利条件对中药进行实物考察，并把书本中学到的东西与实际结合起来以求得到最好的应用和发挥。

1958 年，钱伯文参加了全国第一次肿瘤会议，意识到攻克肿瘤的重要性和迫切性，从 1959 年开始，在其附属医院开设了第一个用中医中药治疗肿瘤的专科门诊，在看到患者患肿瘤后的悲痛情景后，作为一个医学工作者，他的恻隐之心也随之而来，他连夜查阅相关资料，细致分析患者病情，经过 3 个多月的治疗使患者恢复了正常的工作生活，此后，钱伯文便潜心研究肿瘤的防治工作，并取得一定成果。

（二）学术思想与临床经验

钱伯文认为，肿瘤形成的病因无外乎内因和外因两个方面，其中内因是正气不足，情志不和，阴阳长期失调，气血运行不畅，导致气滞血瘀，痰湿凝聚，郁结壅塞，病理产物逐渐凝结成为肿物，即癌症中的肿瘤。而外因则为毒邪侵入，蕴结于脏腑经络，进一步地阻碍了气血的生化运行，积聚而成肿瘤。而临床中的辨证施治，也要从内外两个因素着手，钱伯文提出了"扶正祛邪"的治疗肿瘤方法，尤其要注意辨别阴阳气血的盛衰与脏腑经络的虚实以及邪正双方力量的对比，权衡扶正与祛邪的轻重缓急，不能一味片面地应用有毒或峻下攻伐的药物，以免损伤人体正气，影响自身免疫所提供的抗病能力。相反，如果一味强调扶正而不攻伐，肿瘤就会在人体留之不去。因此，在肿瘤的治疗过程中，既要注意扶正，又不能忘记祛除病邪。此外，调节脾肾功能，保卫人体"先天之本"和"后天之本"，合理地应用药物剂量及配伍运用，取得患者的支持和信任在癌症的治疗过程中也尤为重要。

（三）学术成就和获得荣誉

钱伯文曾获上海市科技成果一等奖，第二届世界传统医学优秀论文奖，1997 年国际中医药学术会议优秀论文奖及美国生物研究所授予的国际文化荣誉证书。著有《肿瘤的辨证施治》《抗癌中药的临床效用》，主编《中国食疗学》《抗衰老的中药与食物》《养生指南》等著作，并发表学术论文 50 余篇。1992 年起享受国务院颁发的特殊津贴。

八、脾胃专家：丁光迪

丁光迪（1918—2003），男，江苏省常州市武进县焦溪镇人。南京中医药大学教授、博士生导师，江苏省名中医，著名中医学家。出生于中医世家，跟从父亲丁谏吾学习中医，后又从孟河医家恽铁樵、陆渊雷函授学习，1938 年起即在家乡独立开业，1955 年进入江苏省中医进修学校学习，后留校任教。1978 年筹建中医各家学说教研室，在他的带领下，该学科成为全国首批建立硕士点、博士点的学科之一。临床经验颇丰，早年多从事时病的研究，至南京以后又多研究杂病，尤擅内科脾胃病和妇女月经病。

（一）从医道路

丁光迪于 1918 年 4 月出生在一个中医世家，其父亲为名医丁谏吾，他 6 岁开始上私塾，十年苦读，打下了良好的国学基础。在此期间，由于目睹父亲治病救人，对医学事业耳濡目染，便有了悬壶济世的理想抱负。从 17 岁起，专心跟从父亲学医，并在其指导下，向当时在上海举办中医函授学习班的孟河名家恽铁樵、陆渊雷先生学习。得益于少年时期打下的良好文化基础，丁光迪仅学习了 3 年，即在 1938 年春，日寇来犯、国难当头的时代背景下，开始独立行医。当时瘟疫流行，环境十分恶劣，百姓民不聊生，看到这样的景象，他毅然走进疫区，用中医手段抢救患者。行医的最初十年，在向烈性传染病做斗争的临床工作中，他获得了对霍乱、天花、疟、痢、湿温等急性、烈性传染病的危证、变证辨治的丰富诊治经验，同时积累了对血吸虫病导致臌胀的治疗心得，就诊病人往往取得良好的疗效，一时名动乡梓。

新中国成立后，丁光迪组织创办了武进县联合诊所，被推举为主任，带头开展血吸虫防治工作，受到县政府的表彰。1952 年开始，他积极开办各种业务学习班，提高了地区中医医务人员的业务水平，自己本人也在 1955 年被推荐到江苏省中医进修学校学习，毕业后留校任教。1956 年起在江苏省中医学校工作，参编了一系列的中医教材，如《中医诊断学讲义》《中医学概论》等，并在临床之余筹建教学实习基地，交流临床经验以推动医教工作。1958年夏，学校晋升为南京中医学院，丁光迪调到院部，负责组建教研组工作，又参与了《方剂学讲义》和《中医各家学说》的编写修订工作。

丁光迪一生治病著书，学验俱丰，通治各科，尤专脾胃、妇科二门，熟谙金元医家理论，治病时重视脾胃气机升降，擅用风药升阳化湿，深得东垣遗术。在几十年的行医生涯中，不仅重视个人的学术修养，更心怀杏林，提携后学，通过编写中医教材和开办中医研习进修班，培养了一大批中医人才，可谓桃李满天下，是孟河医家的杰出代表。

（二）学术思想与临床经验

丁光迪对"金元四家"中李东垣的脾胃学说研究尤深，对其医学思想有系统的研读和整理，认为李东垣开创了内伤与外感相对应的内伤辨证体系，并对其"阴火"理论进行了全面的阐发，提出"阴火"即是内伤所生之火热邪气，其病是以本虚为病理基础，出现纯虚或本虚表实的相应病证，总结归纳出东垣治疗阴火的"升阳三法"：补中升阳、升阳除湿、升阳散火。并在临床中运用到各科证治，有较好的治疗效果。丁光迪认为，《内经》中已经开始以疾病的内伤外感作分类，《素问·调经论》中有"夫邪之生也，或生于阴，或生于阳。其生于阳者，得之风雨寒暑，其生于阴者，得之饮食居处，阴阳喜怒"。东汉仲景对外感伤寒疾病的著述，成为中医的重要理论根砥，自不待言。而到金元时期，内伤杂病的概念还没有深入人心，医家所述浅少，东垣结合百姓饥伤的时代背景，创见性地提出"脾胃伤则元气衰，元气衰则疾病生"的见解，引援《素问·阴阳应象大论》云"壮火食气，气食少火，壮火散气，少火生气"，得出"火与元气不两立，一胜则一负"的医理名言。具体而言，就是饮食不节、劳逸过度或精神刺激等各种原因克伐脾胃之气，则气火失调，气机失常，即《内经》云"阴虚生内热"，由此引发的内伤发热即为"阴火"。丁光迪提出，脾胃内伤，上不能充养心肺，中不能升举脾胃，下而流注土湿向肾，于是三焦不通，肾水不能既济，阴火上冲，结合东垣所述，当以燥热为主要的发热类型。

临床上，阴火的症状有热象，如头痛目赤、心中烦热、手足心热等，有虚象，如倦怠嗜卧、四肢不收、精力不济等。丁光迪指出，热为阴火上攻，虚乃脾阳下陷，其病机在于脾胃内伤，气血不足，此时以补中升阳之法治之尤当，代表方为补中益气汤，脾胃生发，阳升则阴降，以甘温而除热，是治病求本的体现。而且，丁光迪在临床中从不机械守方，更根据辨证，结合东垣补中益气汤加减法，或加入黄柏、黄芩等，清退虚实之热，扶正祛邪。

或脾胃气虚，水湿困脾，便溏泄泻，体虚倦怠。丁光迪认为本为气虚，标属湿恋，此时渗利则脾胃愈伤，不利则飧泻愈重，难以措手，当治以升阳除湿之法，代表方为升阳除湿防风汤，在健脾燥湿药中加入升阳风药升发清阳、胜湿止泻。丁光迪治疗晨泄、久泄病人，运用升阳除湿防风汤的处方特点是风药多而药量少，下者举之，而不致辛散耗气，另外，常秉"阳生阴长"之道，与东垣一样重视脾胃，滋养气血，因脾胃居中土，是气血生化之源，久泄则气血俱伤，所以常在方中加入党参、白芍、川芎等养血活血之品以善后，防止复发，可谓慧眼独具。

或火盛于表，四肢倦怠而肌热骨灼。丁光迪认为这是阴火郁表，不得发泄的表现，应因势利导，宣泻郁火，治宜升阳散火，代表方选升阳散火汤。曾治疗某潮热崩漏病人，兼以手足心热，肌肤灼热，而小腹坠胀，喜温喜按，处方用风药升阳，甘药益胃，益气摄血，再用胶姜汤暖宫温经，不用清虚热之品而元气升，燥热除，最终取得满意疗效。

从上述案例评析中可看出，丁光迪治学行医，不拘一格，对脾胃学说有学有识，可谓深得东垣三昧。

（三）学术成就和获得荣誉

丁光迪的学术专著有《金元医学评析》《中药的配伍与应用》《〈诸病源候论〉养生方导引法研究》《东垣学说论文集》等 6 部，整理校注古医籍《太清导引养生经》《养性延命录》等 9 部，发表学术论文近百篇。《诸病源候论校注》获国家中医药管理局 1993 年科技进步一等奖。

九、心脑血管专家：颜德馨

颜德馨（1920—2017），男，江苏丹阳人，全国著名中医药专家、教授、博士生导师。自幼从父即江南名中医颜亦鲁学医，1939 年入上海中国医学院深造，随丁甘仁弟子程门雪、秦伯未、章次公等中医大家学习。毕业后，悬壶于沪上。

（一）从医道路

颜德馨 7 岁开始读书习字，9 岁入新式小学就学，12 岁开始学习中医著作，并随父侍诊，他深厚的中医学功底既来源于家学渊源，又得益于现代的学校教育。其父颜亦鲁师从孟河名医贺季衡学医，常教诲颜德馨读书须"猛火煮，慢火炖"，即博览群书，博闻强记，经常温习，反复研习，须"先博而后渊"，于弱冠之年考入当时颇有影响的中医高等学府——上海中国医学院，孜孜以求，勤奋攻读，在临床实习期间先后跟随徐小圃、秦伯未等中医大家抄方，受益匪浅。于 1939 年毕业后，遂毕生奋斗，琢磨治病救人之医技学术。20 世纪 40 年代悬壶上海，屡起沉疴，闻名遐迩，1945 年抗战胜利，颜德馨看到百姓贫苦，缺医少药，遂着手创办"德社"，免费为儿童接种疫苗，免费施诊给药。新中国成立后，以满腔热忱投身于祖国建设事业，于1949 年放弃自设诊所之高额收入，被聘于上海铁道中心医院，嗣后一往情深，主持该院中医工作 50 个春秋，数十年如一日。先生执全国铁路系统中医药工作之牛耳，1992 年在铁道部支持下，领衔创建上海铁路中医技术中心，复经多年精心建设，该中心已成为我国中医药业务基地的一颗明珠，令世人瞩目。2003 年"非典"来袭，颜德馨受命担任上海市中医防治专家组顾问、上海市中医治疗指导组组长及华东地区防治非典首席科学家。他不顾高龄，不畏风险，深入到传染病医院，并总结出"非典"的病机要点：热、湿、瘀、痰、虚五字。抗击"非典"建功，增强了中医急性热病诊治能力，创制了"扶正祛邪方"。他指出，须"有是证，用是药"，坚持辨证论治才能收到良好的治疗效果。实践表明，这些经验和方法凸显了中医药治疗热病的优势。广东、香港等地的防治"非典"工作也得到他的指导而获益良多。此后，为系统研究中医药治疗"非典"、登革热、禽流感等急性热病的辨证论治，颜德馨以首席科学家的身份参与上海市科委的重大项目"中医防治急性热病应急网络"建设。近年来，该网络的日益完善，丰富了中医急证诊治内涵，增强了中医急诊能力。

（二）学术思想与临床经验

颜德馨认为，气血是临床辨证的基础，提出"久病必有瘀，怪病必有瘀"的学术观点，他首倡中医治病"八法"之外的"衡法"，揭示人体衰老的奥秘，为疑难杂症和老年病诊治开拓了新途径。他总结，中医"辨证八纲"中虽然没有"气血"二字，但气血内容贯穿于八纲之中，故可认为气血病变是临床辨证的基础，也是疑难病证的辨证基础。气为百病之长，血为百病之胎，瘀血是气血不和的重要因素。而活血化瘀能够疏通气血，调整阴阳，平衡气血，其作用超越了前人"通行血脉，消除瘀血"的含义。他研究发现，中医治病讲究"阴平阳秘"，根据病人的阴阳消长的过程立方用药，有"汗、吐、下、和、温、清、补、消"八法，但在临床上又确实存在着局限性。他通过临床总结和实践验证，提出了人体的健康与长寿在"调其气血，令其条达而致和平"的衡法论。所谓衡法，具有平衡和权衡的意义。衡法的组成，以活血化瘀药为主，配以行气、益气药组合而成，能够调畅气血，平衡阴阳，发挥扶正祛邪、固本清源的作用，适用于阴阳表里寒热虚实等多种疾病。颜德馨的衡法分为升降气机法、降气平逆法、补气升阳法、清热活血法等 10 余种治则与方法。这些方法对冠心病、白血病、肝硬化等都有疗效。随后，颜德馨又将衡法运用到了抗衰老领域，以调整气血法延缓衰老，他研究出的以益气活血为宗旨的"衡法圣方"系列中成药，是抗衰老研究的一大成果，服用后可促进机体的气化作用，降低血液黏度，加快血液的流速，使机体主要内脏器官得到正常的供血，发挥正常生理作用。

（三）学术成就和获得荣誉

为了传承个人临证心得，颜德馨著书立说，多年不辍。其出版的《活血化瘀疗法临床实践》，获云南省优秀科技图书三等奖，上海科教电影制片厂根据他的气血理论，拍摄《抗衰老》科教片，向全世界发行；1992 年，他的专著《气血与长寿》出版，受到社会各界广泛好评；次年，《中国历代中医抗衰老秘要》出版，其间，还先后出版了《颜德馨医艺荟萃》《颜德馨先生诊治疑难病秘笈》《中华名中医治病囊秘：颜德馨卷》《中国百年百名临床家丛书：颜德馨》《颜德馨临床经验辑要》等，全面反映了其 60 多年的临证经验。1990 年成为首批全国老中医药专家学术经验继承工作指导老师，曾任中国中医药学会理事、国家中医药管理局科技进步奖评审委员会委员，上海同济大学教授、中医研究所所长，上海中医药大学、上海市中医药研究院专家委员会委员，上海中医药大学、成都中医药大学客座教授，美国中国医学研究院学术顾问，台湾中医针灸学会中国医药研究会学术顾问等职。2009 年获首批"国医大师"称号。20 世纪 60 年代以来颜德馨从事"衡法"治则的研究，为诊治疑难病证建立了一套理论和治疗方法。尤其是运用于心脑血管病领域，颇有成效。发表学术论文 200 余篇，曾获多项科技成果奖。

十、现代中药学奠基人：颜正华

颜正华（1920—），男，江苏丹阳人，北京中医药大学主任医师、教授、博士生导师，师从孟河医派名医杨博良，深受杨氏赏识，得孟河医派真传。曾任国务院学位评定委员会医学药学组成员、国家教委科技委员会医药组成员、中国药典委员会委员、全国药品评审委员会委员、卫生部医学科学委员会暨药学专题委员会委员、全国高等医药院校中医药教材编审委员会委员、中国药学会理事暨北京分会常务理事等。1994 年被确定为"继承老中医药专家学术经验指导老师"。2009 年获首批"国医大师"称号。

（一）从医道路

颜正华少时从当地儒医戴雨三读书，在这期间习读了《伤寒论》《黄帝内经》《药性赋》《脉诀》等医经典籍及四书五经，从此走上了中医之路。学习了几年中医基础后，17 岁时颜正华正式拜了孟河医派第三代传人——杨博良为师。杨博良师承邓星伯之衣钵，是当时颇有名气的中医，以外科见长，蜚声于常州城，门诊应接不暇，在教学上也毫不吝啬，置一八仙桌于宅堂之上，杨先生坐在桌后，患者坐在右边，学生侍诊于他对面及左下方。老师诊病、处方，学生随录病案、药名。颜正华学习刻苦，不仅跟诊抄方，还在药房中炮制饮片，晚上的空余时间还要整理学习老师看病的医案，背诵中医经典，刻苦钻研，每年只有逢春节才回家，因此打下了扎实的中医基础。20 岁师满归里，悬壶应诊，誉满丹阳。1947 年参加丹阳县（今丹阳市）中医统考，名列榜首。1955 年考入江苏省中医进修学校师资班进修。1956 年毕业后留校任教，担任中药教研组组长，并于数月内主编完成了第一版《中药学讲义》。1957 年调入北京中医学院任教，讲授中药学课程，并负责组建中药学教研组，任教研组第一任组长。1958 年负责组建中药系，后发展成为北京中医药大学中药学院，是我国最早创建的中药高等教育院系之一。1985 年成立中药研究所，并任该所名誉所长。

（二）学术思想与临床经验

颜正华在治疗用药上主张"四两拨千斤"，不投猛剂，不用大剂，崇尚平和中正之法，通常达变，平中见奇，颇有孟河之医风。治疗复杂病症，他常常将数个成方融为一体。如感冒发热、咳嗽痰多、头痛、鼻塞流涕、咽痛喉痒、胸闷不畅，他将银翘散、杏苏散、止嗽散三方合为一体，加减应用，名为"治感冒发热咳嗽方"，疗效奇佳。

以治疗汗证为例，颜德馨认为，汗证的基本病机包括：热邪郁蒸，津液外泄；阴阳失衡，津液被扰；营卫不和，卫外失司。汗证的辨证要点主要包括以下两方面：一为辨虚实。一般而言，汗证以虚者居多。自汗多属气虚不固；盗汗多属阴虚内热。但因肝火、湿热等邪热郁蒸所致者，则属实证。自汗久则可以伤阴，盗汗久则可以伤阳，出现气阴两虚，或阴阳两虚之证。二是辨寒热。阳气盛则热，阳气衰则寒。汗证属热者，为热邪迫津外泄或阴虚火旺，心液被扰而失常所致；但阳气虚衰，津液不固亦可外泄为汗，则属寒证。颜德馨认为，虚证当根据证候的不同而治以益气、养阴、补血、调和营卫；实证当清肝泄热，化湿和营；虚实夹杂者，则应虚实兼顾。由于自汗盗汗均以腠理不固、津液外泄为病变特点，故颜德馨在辨治汗证时，强调调和阴阳、调和营卫。在治本的同时，善于使用固涩敛汗之品如麻黄根、浮小麦、煅龙骨、煅牡蛎等治标，使治本与治标相结合，以收本固标治之。在临床上，还应该注意分型论治。

肺卫不固型以汗出恶风，稍动即汗出，易于感冒，体倦乏力，面色少华，脉细弱，苔薄白为主。治以益气固表。颜德馨常用玉屏风散加减，汗出多者加浮小麦、煅龙骨、煅牡蛎等，气虚明显者加党参。营卫不和型以汗出恶风，微发热，头疼身痛，舌淡红，苔薄白，脉浮缓为主。治以调和营卫。颜德馨喜用桂枝汤加减，气虚明显者，加黄芪益气固表；汗出多，加煅龙骨、煅牡蛎、五味子；汗出伴失眠，加炒酸枣仁、夜交藤。阴虚火旺型以盗汗，口燥咽干，五心烦热，潮热颧红，腰膝酸软，干咳、痰中带血，舌红、少苔，脉细数为主。治以滋阴降火。颜德馨喜用当归六黄汤加减，汗出多者加麻黄根、浮小麦、五味子，耳鸣多用白蒺藜、菊花、枸杞子等。热毒郁蒸型以蒸蒸汗出，面赤烘热，烦躁，口苦，小便色黄，舌苔薄黄，脉弦数为主。治以清热散邪。颜德馨喜用龙胆泻肝汤加减，热势明显者加石膏，便秘者加全瓜蒌、决明子等。

（三）学术成就和获得荣誉

颜氏在20世纪60年代与凌一揆共同构建了我国《中药学》教材的理论框架，拟订了中药学专业人才培养的基本模式。1959年，和凌一揆等主持编写了全国高等中医药院校第一版《中药学》教材。《中药学》教材的问世，确立了当代高等中医药院校中药教学的基本框架与内容，也奠定了颜氏成为我国新中国高等教育中药学学科的主要创始人和奠基人的地位。1986 年起，着手研究治疗小儿热证的新中药制剂"黄栀花口服液"，该药 1997 年获得国家食品药品监管局批准的新药证书，投放市场。1990 年起享受国务院政府特殊津贴，为全国第一批老中医药专家学术经验继承工作指导老师；2003 年被授予中华中医药学会终身理事；2006 年获中华中医药学会首届中医药传承"特别贡献奖"；2007 年获国家中医药管理局"研修项目优秀指导老师"称号，"全国老中医药专家经验继承工作优秀指导老师"称号；2008 年被评为国家级非物质文化遗产项目代表性传承人；2009 年获北京市"首都国医名师"称号，全国首届"国医大师"称号，中华中医药学会终身成就奖。

十一、现代中医药大师：谢海洲

谢海洲（1921—2005），男，河北秦皇岛人，字鸿波。当代孟河医家，北京中医药大学名誉教授，中国中医研究院广安门医院内科资深研究员、主任医师、博士生导师，被称为现代中医药大师。出生于中医世家，曾拜师武进赵燏黄，后问业江南名医徐衡之，因其关系，又得以侍诊于孟河大家章次公之门，遂医术大进。长期耕耘于临床，以擅治风湿病、脑髓病、血液病等内科疾病知名。

（一）从医道路

谢海洲 1921 年出生于河北秦皇岛的一个医学世家，小时候祖父为村医，悬壶乡梓，他十几岁的时候便帮助家里进行药物炮制和处方制备，在这样的成长环境中，培养了他的中医兴趣。1942 年，他考上燕京大学，半年后转到北京大学农学院，专业为植物学，并跟从本草文献专家赵燏黄学习，并且担任其助手 10 余年之久。1947 年经过考试，正式录取为执业中医师，并与京城四大名医之一的肖龙友结缘。后来经过赵燏黄介绍，成为徐衡之的入室弟子，又蒙惠其照拂，遂入孟河大家章次公之门第。在此期间，他潜心医学，博览群书，又得名师点拨，打下了良好的中医基础。

新中国成立后，谢海洲先后在北京几个医药院校任教，主讲方剂和中药学，1956 年到北京中医学院任中药方剂教研组副主任，并创建了第一届中药系，担任主任。在教学工作中，指导了一大批本科及研究生，其中许多人已经成为中医界的中流砥柱。同时展开对疑难杂病的治疗工作，积累了丰富的诊疗经验和处方用药心得，临床上颇有验效。

（二）学术观点和临床经验

谢海洲在组方用药方面颇具心得，认为除了注意君、臣、佐、使等配伍原则之外，还应根据治法的要求，处理好 5 个方面的辨证关系。①散与收。散是发散、宣散，一般是指祛除外邪，宣通气机；收是收敛固脱，固摄气血。两者相互为用，互相制约。如虚人外感，既要祛除外邪，用荆防之辛散，又要助其正气以芪术之甘温固表，所谓黄芪、防风相畏而相使，实际是反映了扶正祛邪两种作用。②攻与补。攻为祛邪，补为扶正。临床运用要根据邪正斗争的具体情况，将攻与补灵活配合，而两者之中，关键在于扶正。《伤寒论》重视保胃气、存津液；温病学中"存得一分津液，便有一分生机"，就在于顾护胃气。如在应用清热解毒、活血化瘀等攻伐方药时，都要适当佐以甘草、陈皮、当归、白芍、熟地等顾护正气之品，也就是这个意思。至于具体方药之多少，或峻补，或平补平泻，或补中兼疏，都要根据证情灵活掌握，但均应以祛邪而不伤正，扶正而不留邪为目的。③温与清。温是指"寒者热之"，清是指"热者寒之"，"治寒以热，治热以寒"，"治寒不远热，治热不远寒"，这是治则的大法。由于病情复杂多变，组方配伍并非纯用寒热，而往往是温清并用。真假寒热之证，若纯用寒热易导致格拒不受，也需配用与君药相反而又能在治疗中起相成作用的药物，此谓反佐，即相反相成也。根据方剂配伍和治疗的需要，应当灵活运用寒热之剂，如左金之连萸，交泰之连桂，即取其相互制约、相反相成之功，或为制约他药以防其偏。这些药物虽数少量轻，但其效用很大，往往能够出奇制胜。④升与降。升指升浮，言其向上；降指通降，谓其向下。"升降出入，无器不有"，升降本是人体气血的正常运动。如果升降失常，则生化无权，所以治病应当调整气机的升降，配伍更应当注意药物的升降，一定要使气的升降相宜，调配得当。升，不可升而无制；降，不可降之太过。以眩晕为例，不论病因如何，其病机无非清者不升，浊者不降所致。因此，应当升清降浊并用。虚者，以升清阳为主，升麻、荷叶之类均可加入；实者，以降浊逆为要，凡重镇潜降的药物皆可选用。⑤静与动。静即阴柔呆滞，属阴；动即行走通达，属阳。如熟地等滋阴养血之品，容易壅塞气机，其性属静；川芎等活血行气通阳之类，其性属动。若补法运用不当则易引起脘腹痞胀、纳食欠佳等气机不畅、胃气不和之证，或郁而化火变生他疾，常以宣通和胃之法，佐以动药，以行其滞，宣其痞，散其壅。所以，补中益气汤等补气方中，常佐以陈皮之类以行气；四物汤等补血方中，常佐以川芎之属以活血。养阴注意助阳化气，温阳注意滋阴助阳，这样才能补而不滞，滋而不腻，阳生阴长，生化无穷，即阴阳互根之义也。临床运用补益之法时，常佐以羌活一味，取其宣通气机，升举清阳，促进生化之力，甚得其益。然也要注意动中有静，通中有补，防止过用，伤其正也。以上5个方面的关系，既是独立的，又是统一的，也就是说，它们是相互联系、相互渗透的。这里面含有丰富的辩证法思想，可补君、臣、佐、使之不足。他认为临证选药一定要精当，反复推敲回味，才能切中病情，制方要在常法之中，选药应有独到之处，"用药如用兵，兵不在多而在精"，此之谓也。

另外，在肿瘤癌症的中医诊疗上，他提出应辨病、辨证、辨症相结合，根据其病位、病性和兼夹邪气，配合扶正祛邪、活血化瘀等法综合治疗，如在白血病初期正气未虚而邪气又旺，全身热毒症状明显，此时以清热解毒为主，活血化瘀为辅。而缓解期则以扶正为主，清热解毒为辅，但是，尤其不能把中医清热解毒疗法和现代医学概念之消炎混为一谈，一看到西医白细胞比例等指标升高即清热解毒，否则将峻伤胃气，使病人病情加重。

在中药处方的制备中，他对"霜、露、沥、曲"等制剂尤有研究，特别是师从章次公后，他得以了解和学习孟河大家马培之的肺露复方，临床上用其以清肺消痰，对治疗干咳吐衄、肺痿久咳多有奇效，他认为经过这种处理，可使得药物具有疏浚濡润脏腑之能，由此，他提出临床上使用适当剂型，可达到事半功倍的效果。

（三）学术成就和获得荣誉

谢海洲出版有医学专著20余部，如《谢海洲医学文集》《常用中药知识》《医药丛谈》《中药常识》《中药小辞典》《简明中药手册》等，其中《谢海洲医学文集》获得 2005 年度中华中医药学会科学技术（著作）一等奖。一生发表学术论文及科普文章 300 余篇，如《颅脑损伤后遗症的中医治疗及研究进展》《中医防治中风病进展》《癫痫病辨治》《痿证证治》《中医脑髓病学说及临床应用》《扶正化瘀法为主治疗类风湿病的临床研究》等；谢海洲为国家中医药管理局第一批师带徒指导老师（北京地区），培养了多名研究生和学术继承人，在 1990 年荣获国务院颁发的"有突出贡献专家"称号。

十二、中医量化先驱：徐迪华

徐迪华（1924—2013），江苏常州人，主任中医师，南京中医药大学兼职教授，江苏省名中医，全国老中医药专家学术经验继承工作指导老师。师从全国名中医孟河大家屠揆先。擅长治疗时令病、哮喘、胃肠病、肝胆病、心脑血管病。

（一）从医道路

徐迪华出生于江苏武进，早年在常州市中医进修班第一、第二期结业，后师从孟河名家屠揆先，侍诊 4 年，主要学习孟河医家经验和用药心得。1947 年设诊所于常州，一边研习经典，一边从事临床，在此期间萌生了使中医证候学标准化、数据化的想法。从 20 世纪 80 年代起，徐迪华就开始中医脉学整理研究工作，穷经笃理，悟出了脉学原理与脉法奥秘，去芜存菁之余，20 世纪 90 年代起，又从事脉象仪的临床应用研究，反复与传统诊法对比，通过多次测试，获得了预期成果。整理资料后，明确了 22 种病理脉和 80 多种常见疾病脉的形态特征，阐明了三部九候及十五候诊法的意义，制订出病理脉的定量（级）方法，采集了 200 余幅脉图样本，撰成《中华脉诊的奥秘》。他认为在当今医学科技的洪流中，中医学脉诊仍多有实用价值。如在温热病的临床过程中，平脉辨证，常可预知病证的转型与恶化；在内科疾病中，阴阳表里、虚实寒热及兼证夹证之辨，脉诊常可弥补西医学诊断的不足。此外，脉诊是无损伤检查，在诸多场合中，具简、便、廉、验效应，深受病家欢迎。书中讨论了传统脉学原理、诊法技巧和病理脉的形态特征，对包含外感风寒与风热感冒证的脉象，温热病气、营分证的脉象，温热病气阴两伤的脉象；内科病气虚、血亏证的脉象，失血者的芤脉，高血压阳亢与甲状腺功能亢进的脉象，胸痹心痛的结、代、促脉和阳微阴弦脉，咳喘病的弦、滑脉和肺气肿、肺心病的弱小脉等 200 幅脉图做出了定义和绘制，提高了现代中医脉学的研究深度和加快客观化进程。

（二）学术观点与临床经验

徐迪华长期致力于孟河医派学术思想及中医证候学及脉学的研究，尤其是对"中医量化诊断"的标准探究，以冀推动中医临床诊疗标准的数据化和客观化。1980 年至 1982 年，徐迪华在开展"屠揆先老中医诊治慢性支气管炎的电脑专家系统"的项目研究中发现：中医的证，由症候群、舌、苔、脉多层次的信息组成，各个信息的随机组合可以形成千万种动态。从由不确定的信息量到信息刚好满足确诊为止，徐迪华把这一阶段动态定义为"临界状态"。它包含证的前沿状态和临界证候。"临界证"具有 4 个特点：首先，它是某个证的最低诊断标准；第二，与其他证的鉴别所在；第三，不具备证的全部信息；第四，它按自身规律演化。它的临床意义在于有利于医生掌握证的动向；有利于医生掌握证的最低诊断标准，做出早期诊断和早期治疗，把疾病消灭于萌芽状态；有利于医生做出鉴别诊断：为某些信息量少、表现不典型的疑难证提供诊断线索，使临床医生有可能做出较为正确的假定诊断和试探治疗。中医临界辨证诊断方法包括四诊信息量（级）化、证的最低诊断标准、证的跨界动态变化，在诊断规范化达成共识的基础上完善它们并使之标准化、系统化，形成中医界的共同语言，则有利于中医经验的继承和发展。

另外，他传承孟河费家医学经验，对费氏治咳经验加以继承和研究，费氏认为五脏六腑皆令人咳，故治咳须先辨其证，知其脏，处其方，平淡中和，这一观点对徐迪华有着深刻影响。他在继承孟河医派观点和长期的临床实践的基础上，逐渐形成了对呼吸系统疾病辨证细腻、标本兼顾的诊治特色。徐迪华非常注重辨证的准确性，认为只有辨证准确，方能因证立法，以法遣方，临床用药多以寒凉和润为主，清肺化痰，润肺理气，降气止咳。

（三）学术成就和获得荣誉

徐迪华曾主持"电脑证治慢性支气管炎""小儿止泻散""运用量化值概念临界理论提高中青年医师辨证水平"等项目的研究，均获省级科技进步奖。发表医学论文 30 余篇，著有《中医量化诊断》《中华脉诊的奥秘》2 部，曾多次赴国外讲学，享受国务院政府特殊津贴。

十三、道本岐黄：陆广莘

陆广莘（1927—2014），男，江苏松江县人，全国著名医药专家，教授，博士生导师，首届国基大师。早年拜孟河医派马书绅为师，临诊学习中医后，师从上海陆渊雷、丹徒章次公、武进徐衡之。

（一）从医道路

陆广莘于 1945 年拜家乡老中医为师临诊学医，中学期间，带着对近代中西医论争的探究心理，随上海陆渊雷先生为函授弟子。1948 年 10 月毕业行医，1950 年组织诊所，参加了反细菌战的爱国卫生运动和血吸虫病防治工作。1955 年冬，章次公先生来京任卫生部中医顾问，每逢节假日他便去抄方侍诊。于 1957 年从北京医学院毕业，留校任职，参与编写北京医学院首本《中医学概论》教材，推动了北京医学院临床各科更广泛的中西医合作。1983 年起调往中国中医科学院工作，一直从事中医临床和科研工作。

（二）学术思想与临床经验

陆广莘归结中医药学的学术思想为："循生生之道，助生生之气，用生生之具，谋生生之效。"他认为，中医和西医的根本区别在于前者是健康医学，而后者是疾病医学，而健康医学是大大优于疾病医学的，中医学的本身就应该是贯彻如上理念的健康医学。

陆广莘将传统的"扶正祛邪"的提法做了一个小小的却意义重大的改变，即改成"正祛邪"。他说："扶正与祛邪并提，表面上似很公允，却是形而上的，它的治疗思想是庸俗进化论的外因论。孤立地提'扶正'，为滥用补药开方便之门，结果往往是走向反面：'气增而久，夭之由也'。孤立地提'祛邪'，就是针对病理变化进行的治疗，结果'往往过之，伤其正也'。"他强调，"正祛邪"是机体的一种自我能力，体内的正气本身就具有祛邪的强大功能，中医学辨证论治的本质是帮助、扶持病人提高这种能力，所以叫作"扶正祛邪"。实际上，陆广莘强调的是，不能把祛邪与扶正相提并论，祛邪是对抗疗法，容易落入西医治疗模式的窠臼。

第四节 孟河医派的研究现状

孟河医派是近代中医历史上最有影响力的地域性医学流派之一，流派形成至今，人才辈出，遍布海内外。2009 年 6 月，由国家人事部、卫生部、中医药管理局联合组织的首次"国医大师"评选中，孟河医派的传人占了 30 位上榜者中的 5 席。可见，孟河医派对近代中医学有着重大的影响，其流派的学术思想、临证经验、传承教育等多方面的经验值得当代学者进行深入研究和思考。目前，孟河医派深受海内外学者的关注，并进行了相应的研究，取得了较多可喜的研究成果。但同时也应当看到研究中存在的问题，对其进行总结分析，在此基础上进行改善，为更好地研究、传承和发展孟河医派做好准备。此阶段孟河医派的研究成就主要可以概括为以下几点：

一、全面搜集整理了孟河医家的著作

孟河医派四大家族中的代表性人物，如费伯雄、费绳甫、马培之、巢崇山、巢渭芳、丁甘仁等，在临证之余或亲自执笔，或由其弟子进行代笔，将其临床经验和学术思想记录了下来，为后人留下了许多宝贵的学术著作。然而，其著作中很多为手抄本，如不及时加以整理，将面临失传的危险。研究者们通过多方努力，比较全面地搜集、整理了孟河医家的文献资料。《孟河四医家集》是其中代表性的研究成果，书中收集了孟河四大医家中费伯雄、费绳甫、马培之、巢崇山、巢渭芳、丁甘仁6位医家的26种书籍，内容有医论、医话、医案、古籍评注、秘方验方集、自编教本、医疗性日记等，由江苏科学技术出版社于1985年进行出版，后研究者们补充了一些新的研究成果，由东南大学出版社于2006年进行了再版。之后，又有一些单行本或者合刊本陆续出版，如《丁甘仁医案》《费伯雄医案医话》《马培之医案》《巢崇山医案》《巢渭芳医话》《孟河四家医案医话集》等。此外，《医法提要》乃民国初期孟河名医潘明德（1867—1928）的临诊经验汇编集，民国三年（1914）出版以来，坊间已难觅其踪，在研究者们的努力下，2014年学苑出版社进行了出版。《余听鸿经典医案赏析》乃孟河医派余听鸿（1847—1907）医案的整理研究本，充分反映余氏的学术思想和临证经验，中国医药科技出版社于2019年出版发行。其他更多的孟河名家文献资料，如《孟河名医谢利恒先生夏秋卫生嘉言录》等，有待进一步发掘整理。

近年来，在孟河医派研究热的带动下，其流派的传人相继整理出版了个人的学术思想和临床经验。如《孟河传人张泽生张继泽中医承启集》介绍了张泽生、张继泽父子的生平业绩、学术思想及临床经验；《国医大师颜正华孟河京派学术思想传承全集》以国医大师颜正华教授孟河医派学术思想的传承为主旨，介绍了颜正华教授药学思想、临床诊疗经验、教学思想等；《方宝华医论医案集》体现了孟河医学丁派传人方宝华的学术思想精华。另外，《当代孟河医派名家学术经验集萃》《当代孟河医派名家医论集萃》乃孟河医派传人张琪选取孟河医派当代名医15位，将其学术创见、临证经验、教育、科研、发展思考等汇集成册；《孟河医派三十八家临床特色及验案评析》乃孟河医派研究者李夏亭医师，汇集了孟河医派具有代表性的医家38位，涉及费、马、巢、丁四大家以及当代国医大师、名家等，重点总结、提炼了每位医家的学术特色和临证用药特点，并遴选医家的典型医案结合作者自己的临床经验详加评析。诸如此类的孟河医家著作的出版，为孟河医派的研究增添了一份珍贵的素材，为进一步研究孟河医家的学术思想提供了必要的资料保证。

二、深入地研究了孟河医家的临证经验

中医流派的主要研究目的是服务中医临床，为中医临床提供前人的有效诊疗经验。孟河医派的研究，究其主要目的，也是挖掘其临证经验，故而查看中国知网、万方、维普等学术期刊网络系统，可见每年有大量与孟河医派临床经验相关的学术论文进行发表。研究角度或以整个孟河医派为对象，或以孟河医派中某个医家为对象。研究内容以研究治疗某种疾病的用药经验为主，如韩析霖等人发表了《基于数据挖掘的孟河四家治疗咳嗽用药规律研究》，文翠芳等人发表了《孟河医派膏滋药方调治内科病证用药规律研究》；有杂合理法方药谈某家治疗某病的经验者，如李加慧等人发表了《孟河医派费氏医家论治便秘经验浅谈》，刘峻呈等人发表了《孟河费绳甫辨治中风学术思想浅探》；有研究用某药或某种药的经验者，如顾培青等人发表了《单兆伟运用吴茱萸经验》，沙滨等人发表了《从孟河医派的传承谈虫类药在风湿病中的应用》；有研究某种治法者，如顾珂溢等人发表了《"轻灵疏运"法治疗胃癌初探》，周玲凤等人发表了《孟河医派升清降浊法在心血管疾病中的应用》；其他亦有借助动物实验研究孟河医家某种经验者，如颜晓静等人发表了《孟河医派特色炮制猪心血丹参及其他炮制品对大鼠脑缺血保护及PI3K/AKT 信号通路的影响》，闫瑞将《孟河马派"腹痛、泄泻"及腹泻型肠易激综合征类证证治探讨与实验研究》作为其毕业论文进行了发表。初步统计，有 200 余篇孟河医派临证诊疗、用药经验相关的学术论文已发表。这有利于总结、探讨孟河医派的学术特色，为现代中医临床的诊疗开拓思路。

三、系统地整理了孟河医派的源流和脉络

对医派的源流和脉络进行研究，有利于发现医派发展壮大的原因，可以追踪其传人，便于研究和保护医派的传承。《孟河医学源流论》一书，由德国学者蒋熙德经过多年研究和调查写成，于 2007 年在美国出版，后经丁一谔等学者进行翻译后，于 2016 年由中国中医药出版社在国内发行汉译版。该书主要阐述了 1626—2006 年孟河医派的起源、形成、发展、传承和衰落的脉络，及其在海内外的传播和影响，是一部全面系统论述孟河医派的历史学研

究专著，推动了孟河医派的国际影响力。《孟河医派三百年》一书，由常州市中医药学会孟河医派研究会会长李夏亭主编，于 2010 年由学苑出版社出版。该书对孟河医派的源流、学术特色、代表人物及学术传承做了全面、系统的阐述，是目前国内研究孟河医派的集大成之作。

除了上述两部系统全面的孟河医派研究著作外，其他学者亦有一些局限性的研究。有从孟河医派的某个角度出发进行研究，如杨婷婷发表了《孟河医派源流》，本文从孟河医派的形成发展的角度进行一些探讨，以展示其学术源流的脉络；郭重威等人发表了《孟河医派及孟河医派文化》，着重探讨孟河医派形成的原因及其形成发展过程中所体现出的文化价值。有从孟河医派的某家出发进行研究，如杨忠所著《丁甘仁传》，叙述了孟河医派传人丁甘仁先生坎坷的一生，从中折射出一代中医大家的人格魅力和对中医事业的执着追求及对孟河医派传承的贡献；赵艳发表的《清代名医费伯雄家系及生平事略考》，对研究孟河医派费伯雄的学术传承具有重要的参考价值。有从传承脉络进行研究者，如刘心媛发表的《孟河医派三大家及传人档案追踪》，对孟河医派中费、马、丁三大家及传人档案进行追踪；高想等人发表的《章朱学派渊源与特点述略》，对孟河医派的传承脉络亦有一定的参考价值。总之，经过了学者们的不断考证研究，孟河医派的源流和脉络已经可以十分清晰地展现在世人面前了，对于进一步传承和研究孟河医派具有重要意义。

四、有力地推动了孟河医派的传承和保护

流派的传承是流派生命力的表现。随着时代的改变，中医学与其他学科一样，以学院授课、医院实习为主要学习模式，中医传统的师承教育模式正在渐渐地淡出历史的舞台。以此为根基发展起来的中医流派，亦随着师承教育的没落而日益式微，不论地域流派、世医流派、学说流派。因此，采取必要的措施，推动流派的传承，对保护和延续流派来说迫在眉睫。基于此，有识之士积极主动地采取了多种措施，推动孟河医派的传承和保护。

1. 成立孟河医派相关研究机构和组织

近年来，常州中医学术界联合相关有志之士，在常州市政府有关部门及相关中医学术单位、学术团体的大力支持下，成立了多家孟河医派相关的学

术研究组织和机构。2006年7月，常州市中医院在原常州市中医研究所的基础上，成立了常州市孟河医学研究所；2007年10月，常州市中医药学会创办并成立了孟河医派研究会；2008年，常州新北区成立了常州市孟河医派传承学会。另外，2006年10月，常州市孟河医派陈列馆正式对外开放；2007年12月，孟河镇成立了常州市孟河历史文化研究会，开展对孟河医派文化的研究工作。上述孟河医派相关的学术研究组织和机构的成立，为深入挖掘、研究、总结孟河名医名家学术思想，继承、创新并发扬孟河医学文化提供了保障。

2. 举办孟河医派相关学术会议

在孟河医派相关的学术研究组织和机构的牵头下，常州市多次召开了各种形式的孟河医学论坛与孟河医派学术研讨会，促进了孟河医派学术交流。同时，将会议投稿论文等汇编成了《孟河医派研究文集》《孟河医派论坛文萃》等。另外，孟河医派传承学会还编印了会刊、学会动态与孟河医派医讯定期出版。2007年，孟河医学研究所还举办了国家级继续教育项目"孟河医派名家学术思想与临床经验学习班"。诸如此类的孟河医派论坛、研讨会及学习班等，带动了孟河医派的研究，在学术交流的同时扩大了孟河医派的影响力。

3. 探索孟河医派新的传承模式

医学流派得以传承，在于有流派传人。目前，受到新时代的冲击，传统的流派传承模式日益式微，流派传人正在不断减少，如此下去，孟河医派将不复存在，后人只可在书上认识孟河医派。基于此，有识之士为培养孟河医派的学术继承人，积极探索学术传承的新模式做出了有益的尝试。2009年，孟河医派传承学会在常州市新北区举行常州孟河医派传承学会2009年年会暨学子拜师仪式，于常州市新北区各级医院甄选出一些优秀的中医医生，聘请孟河医派健在的名医名师，进行"传带帮教"工作。另外，中医的传承重视实践。近年来，一些孟河医派的实践基地相继成立，如孟河人民医院内设立的巢氏中医门诊、孟河医派名医堂以及其他的相关孟河医派名医馆、孟河医派名医工作室和孟河医派传承工作室等。希望通过"师带徒"的形式，培养出一批孟河医派的新传人，通过成立孟河医派的实践基地，为孟河医派的传承提供学习和实践的场所，以确保孟河医派学术思想得以继承和发扬。

4. 通过多种形式扩大孟河医派影响力

近年来，有志于传承孟河医派的相关人士，借助各种形式，宣传孟河医派文化，以扩大影响。常州市人大代表多次提交议案，提请政府加大对孟河医派研究保护的力度。2007 年 5 月，孟河医派文化被确定为常州市非物质文化遗产，在常州非物质文化遗产展馆专设孟河医派陈列室，常州市中医医院建成开放了孟河医派史馆。费伯雄故居、丁甘仁故居、马培之故居等得以修缮，并对外开放。2016 年 4 月，电视宣传片《孟河医派》分“名医名镇”“务存精要”“仁心仁术”“薪火相传”“古义新知”5 集进行播出，在此基础上，2017 年凤凰出版社出版了《孟河医派》，以纪录片和书本的形式扩大了孟河医派的全国影响力。2019 年，以孟河医派为原型的电视连续剧《老中医》播出，进一步扩大了孟河医派的影响力。

孟河医派家族与传承谱系简图

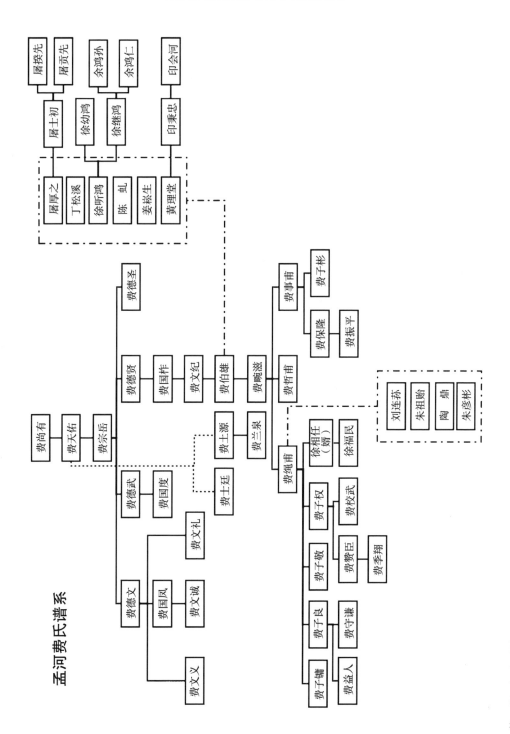

孟河费氏谱系

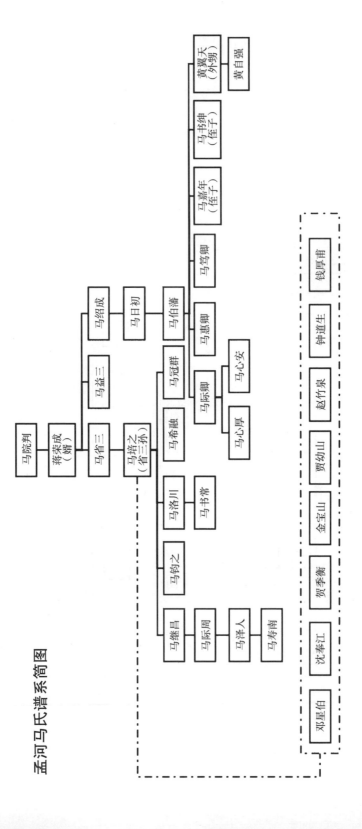

孟河马氏谱系简图

马院判
蒋荣成（婿）
马省三
马培之（省三孙）
马绍成
马益三
马日初
马伯藩
马惠卿
马冠群
马际卿
马心安
马心厚
马希融
马洛川
马书常
马钧之
马继昌
马际周
马泽人
马寿南
马笃卿
马嘉年（侄子）
马书绅（侄子）
黄翼天（外甥）
黄自强

邓星伯　沈奉江　贺季衡　金宝山　贾幼山　赵竹泉　钟道生　钱厚甫

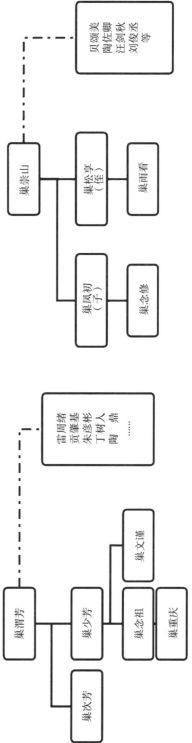

孟河巢氏谱系简图

孟河丁氏谱系简图

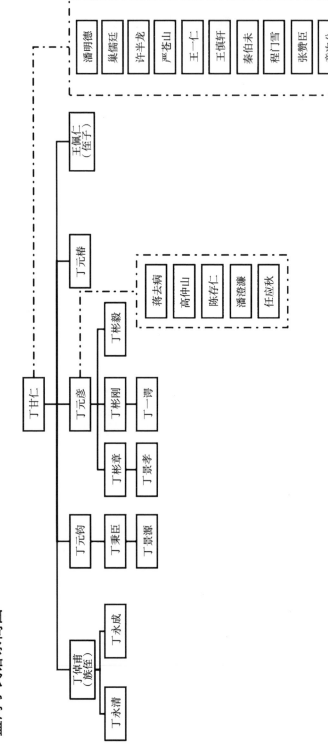

孟河法氏谱系简图

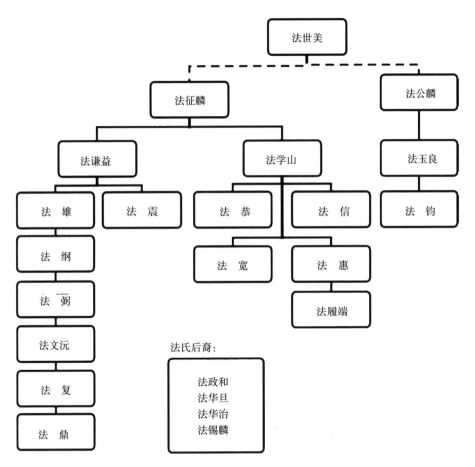

法氏后裔：
法政和
法华旦
法华治
法锡麟

参考书目

（以下为本书的主要参考书目，按照书名的首字拼音排序。）

C

上海中医学院. 程门雪医案. 上海科学技术出版社, 2008

胡珠生. 陈虬集. 中华书局, 2015

D

苏丽娜, 周晴. 丁济万医案. 上海科学技术出版社, 2000

丁甘仁. 丁甘仁医案. 上海科学技术出版社, 2001

邓学稼, 张元凯. 邓星伯临证医集. 上海科学技术文献出版社, 2002

张琪主编. 当代孟河医派名家医论集萃. 上海科学技术出版社, 2012

丁甘仁, 孙海舒. 丁甘仁方药论著选. 中国中医药出版社, 2016

李其忠主编. 丁甘仁医学全集. 人民卫生出版社, 2018

杨金萍主编. 丁甘仁医著大成. 中国中医药出版社, 2019

F

丁林宝. 方宝华医论医案集. 中国中医药出版社, 2014

G

陆鼎翰, 庄毓鋐. 光绪武阳志余. 江苏古籍出版社, 1991

吴嘉瑞，张冰. 国医大师颜正华. 中国医药科技出版社，2011

卢祥之. 国医大师徐景藩经验良方赏析. 人民军医出版社，2013

王庆其. 国医大师裘沛然学术经验研究. 中国中医药出版社，2014

张冰，吴嘉瑞. 国医大师颜正华孟河京派学术思想传承全集. 人民卫生出版社，2019

H

裘沛然. 壶天散墨. 海科学技术出版社，1985

朱鼎成，李鑫. 海派中医. 文汇出版社，2010

陈仁寿主编. 话说国医·江苏卷. 河南科学技术出版社，2017

李其忠. 海派中医内科丁甘仁流派系列丛书·丁甘仁学术经验集. 人民卫生出版社，2017

张怀琼. 海派中医流派传略图录. 上海科学技术出版社，2018

J

陈道瑾，蒋渭涛. 江苏历代医人志. 江苏科学技术出版社，1985

姜春华. 姜春华论医集. 福建科学技术出版社，1986

陆拯. 近代中医珍本集. 浙江科学技术出版社，2003

张如青，黄瑛. 近代国医名家珍藏传薪讲稿. 上海科学技术出版社，2013

张云鹏. 姜春华学术经验精粹. 中国中医药出版社，2013

陈仁寿. 江苏中医历史与流派传承. 上海科学技术出版社，2014

L

陆广莘. 陆广莘医论集要：中医学之道. 人民卫生出版社，2009

姜德友，高雪. 龙江医派创始人高仲山学术经验集. 科学出版社，2010

杨枝青，毕丽娟. 陆渊雷医案. 上海科学技术出版社，2010

王咪咪. 陆渊雷医学论文集. 学苑出版社，2011

严世芸. 乐做中医教育的反思者：严世芸谈中医教育. 上海交通大学出版社，2013

恽铁樵. 理论大家恽铁樵方药论著选. 中国中医药出版社，2016

M

张元凯. 孟河四家医集. 江苏科学技术出版社，1985

周凤梧，张奇文，丛林·名老中医之路. 山东科学技术出版社，2005

孟景春. 孟景春临床经验集. 湖南科学技术出版社，2007

巢崇山·孟河四家医案医话集. 山西科学技术出版社，2009

李夏亭. 孟河医派三百年：孟河医派研究荟萃. 学苑出版社，2010

张挹芳，李宗庭，张子明. 孟河传人张泽生、张继泽中医承启集. 东南大学出版社，2010

孟景春. 孟景春用药一得集. 人民军医出版社，2012

孟景春. 孟景春医集. 湖南科学技术出版社，2012

费伯雄，费绳甫，余听鸿. 孟河费氏医案·余听鸿医案. 上海科学技术出版社，2014

（德）蒋熙德著，丁一谔等译. 孟河医学源流论. 中国中医药出版社，2016

郭重威. 孟河镇史话. 社会科学文献出版社，2016

徐耀新. 孟河镇. 江苏人民出版社，2017

李夏亭. 孟河医派三十八家：临床特色及验案评析. 中国中医药出版社，2017

高炎. 孟河医派. 凤凰出版社，2017

孟凡红，杨建宇，李莎莎. 民国名中医临证教学讲义选粹丛书. 北京：中国医药科技出版社，2017

N

胡建华. 内科名家黄文东学术经验集. 上海中医药大学出版社，1994.

P

徐景藩. 脾胃病临证经验粹. 科学出版社，2010

Q

张季易. 清代毗陵名人小传稿. 新文丰出版公司，1981

秦伯未著；吴大真，王凤岐辑. 秦伯未医学名著全书. 中医古籍出版社，2003

裘沛然. 裘沛然选集. 上海辞书出版社，2004

王咪咪. 秦伯未医学论文集. 学苑出版社，2011

孙其新，孙基然. 秦伯未医案. 中国中医药出版社，2014

S

夏翔，王庆其. 上海市名中医学术经验集. 人民卫生出版社，2006

裘庆元. 三三医书. 中国中医药出版社, 2012

贾杨, 毕丽娟. 上海市中医文献馆馆员风采录. 上海文化出版社, 2018

W

俞志高. 吴中名医录. 江苏科学技术出版社, 1993

上海中医药大学中医文献研究所耳鼻喉科. 外科名家张赞臣学术经验集. 上海中医药大学出版社, 2003

刘时觉. 温州近代医书集成. 上海：上海社会科学院出版社, 2005

张效霞. 无知与偏见：中医存废百年之争. 山东科学技术出版社, 2007

王慎轩, 周耀辉. 王慎轩医书医论精选. 北京：人民卫生出版社, 2018

X

谢海洲. 谢海洲医学文集. 中医古籍出版社, 2004

Y

余听鸿. 余听鸿医案. 上海科学技术出版社, 1963

张元凯. 医刍融新. 南京大学出版社, 1996

恽铁樵著；熊俊, 邸若虹, 袁久林点校. 恽铁樵医书四种. 福建科学技术出版社, 2007

岳美中. 岳美中医学文集. 中国中医药出版社, 2000

常章富. 颜正华学术经验辑要. 人民军医出版社, 2010

范智超, 邱浩. 杨博良医案. 学苑出版社, 2010

屠执中, 艾静. 颜德馨临证实录. 中国中医药出版社, 2012

潘明德. 医法提要. 学苑出版社, 2014

韩仲成. 印会河抓主症验案汇解. 中国中医药出版社, 2018

蔡定芳. 恽铁樵全集. 上海科学技术出版社, 2018

王鹏. 恽铁樵医著大成. 中国中医药出版社, 2019

恽铁樵, 农汉才. 恽铁樵方药论著选. 中国中医药出版社, 2016

魏治平, 谢恬. 医林翰墨. 上海科学技术出版社, 2016

何丽清, 储开博, 吴少祯, 等. 余听鸿经典医案赏析. 中国医药科技出版社, 2019

Z

邹燕勤. 邹云翔学术思想研究选集. 南京大学出版社, 1996

程之范. 中外医学史. 北京医科大学、中国协和医科大学联合出版社, 1997

邹燕勤. 邹云翔学术思想研究选集. 南京大学出版社, 1997

徐迪华, 徐剑秋. 中医量化诊断. 江苏科学技术出版社, 1997.

朱良春. 朱良春. 中国中医药出版社, 2001

陆广莘. 中医学之道. 人民卫生出版社, 2001

丁光迪. 中国百年百名中医临床家丛书·丁光迪. 中国中医药出版社, 2001

干祖望. 中国百年百名中医临床家丛书·干祖望. 中国中医药出版社, 2001

颜德馨. 中国百年百名中医临床家丛书·颜德馨. 中国中医药出版社, 2001

周仲瑛. 中国百年百名中医临床家丛书·周仲瑛. 中国中医药出版社, 2002

张云鹏. 中国百年百名中医临床家丛书·姜春华. 中国中医药出版社, 2002

朱良春. 章次公医术经验集. 湖南科学技术出版社, 2002

张云鹏. 中国百年百名中医临床家丛书:张云鹏. 中国中医药出版社, 2002

裘沛然. 中国医籍大辞典编纂委员会编. 中国医籍大辞典. 上海科学技术出版社, 2002

程伟. 中国医学史. 清华大学出版社, 2004

徐迪华, 徐剑秋, 徐丽敏. 中华脉诊的奥秘:200 幅脉图解析. 江苏科学技术出版社, 2005

陈荣, 熊墨年, 何晓晖. 中国中医药学术语集成·中医文献. 中医古籍出版社, 2007

薛清录. 中国中医古籍总目. 上海辞书出版社, 2007

朱步先. 朱良春用药经验集(修订版). 湖南科学技术出版社, 2007

王瑞祥. 中国古医籍书目提要·上. 中医古籍出版社, 2009

裘诗庭. 珍本医书提要. 中医古籍出版社, 2010

张冰. 中国百年百名中医临床家丛书·颜正华. 中国中医药出版社, 2011

李成文, 李建生, 司富春. 中医古籍目录·现代版(1949—2012). 中国中医药出版社, 2014

邱明义, 陶春晖. 章次公经典医案赏析. 中国医药科技出版社, 2015

高希言, 朱平生, 田力. 中医大辞典. 山西科学技术出版社, 2017

苗苗. 中医历代名家学术研究丛书·马培之. 中国中医药出版社, 2017

参考论文

（以下为本书的主要参考论文，按照论文名的首字拼音排序。）

B

陆鸿元. 博记多闻 治学功深——近代中医名家谢利恒［J］. 上海中医药杂志，1991
（06）：22.

曹雨平，王继宗，樊天岳. 奔牛堪称"江南运河第一河口"溯源考［J］常州工学院
学报，2020，38（06）：1-7

C

严忠. 从《医醇賸义》看费伯雄的学术思想［J］. 浙江中医学院学报，1991，（04）：
35-36.

陈传. 巢崇山外科治验探析［J］. 辽宁中医学院学报，1999，（01）：21-22.

武建设. 巢崇山临证拾遗［J］. 山东中医杂志，2013，（02）：125-126.

张业. 从《医方论》看费伯雄学术思想［J］. 河南中医，2015，（01）：41-42.

朱音，黄瑛，丁媛.《澄心斋医案辑录》初探［J］. 中医药文化，2015，10（01）：
22-24.

顾伭美，萧惠英，楼绍来. 程门雪年表［J］. 上海中医药杂志，2016，50（06）：1-
3.

肖来玉，张炜宁，赖杏荣.《程门雪医案》心悸病治疗特色浅析［J］. 江苏中医药，

2017, 49（01）：17 - 18.

　　沙滨，朱婉华. 从孟河医派的传承谈虫类药在风湿病中的应用［J］. 风湿病与关节炎，2020，9（08）：64 - 65，75.

D

　　林济青. 丁甘仁先生临床经验拾遗［J］. 江苏中医，1966，（02）：34 - 35.

　　贾美华. 丁甘仁治疗血证经验浅析［J］. 江苏中医杂志，1986，（02）：1 - 2.

　　马秉光. 丁甘仁先生治疗湿温病初探［J］. 江苏中医杂志，1986，（07）：35 - 36.

　　颜德馨，刘庆云. 丁甘仁治疗内伤杂病经验［J］. 重庆中医药杂志，1989，（01）：2 - 3.

　　张剑宇，刘冬岩，乔连厚，等. 丁甘仁学术思想和用药规律浅析［J］. 山西中医，1991，（02）：4 - 6.

　　张玉才，徐谦德. 丁甘仁辨治外感病的特点［J］. 安徽中医临床杂志，1998，（03）：182 - 183.

　　唐建君. 丁甘仁先生在伤寒与风温案中的用药特点浅析［J］. 中国微循环，2001，（04）：311 - 312.

　　李夏亭. 丁甘仁对近代中医药的影响［N］. 中国中医药报，2005 - 08 - 29（005）.

　　舒莹. 丁甘仁治疗外感热病的临床经验和学术思想探讨［J］. 江苏中医药，2008，（05）：18 - 20.

　　成向进，张会哲，田虎. 丁甘仁治疗湿温病新法探析［J］. 天津中医药大学学报，2009，（02）：101 - 102.

　　冯堃，吕军伟. 丁甘仁治疗外感病经验［J］. 中医药学报，2010，38（03）：11 - 12.

　　刘美秀. 丁甘仁治疗外感热病学术思想及临证经验研究［D］. 导师：舒莹. 南京中医药大学，2014.

F

　　费赞臣. 费绳甫先生的医学理论和治疗经验［J］. 上海中医药杂志，1962，（04）：9 - 11.

　　费赞臣，费季翔. 费绳甫的治疗经验［J］. 新中医，1981，（12）：7 - 10.

　　王荫三. 费伯雄临证特点探微——《费伯雄先生医案》析［J］. 江苏中医杂志，1987，（02）：33 - 35.

潘焕鹤. 费绳甫学术思想初探 [J]. 江苏中医，1991，（07）：30－32.

蔡永敏. 费伯雄临床经验探讨 [J]. 中医研究，1993，（01）：48－50.

陶亦鸣. 费伯雄"和法缓治"的学术简介 [J]. 浙江中医学院学报，2001，（04）：12－14.

董惜寸. 费绳甫治疗癫狂学术思想探讨 [J]. 江苏中医药，2002，（10）：4－5.

费建平. 费伯雄学术思想探讨 [J]. 江苏中医药，2007（10）：22－24.

李娟. 费伯雄学术思想研究 [D]. 导师：徐世杰. 中国中医科学院，2010.

刘中良，潘朝曦. 费伯雄医学思想研究概况 [J]. 辽宁中医药大学学报，2011，（04）：121－123.

陈建明，张琪，曹震. 费绳甫治劳损重胃气证治特色初探 [J]. 江苏中医药，2012，（12）：8－9.

刘峻呈，周德生，颜思阳，等. 费绳甫辨治疟疾学术思想探微 [J]. 中医药临床杂志，2019，（06）：1028－1031.

H

许济群，贺桐孙. 贺季衡常用治法选介 [J]. 江苏中医杂志，1981（04）：14－16.

许济群，贺玥. 贺季衡先生生平简介 [J]. 南京中医药大学学报（社会科学版），2004（03）：173－174.

卢璐. 黄文东治疗脾胃病的用药特色 [J]. 中医文献杂志，2017，35（04）：33－35.

J

杨树千. 介绍丁甘仁先生治疗喉症经验 [J]. 中医杂志，1961，（06）：4－8.

楼绍来. 近现代中医史上三位名人——王亦仁、王依仁、王一仁 [J]. 医古文知识，2004（04）：16－17.

毕丽娟，杨杏林，杨枝青，等. 近代上海中西医汇通运动的发展及其意义 [J]. 中国中医药图书情报杂志，2014，38（05）：41－45.

吴嘉瑞，童有健，张晓朦，等. 基于关联规则和复杂系统熵聚类的邓星伯治疗肺系病证用药规律研究 [J]. 中国实验方剂学杂志，2014，20（07）：223－226.

孟君. 近代名医王慎轩传略 [J]. 河南中医，2017，37（07）：1162－1164.

韩析霖，秦空，傅延龄. 基于数据挖掘的孟河四家治疗咳嗽用药规律研究 [J]. 环球中医药，2020，13（02）：224－228.

L

常佳怡. 龙江医派奠基人高仲山学术思想撷萃 [J] 中医药信息, 2013, 30（05）: 94-96

M

黄煌. 马培之学术思想和经验简介 [J]. 新中医, 1984,（04）: 52-53.

张牧寒. 马培之咽喉病辨治撮要 [J]. 中医杂志, 1988,（08）: 9-10.

徐荣庆. 马培之学术思想特点浅介 [J]. 安徽中医学院学报, 1991,（04）: 19-20.

万太保. 马培之外科学术思想探讨 [J]. 江苏中医, 1995,（10）: 35-36.

Volker Scheid, 缪卫群, SOAS. 孟河医家新探 [J]. 中华医史杂志, 2004（02）: 4-10.

施琴, 单兆伟. 孟河医派脾胃病养护特色 [J]. 江苏中医药, 2004（07）: 48-49.

刘遄慜, 曹凡华, 陶慧娟. 孟河医派学术思想探析 [J]. 浙江中医学院学报, 2005（02）: 9-10.

姚海燕. 孟河医派兴盛原因考 [J]. 中医药文化, 2006, 001（001）: 30-33.

李夏亭, 丁一谔. 孟河医派的主要学术思想和特色探析 [J]. 中国中医药现代远程教育, 2007, 5（09）: 5-7.

张琪, 曹震. 孟河医派学术思想特色探析 [J]. 江苏中医药, 2007（04）: 16-18.

谢东宇. 马培之脾胃学术思想浅介 [J]. 四川中医, 2008,（12）: 39-41.

吴亚旭, 路晔, 周奇峰. 孟河马培之外科学术思想研究 [J]. 江苏中医药, 2009,（01）: 11-13.

周奇峰, 吴亚旭, 路晔. 孟河马培之外科学术思想探析 [J]. 浙江中医药大学学报, 2010,（03）: 305-306.

单德成, 赵小平. 孟河医派的形成和发展探讨 [J]. 中国中医基础医学杂志, 2010, 016（005）: 364-366.

季海刚, 张琪. 孟河医家费绳甫从肾论治眩晕经验总结 [J]. 光明中医, 2011,（02）: 220-221.

闫瑞. 孟河马派"腹痛、泄泻"及腹泻型肠易激综合征类证证治探讨与实验研究 [D]. 南京中医药大学, 2012.

王琼, 张冰. 孟河医派的学术思想研究 [J]. 中华中医药学刊, 2012, 30（05）:

1147 - 1149.

李明. 孟河儒医费伯雄及其学术特色浅析 [J]. 中国中医基础医学杂志, 2012, (09): 939+944.

孙玉英, 申春悌. 孟河医派费家带下证治法演进与临证运用研究 [J]. 长春中医药大学学报, 2013, (02): 189 - 190.

郭重威, 郭雨雅. 孟河医派及孟河医派文化 [J]. 中医药文化, 2013, 8 (06): 20 - 24.

路晔, 吴亚旭. 马培之外科临床刀针使用特点探讨 [J]. 南京中医药大学学报, 2014, (01): 11 - 12.

苗苗, 李燕, 余婧. 孟河医派的形成与学术思想浅谈 [J]. 中国中医基础医学杂志, 2014, 020 (003): 286 - 286.

邹燕勤, 王钢. 孟河医派临床大家邹云翔论治肾病经验 [J]. 江苏中医药, 2016, 48 (06): 1 - 5.

苏子镇, 程杰, 韩鑫冰, 等. 孟河名医贺季衡用药特色探析 [J]. 江苏中医药, 2016, 48 (07): 6 - 9.

张琪, 曹震. 孟河医派概要 [J]. 江苏中医药, 2016, 048 (010): 58 - 62.

周玲凤, 张琪. 孟河医派升清降浊法在心血管疾病中的应用 [J]. 中医临床研究, 2018, 10 (16): 33 - 35.

沈春锋, 陆炜青. 孟河医家费绳甫治疗咯血学术思想初探 [J]. 湖南中医杂志, 2019, (03): 94 - 95.

刘心媛. 孟河医派三大家及传人档案追踪 [J]. 中医眼耳鼻喉杂志, 2019, 9 (03): 121 - 124.

李加慧, 陈仁寿, 任丽顺, 等. 孟河医派费氏医家论治便秘经验浅谈 [J]. 中华中医药杂志, 2019, 34 (04): 1507 - 1509.

张媛, 李淑萍. 孟河医派费氏治疗带下病用药规律研究 [J]. 中国中医基础医学杂志, 2019, (05): 674 - 676.

颜晓静, 曹琰, 黄玮, 等. 孟河医派特色炮制猪心血丹参及其他炮制品对大鼠脑缺血保护及 PI3K/AKT 信号通路的影响 [J]. 中国药理学与毒理学杂志, 2019, 33 (09): 669.

李友白, 王进, 祖强. 孟河医派医学教育思想述要 [J]. 江苏中医药, 2019, 51 (11): 80 - 82.

刘峻呈，杨仁义，颜思阳，等．孟河费绳甫辨治中风学术思想浅探［J］．中国中医急症，2020，（04）：714－717．

文翠芳，顾振宁，刘华东．孟河医派膏滋药方调治内科病证用药规律研究［J］．南京中医药大学学报，2020，36（05）：780－782．

Q

张成运，周桂芳．浅谈费伯雄的治学态度和医学成就［J］．河北中医，1984，（04）：27－28．

张牧寒．浅论马培之治咽喉两纲七法四原则［J］．北京中医，1988，（03）：55－58．

李夏亭．浅论费伯雄归醇纠偏的学术思想［J］．中医药研究，1990，（06）：4－5．

李夏亭．浅析丁甘仁对近代中医药发展的学术影响——纪念丁甘仁先生逝世80周年［J］．江苏中医药，2006（06）：16－18．

王锡振，蔡维波，范宝康，等．浅议和法［J］．甘肃中医，2010，23（05）：1－2．

赵艳．清代名医费伯雄家系及生平事略考［J］．中国中医基础医学杂志，2012，18（08）：907－908．

李硕思．秦伯未学术思想与临证研究［D］．上海中医药大学，2015

顾珂溢，顾勤．"轻灵疏运"法治疗胃癌初探［J］．环球中医药，2019，12（12）：1940－1942．

R

楼绍来．儒医半龙与南社及医校同门［J］．中医文献杂志，2010，28（01）：36－40．

S

金芷君．善养胃阴擅疗奇证——"近代一大宗"费绳甫［J］．上海中医药杂志，1989，（05）：23．

李笑然，郝丽莉，阎忠红．试析丁甘仁对时疫喉痧病的治疗［J］．中医药信息，2004，（01）：43－44．

顾培青，沈洪，单兆伟．单兆伟运用吴茱萸经验［J］．中国中医基础医学杂志，2017，23（03）：423－424．

T

杨杏林．通古淹今，择善而从之—费氏医学传人徐相任学术思想［J］．中医文献杂志，2009，27（01）：36 - 38.

W

吴雅恺. 无锡已故名医邓星伯轶事［J］. 江苏中医，1961（Z1）：56 - 57.

江一平. 晚清名医余听鸿生平简略［J］. 南京中医药大学学报，1999（03）：40 -
41.

戴祖铭，余信. 晚清名医余听鸿的世系及生平［J］. 浙江中医杂志，2003（08）：
38 - 39.

张拴成. 晚清名医余听鸿证治经验浅析［J］. 中国中医基础医学杂志，2012，18
（10）：1154 - 1155+1157.

X

张赞臣，孙式庵，叶显纯. 谢利恒先生的医学经验简介［J］. 上海中医药杂志，1964
（10）：16 - 19.

小儿茎头不通案［J］. 医学文选，1992，（S1）：15.

Y

余鸿仁. 余听鸿先生传略［J］. 江苏中医，1958（02）：37.

余信. 余听鸿中医外科手术器械简介［J］. 江苏中医，1992（07）：19.

张泽生. 余听鸿用药特色探要［J］. 中医杂志，1995（10）：584 - 586.

Z

邹燕勤. 邹云翔教授治肾学术思想简介［J］. 江苏中医杂志，1986（06）：1 - 2.

朱步先. 章次公学术思想探析［J］. 中医杂志，2000，41（12）：709 - 711.

刘庸今. 张元凯诊治脾胃病的经验［J］江苏中医药，2002（08）：6 - 7

周耀辉. 追忆名中医王慎轩先生（一）—别具一格的拜师学医仪式［J］. 中医药文
化，2006（02）：15 - 16.

周耀辉. 追忆名中医王慎轩先生（二）—王慎轩先生与老一辈中央领导人的情
谊［J］. 中医药文化，2006（03）：13.

周耀辉. 追忆名中医王慎轩先生（四）—"佛医生"的由来［J］. 中医药文化，2008
（04）：38.

邱明义 陶春晖. 章次公经典医案赏析［M］. 中国医药科技出版社, 2015.

高想，吴坚，郑晓丹，等. 章朱学派渊源与特点述略［J］. 江苏中医药, 2017, 49（11）: 71－73.

段逸山. 章次公先生佚事二三［J］. 中医药文化, 2019, 14（05）: 55.

图书在版编目（CIP）数据

中医流派传承丛书. 孟河医派 / 陈仁寿，王琦总主编 ；陈仁寿
分册主编. — 长沙 ：湖南科学技术出版社，2020.12
　　ISBN 978-7-5710-0890-1

　　Ⅰ．①中… Ⅱ．①陈… ②王… Ⅲ．①中医流派－研究Ⅳ．①R-092

中国版本图书馆 CIP 数据核字(2020)第 269168 号

中医流派传承丛书　孟河医派

名誉总主编：颜正华　周仲瑛
总　主　编：陈仁寿　王　琦
分 册 主 编：陈仁寿
策　　　划：陈　刚
责 任 编 辑：何　苗　王跃军　兰　晓
装 帧 设 计：谢　颖
出 版 发 行：湖南科学技术出版社
社　　　址：长沙市芙蓉中路一段 416 号泊富国际金融中心
网　　　址：http://www.hnstp.com
湖南科学技术出版社天猫旗舰店网址：
　　　　http://hnkjcbs.tmall.com
邮 购 联 系：本社直销科 0731-84375808
印　　　刷：长沙德三印刷有限公司
　　　（印装质量问题请直接与本厂联系）
厂　　　址：湖南省宁乡市夏铎铺镇六度庵村十八组（湖南亮之星酒业有限公司内）
邮　　　编：410604
版　　　次：2020 年 12 月第 1 版
印　　　次：2020 年 12 月第 1 次印刷
开　　　本：710mm×1000mm　1/16
印　　　张：23.5
字　　　数：382 千字
书　　　号：ISBN 978-7-5710-0890-1
定　　　价：99.00 元